复旦中华文明研究专刊

近世中國的醫學與士人

王启元　于业礼　主编

复旦大學
出版社

复旦大学中华文明国际研究中心
工作坊论文丛书·

总序

      复旦大学中华文明国际研究中心(International Center for Studies of Chinese Civilization，ICSCC)成立于 2012 年 3 月。ICSCC 以复旦大学人文学科为平台，旨在依托本校深厚的人文学术资源，积极推进国际学术界对中华文明的研究，促进不同文明之间的交流与对话。我们知道，自利玛窦(Matteo Ricci，1552—1610)来华以后，欧洲和北美，即所谓"西方"的学者对中华文明展开了持久而深入的研究，历来称为"汉学"(Sinology)。近年来，中国学者为了与清代"汉学"相区分，又称为"海外汉学"。在美欧，学者为了区别传统的 Sinology，又主张把现代研究称为 China Studies(中国学)。ICSCC 旨在促进中国大陆学者与海外汉学家在中华文明研究领域内的国际交流，推动双方之间的对话与融通。

      历史上，欧美汉学家有自己的旨趣和领域，他们的方法和结论，常常别开生面，新论迭出。在当今全球化的时代，中国以外的国际学者早已跨越障碍，深入到中国文化内部；中国大陆的新一代学者也已经接续百年传统，回到国际学术界，与海外同行们频繁交流。即使如此，海外汉学家和中国本土学者在很多方面，诸如文献整理、田野调查、新领域开拓，以及方法论、世界观上仍然存在很大的差距。海外学者所长，即为本土学者之短，反之亦然。有一种观点认为，本民族的文化，很难为另一种文化之内的学者所理解。甚或是说：外国人必不能以正确的方式看待"他者"的文明。这种观点的不合理处，在于用某种原教旨主义的方式堵塞了不同文明之间的交流与合作。事实上，无论在历史上，还是在当下现实中，人们都不只是生活在单一的文化中。东海西海，圆颅方趾，文化的特殊性是相对的，人性的共通性才是绝对的。为了达成对于中华文明的正确理解，显然还需要中外学者坐下来，用对话、讨论的方式作沟通与融合。无论如何，海外汉学家早已成为与中国大陆和港、澳、台地区华人学者同样重要的研究群体，他们对于中华文明也有着独到的理解。"海外汉学"的研究成果，值得我们本土学者加以重视，全单照收和简单排斥都是要不得的极端态度。

400年前，明末"西学"翻译运动先驱徐光启（1562—1633）说："欲求超胜，必须会通；会通之前，先须翻译。"（《历书总目表》）我们把明末的这句格言引申出来，作为中外学术交流中的"金科玉律"。中西方学者之间相互借鉴，了解对方工作的真实意义和真正主张。立场不同，可阐发双方优长之学；视角各异，可兼收领域互补之效；观点针芒，实则可以在讨论之后达成更加充分的会通和融合。400年来，明、清、民国的经学家、国学家，一直和欧美的传教士、外交官和"中国通"切磋学问，现代中国的儒学、佛学和道学，无一不是在与利玛窦、艾儒略、林乐知、李提摩太、李佳白、费正清、李约瑟等欧美学者的对话交流中，经过复杂的交互影响而形成的。离开了"西学"（Western Learning）和"汉学"（sinology）的大背景，从徐光启、阮元的"新学"，到康有为、章太炎的"国学"，都不可理解。我们相信，学术领域此疆彼界的畛域之分，既不合理，也无可能。海外汉学（中国学）与中国本土学术并不冲突，所谓的主客之争、长短之争，那种有你没我的势不两立，完全没有必要。

有鉴于此，ICSCC设立专项资金，面向海外，每年邀请国外优秀中青年学者访问复旦大学，与本校、上海地区，以及全国各地的同行学者充分交流。交流的形式，即通过他们的学术报告、小型工作坊、论文出版，以及学术著作的编辑、出版等，构建访问学者与复旦和国内学者的全方位、多层次的交流体系，促进海外汉学（中国学）家与中国本土的传统文化研究学者之间的互动。我们邀请来访的海外学者与ICSCC指定的本土学者合作，把他们共同主持的工作坊论文，经过作者本人的修改、增订，或由编者整理、翻译、记录，结集出版。我们希望借此工作，展现中外学者精诚合作的成果，以飨学界。

目录

绪 论

彷徨于士人与医学之间

——一种医学观念史的视角

王启元　于业礼

医学作为人类最重要的知识学科,从古到今都是精英知识分子至为关注的话题。尤其是频繁地面对生老病死及大规模的传染病,前人出于个人及社群基本的生命自保,掌握医学救助与看护知识,成为精英知识分子与大部分普通人的"标配",唯有知识的量级及观念立场的差异而已。近世以来,人们医学知识的更新,超过了史上任何时代;早期医学知识中诸多的内容,都受到新式知识、观念的挑战。西医的入华及现代医学训练的专门化,更是催生出新式的职业医生群体与现代医院制度,更使得近世以来人们的医学观念产生天翻地覆的变化。回望明清近世直至今日的医学观念接受,今天人们对于医生护士及医院认可与依赖的态度,放在五百年前估计并非如此。这其中的转变不仅受到中西医学文化交流的影响,也有来自本土医学观念和知识普及的影响。其中,本土医学的现代化中,除了可见的诊疗、护理、机构及知识的更新换代外,同时也伴随着本土整体医学观念的现代化。这些观念史的变迁,是医学人文重要的组成部分;历史上的医学话题,不仅有技术科学现代化的面向,同样也存在观念认识迭代的维度。

"学医人废"

中国古代知识分子对医学的态度,是观念史中值得琢磨的话题。首先,作为知识的医学,大部分知识分子并不排斥,虽然他们的首要任务无疑是制艺科考,但有不少人谙熟佛道及医学等书。一些看似与医学不甚相关的士大夫,仔细梳理之下,都能找出与医学间的一些联系。如理学大家朱熹,因与医人相交,碍于朋情,写过《送夏医序》《跋郭长阳医书》等序跋著作。其对医学知识的稔熟亦不在话下,如曾说过"陶隐居注《本草》不识那物,后说得差背底多,缘他是个南人,那时南北隔绝,他不识北方物事,他居建康"(《朱子语类》卷一百三十八)这样的话,对如今研究《本草经集注》及陶弘景医学的学者都颇有启发作用。至于不少士人在医学上有所深研,或有所著述,更是和医学产生了密切关系。

熟悉医学知识,不代表他们认可医人身份。清代的薛雪(1681—1770,字生白,号一瓢等),在医学史上更是号为"温病四大家"之一,曾写过《湿热病篇》这样的名著。同时他在文学批评史上也有一席之地,氏著《一瓢诗话》,论诗不仅与乃师叶燮相合,还与名家沈德潜多有接近之处。但是,没有功名的他,在乃孙薛寿鱼所撰墓志铭中,竟"无一字及医"。据刘庆宇先生《薛寿鱼"无一字及医"原因探析》考察,薛雪生前便不愿以医示人,"公卿延之不肯往"。其孙薛寿鱼不提及他医生的身份,可能是出于"为先人讳"的目的。薛寿鱼将墓志铭寄与薛雪生前的好友袁枚,袁枚对薛寿鱼这一做法十分不满,主要原因是不忍好友薛雪在医学上的建树被埋没。袁枚也在愤怒之下,写下《与薛寿鱼书》这一不朽名篇。向薛寿鱼质问说:"仆昔疾病,性命危笃,尔时虽十周、程、张、朱何益?"不过由薛寿鱼和袁枚的不同观点也可知,不同人出于不同目的,在判定一位历史人物的身份时,会得出不同结论。薛雪其人,今之文学研究者称其为诗人、文学家,医学研究者称其为名医,不过是所取不同罢了,不必过于苛求。

明代中期以后出版开始普及,医学知识也随之大量传播,科场的士子们不少也开始选择亲近医学,"不为良相,便为良医"的观念,开始挑战之前歧视医人、名列"三教九流"的陋习。不过终其近世,对职业医人们的成见始终没有消弭过。陆家嘴的主人陆深(1477—1544,字子渊,号俨山,南直隶上海县人)跋一篇书法作品时说,学书法要了解"点画波磔"的技巧,就如同学医需要掌握"望闻问切"一样的。之后其话锋一转道:"谚云,学书止于废纸,学医将至于废人。"这句话本身大意书法的尽头就是不再"废纸"(浪费纸),而学医的尽头竟是"废人",既可能是患者,也可能是医人。言下学书法还高过学医一筹。这无疑是明代人对医学的极端偏见。

著名戏曲家李渔(1611—1680,字笠鸿,号笠翁)祖上是中医世家出身，本人也粗通医药,正是这样的经历,在他的作品中流露出不少对医学从业者的揶揄与挖苦。氏著拟话本《连城璧》未集里有个医家马麟如的故事。麟如因为医术高明,每天赔了工夫看病,把自家的举业反荒疏了。"写惯了药方,笔下带些黄连、苦参之气,宗师阅卷看了,不觉瞑眩起来,竟把他放在末等",因为天天看病抄方,竟然连科考都不会了,所以小说里说他:

> 别的还博而不精,只有岐黄一道,极肯专业致志。古语云:"秀才行
> 医,如菜作齑。"

"齑"字本是指腌制过的韭菜,也泛指经腌制、切碎制成的菜。"如菜作齑"自然是作贱的一种说法,来指代身为秀才而行医的举动。很显然,在明清士人的观念里,行医者地位极低。相似的表述还见于清代中叶的名医陈念祖所著《医学从众录》,陈氏在自序里引了李渔小说里的两句俗话:

> "不为宰相便为医",贵之之说也。"秀士学医,如菜作齑",贱之之
> 说也。

这就是观念冲突时,普通医生遇到的自我认同困境。虽然都知道行医需要饱读典籍,还要有胆识有眼界,但明清科举时代"万般皆下品"的观念根深蒂固,无法求取功名的读书人本身就低人一等,加上历来对行医者的歧视,让这种情势难以改变。笠翁《连城璧》亥集《贞女守贞来异谤 朋侪相谑致奇冤》有一个知县包继元巧用阴司城隍断案的故事。讲一个叫马镳的秀才,因为老朋友酒后戏言,就要休了妻。那位放厥词的老友姜某喝完酒马上得了所谓的"阴症病"过世,又死无对证。这位包大人在审姜某之死时,断的是庸医所致。小说里知县说道:

> 姜生员的供状,开口就说庸医害命,后面又说行将索命,他少不得
> 就来相招了,何须本县惩治他?况且这样的医生,满城都是,那里逐得
> 许多?自古道:"学医人废。"就是卢医、扁鹊,开手用药之时,少不得也
> 要医死几个,然后试得手段出来。从古及今,没有医不死人的国手。

"学医人废"这句大俗话,同样颇为刻薄,指摘再大牌的医生医死几个人

都是常事。行文至此，也可见李渔对世上贬斥医家之风，是了然于胸的。虽然熟悉传统医学，但李渔肯定不甚认可医学身份，只作为他小说戏曲的负面素材出现。

那些谑医的素材，除了有作者亲身经历，很可能也源自长久以来对庸医误人故事的流传与提炼而来。钱锺书先生曾引冯梦龙（1574—1646）《广笑府》中调侃庸医医死人，被逼抬棺出殡的故事：

> 一庸医不依本方，误用药饵，因而致死病者。病家责令医人妻子唱挽歌舁柩出殡，庸医唱曰："祖公三代做太医，呵呵咳！"其妻曰："丈夫做事连累妻，呵呵咳！"幼子曰："无奈亡灵十分重，呵呵咳！"长子曰："以后只拣瘦的医，呵呵咳！"

清人编《缀白裘》中也有相似情节。而这种谑医的情节，古今中外还颇有雷同；钱引法国的勒帅治（Le Sage）《跛足魔鬼》（Le Diableboiteux）中一对行医的兄弟，梦到颁布法令"凡医生未将病人治愈，不得索取诊费。弟梦官厅颁布法令，凡病人死于医手者，其出殡下葬时，该医须着服戴孝，尽哀往送"，其情同于《广笑府》《缀白裘》。此类情节虽然不同源，但其最初由调侃庸医而致讽刺整个医学界的基调是颇为相似的。这不仅是明清小说的独有的状况，应该是前现代时期传统医生群体普遍面对的问题。

为人子者不可不知医

就像曾经背负"离经叛道"骂名的摇滚乐，一直以来皆能得到年轻人的拥趸，背负"学医人废"骂名的医学典籍，其实也从来不乏来自精英士大夫阶层的读者。从秦汉以至明清，夸一位士大夫学识渊博，一般都会提到他天文地理、阴阳医卜"无所不窥"，显然医学知识是对大部分士人所认可的"渊博"之学。虽然不是每个人都留下了医学阅读的痕迹，但依然能找出不少爱读医书的士大夫群体，以证医学知识是古代士人中最重要的公共知识之一。

首先，对于普通儒生来说，知医可以是"孝悌"的重要鉴证。这一点前人探讨已多，林殷、陈可冀先生编《儒家文化与中医学》及论述儒医的著作，如陈元朋先生《两宋的"尚医士人"与"儒医"》及薛芳芸先生《宋代文士通医现象研究》等都有较多论述。前人论述中,认为将儒家孝悌思想和医学联系起来,主要是在宋代完成的。尤其以程颐、程颢为代表。两人都多次提出"病卧于床,委之庸医,比于不慈不孝。事亲者,亦不可不知医"等说,经过总结,最终归结为"为人子者不可不知医"的观念。而这一观念也扩大开来,因家及国,便又有"为人臣者不可不知医"的说法。不过此观念或可上追至唐代或更早,孙思邈《备急千金要方·自序》中就有"君亲有疾不能疗之者,非忠孝也"等语,此语或是上承张仲景《伤寒论自序》"上以疗君亲之疾,下以救贫贱之厄"而来。另外,王焘《外台秘要·自序》也有语云"夫为人臣,为人子,自家刑国,由近兼远,何谈之容易哉",又云"呜呼,齐梁之间,不明医术者,不得为孝子"等。

其次,所谓"久病成良医",病人中也多有爱读医书者。《汉书·汲黯传》载汉武帝欲拜汲黯为淮阳太守,汲黯以多病不能胜任求免,汉武帝不准,让他以淮阳军民为重,可"卧而治之"。后世诗文中由此引申出"淮阳多病""淮阳病"等典故,以自况多病。在历史上,士人务于读书而俭于健身,确实也容易生病。如书法家王羲之,身体就很不好。今人检视他所留下的书帖,其内容中涉及的疾病约有二十余种。生病求医,能得良医诊视自是幸事,但更多时候是"苦无良医"。这种情况下,很多士人便自读医书,学医以自救。甚至有不少名医都是由此而来。

第三,"卫生君子"爱读医书。医书中,常见"卫生君子"的说法;"卫"指保卫,"生"是生命,"卫生君子"乃是概言擅养生者。养生的目的无非是求无疾,或求长生。出于需要,自然最喜读医书。又由于擅养生者,多是道家者流,故此类人中,以道家或道教相关人物最多。早在《伤寒论·张仲景序》中,对于医学的作用,张仲景就有"上以疗君亲之疾,下以救贫贱之厄,中以保身长全,以养其生"的说法,后人读医书的目的,大多不出此范围。从以上所举三端即可知。当然也有不在上举三端之内者,如有人天生爱好医学,虽事儒业,而终归于医。还有如清代乾嘉诸老,崇尚汉学,以《素问》《灵枢》等医书为汉代之书,所以读之;且读而有得,并著有校释、笺疏等著作,则有大儒俞樾之作《内经平议》。

阅读之外,医学典籍的整理与出版更是离不开精英士大夫的参与。中古以前存世的医书不多,重要作者如葛洪、陶弘景等都带有鲜明的道教背景,医学行为可能与追求长生术、指导服食有着密切的关系。隋唐时期,官修医书大量问世,如隋编《四海类聚方》,唐修《太素》《明堂经》《本草》,编《广济方》《广利方》等,其中虽都有职业医人的参与,但也有大量官员和儒生参与。唐政府编修医书之功,目前学界讨论得不多。总体来看,约分为两个方面,一是为医学教育编修教材,一是编撰实用的医方书。政府编撰医书的目的是为拯救民生,同时也是对神农、黄帝等圣皇事业的效仿,这两者都与儒家思想深切符合。至宋代,儒学昌盛,政府更是大力为之。宋代政府不仅多次组织编撰医书,如《太平圣惠方》《圣济总录》《太平惠民和剂局方》等,无不在医学史上产生重大影响。还成立校正医书局,校订《素问》《伤寒论》等医书十一部,使这些书成为定本,流传至今。孟永亮先生在《北宋校正医书局研究》中考察校正医书局的组成人员,除韩琦、范镇、钱象先三位提举外,还有校正医书官九人。十二人中,只有秦宗古、朱有章两位是翰林医官,其余皆为馆阁官员和知医儒臣。孟先生考察后,认为馆阁官员"但从校书所出具的注文来看,他们的医学知识丰富,医理水平也较高"。政府行为会成为一种新的模范,引起各官员和儒臣效仿。宋代官员和儒臣编医方书最多,此亦是一方面原因。

自《孟子·尽心下》称"穷则独善其身,达则兼济天下"始,"兼济天下"便成为读书人的理想。医学"可以养生,可以全身,可以尽年",也"可以利天下与来世",编撰医书与士人"兼济天下"的思想最为符合。若不论政府行为的影响,宋代士人编撰医书时,这一点体现得尤为明显。如许叔微编《普济本事方》,于《自序》中云:"余既以救物为心,予而不求其报,则是方也,焉得不与众共之。"陈造序《百一选方》云:"士君子以仁存心,凡其济世利人不能行,慊如也。"说得更为清楚明白。而这种通过编医书以"兼济天下"的行为,到明清时,更是大为昌盛,渐成风气。如蔡曰兰跋《痘科玉函集》云:"竹溪丁先生幼习举子业,卓有致君泽民大志,历数科而名不流,慨然托医道以利物。"将"医道"与"利物"对等起来。可以看出,在当时人眼里,医学已经是一种利世之学。在这样的背景下,士人参与医书编撰的程度便更高了。与编撰医书一样,刊印医书也可起到利世的目的。如海宁蒋光焴刻徐大椿《洄溪医案》及《徐批外科正宗》两书,名医王孟英及时人许辛木等先生在写给蒋光焴的信中,最多称赞的便是其利世之功。

不管是出于何目的，无数事实都可证明，明清以后，士人在医学中的参与度是已经十分高了。尤其是在医书的编撰与印行中，都可经常见到士人的身影。而且在清代，学者已经注意到士人对医学的重要性，如徐大椿《医学源流论·自序》谓："而窃慨唐宋以来，无儒为之振兴，视为下业，逡巡失传。"便是从反面看到儒者对于振兴医学的作用。

士人对于医书的编撰，在一定程度上提高了医学的学术水平。尤其是清儒对《素问》《灵枢》等医书的校勘注释，对于后人理解古代医书十分有帮助。"医者读其书更触类引申之，将数千年之古学愈阐愈显，不且为抱残守缺者之幸甚耶"（俞鉴泉《俞曲园内经辨言序》）。不过与此同时，也提高了医学研究的门槛。如今日欲再行《素问》《灵枢》校勘研究者，不先在清儒基础上做一番工夫者，皆不敢下笔。

中晚清时，由于顾观光、孙星衍、黄丕烈等人的参与，医书的校勘出版，也远远超出前代。一是数量多，二是后出转精，校勘质量愈来愈高。如浙江书局设立后，接受曲园先生建议，于拟刻的《二十二子》中收入《黄帝内经》（含《素问》《灵枢》两书），于光绪三年（1877）刊印，成为《黄帝内经》重要的版本之一，也是清末民国医学界最常用的版本。此书以顾从德本为底本，由余肇均和黄以周任总校，冯一梅、孙瑛等人任分校，其中尤以冯一梅出力为多。冯一梅是俞樾门下高足，邃于古籍校勘，于近世传统医学研究贡献良多。虽然明清以来卓越的精英士大夫并未彻底改变世人对医者观念的转变，但依然对传统医学现代化做出不可磨灭的贡献。医学事业与知识精英充分结合，也在未来从根本上改变世人对于医学的观感带去了契机。

近代转型中的医学与士人

在中国古代，职业医生是位为三教九流之一的贱业，曾遭到士人不公正待遇；另一方面，医学又成为儒家思想中要求士人所掌握的基本知识。技术性的医生与医学知识被分离开来，成为一对矛盾体。而对容易生病的知识分子来说，技术性的医生又是他们最不可离开的一群人。如曾国藩，他在家书中多次告诫家人"病不延医"，而细观曾国藩书信和日记便可知，他身边其实围绕着一大批医生，来往极为密切。再如大儒俞曲园，也是一边骂着"吴地无良医"，一边稍有不适即延数医为之视。在这种情况下，精英知识分子便把矛盾点集中于医生身上，批判医生不读医书成为新的"风尚"。这种观念也影响到医生群体，《医医》《医医医》一类的著作应时而出。如名医徐大椿也说"其害总由习医者，皆贫苦不学之人，专以此求衣食，故只记数方，遂以治天下之病，不复更求他法"（《医学源流论·医学渊源论》）。不过徐大椿到底是名医，同时也看到问题的其他方面，指出士人对医生的批判导致人们对医生不信任，而士人涉猎医书者能治小病而不能治大病，同样也为祸不小：

> 今之医者，皆全无本领，一书不读，故涉猎医书之人，反出而临乎其上，致病家亦鄙薄医者，而反信夫涉猎之人，以致害人如此。此其咎全在医中之无人，故人人得而操其长短也。（《医学源流论·涉猎医书误人论》）

但也只有徐大椿这一类医生中的精英能看到问题所在，普通的医生更多是借士人对医学知识的重视，而纷纷攀附。士人也欲借医学以达到他们"兼济天下"的目的，"不为宰相便为医"也因此成为医生和士人共同的幻想。

近世士人放弃"不为宰相便为医"的幻想，是在光绪三十一年乙巳八月初四（1905 年 9 月 2 日）。清政府发布"上谕"，宣布"自丙午（1906）科为始，所有乡会试一律停止，各省岁科考试亦即停止"，科考由此废止。科考晋升的破灭，解放了大多数的士人，他们把更多的精力放到全新的社会形态之中，诸如进学堂、留洋、办报、工厂等"洋务"，成为当时新式读书人的首选。其中也包括对现代医学迸发兴趣的士人。

西方传入的医学诊疗知识，早在废除科举前已经在全国大范围传播，尤其开埠较早的南方诸省，在开埠前后便有大量西洋来华医生开始行医施药。西式的医馆药局纷纷出现，大量的新式医书也出版、流通，彻底改变了旧有医学知识的格局，深深地影响到中国本土的病人及诸多有识之士。这其中有逐渐认识到西式医学功效的病人与家属，同时也有热衷学习的本土士人。苏精先生《西医来华十记》中便有三章是专门介绍华人医生和学徒，其中有到爱丁堡求学的黄宽、在上海仁济医院担任学徒的黄春甫、协助合信（Benjamin Hobson）翻译《全体新论》的陈亚本、替伦敦会开拓北京和天津医学传教事业的满人学徒白瑜、任协和医学堂教习的李绍祖，以及一些由学徒出身的早期西医群体。虽然作者认为这批医人几乎被老师们如合信、雒魏林（William Lockhart）和德贞（John Dudgeon）的光环完全遮蔽，但仍是西医学在华传播不可或缺的人物。高晞教授也指出，在西医知识在华传播的研究中，异质文化的"本土化"特质是目前研究者比较热衷讨论的话题，但忽略了第一代西医受业者在这场跨文化传播中的贡献；这批西医学徒正是西医在地化的结果，也是近代医学观念转型的推动者。

西方近代医学知识的大量涌入，中国传统医学不可避免地受到冲击，全新的机缘也应运而生，中医和西医也开启了接触与融合之路。最初，在"全盘西化"观念的影响下，中国传统医学被认为是落后的、守旧的医学，或者是医学发展史上的第三时期，落后于西方医学所在的第四时期（周作人《新旧医学斗争与复古》）。北洋政府与国民政府甚至一度要"取缔中医"。在中国传统医学从业者的努力抗争之下，才得以保存。之后，中国传统医学从业者开始自救，一方面提出"中医改良""中医科学化"等，试图用西方医学理论的框架来改造中医。如从生理学、病理学分类角度重新为《黄帝内经》《难经》等书划分章节等，如杨则民在浙江中医专门学校教学时所编《内经讲义》（1925），分上中下三篇，下篇就包括"《内经》之卫生论""《内经》之体质论""《内经》之病理论""《内经》之治疗理论"四节。秦伯未在上海中医专门学校等地讲授《黄帝内经》，其讲义由学生陈中权、章鹤年编成《秦氏内经学》（1934）一书，也是分为《内经》生理学、《内经》解剖学、《内经》诊断学、《内经》治疗学、《内经》方剂学、《内经》病理学和《内经》杂病学等七章。可窥当时学人之观念。同时，唐容川、曹颖甫、张锡纯等人则提出"中西医汇通"学说，从临床实用角度出发，试图融合中西医。如张锡纯创制石膏阿司匹林汤，以清热解表，治疗浑身壮热的发热性疾病。时至今日，这一学说还在不断发展和完善，借助现代医学之诊察手段，寻找优势病种，按病用药，也成为中医临床医生的普遍观念。赵洪钧先生《近代中西医论争史》中有专门研究可参。

近代以来，学医不仅可以治病救人，医学也成为救国的重要口号与实践，鲁迅先生远赴东瀛求学仙台医学专门学校就是出于这样的背景。当然，更多留洋学医的青年士子，都选择用现代医学报效国家；现代医学为当时重要先进知识的代表，也已成相当共识。圣约翰书院创始人颜永京因为二子药物成瘾、三子患脑膜炎相继去世，而二弟如松不仅早逝还留下了多位侄子由其抚养，他迫切希望第二代能出一位医生，其子惠庆、德庆留美时都没学医，而由其亡弟如松子福庆完成遗愿，不仅成为耶鲁医学院第一位亚裔博士，还是近代中国医学教育的重要领袖。颜福庆早年回国在湖南长沙开办新式医馆与新式学堂，仍是西式医学尚未为人接受的时代，并伴有强烈的地方排外气氛，颜福庆凭借独特的人格魅力与智慧，让湖南本地士人逐渐接受了新式医学。比如，因深谙病理生理学中大叶性肺炎的发病周期，颜福庆不费吹灰之力治好了湘中大佬谭延闿的高烧，这让其赢得谭氏及湖湘士大夫的信任，在长沙声名鹊起，也让湖南一带开始接受西洋归国的医人与新诞生的雅礼医院。相似的近代医学观念演进，在十九世纪末、二十世纪初的中国大地成为主流，职业医生逐渐也拥有了重要的社会地位与财富，甚至到颜福庆创办上海第一医学院后，推崇公医制，反复叮嘱医学学子为人群服务，不要去挂牌开私人诊所（《现代医学教育的趋势》），这也反过来证明医学在精英士人观念中的地位之隆。

近世士人知识分子之于医学知识与职业间的彷徨与取舍，可以看作新旧之际中国医学观念史的缩影，其中医学史相关知识、观念、思想等多方维度，仍有着不少值得深思的话题。今天对于现代医学的信任与追求，在历史上可能也并非一帆风顺。这一期间的医学观念现代化的历程，正好也与整个社会史、文明史的现代化相吻合。以往视角往往把医学现代化，看作整个社会步入现代化的表征；若从医学观念史的角度看，那么人类文明史中最重要的线索之一，就是从巫术、教团、疾病、蒙昧、偏见之中，切近理性科学的医学观念与实践的过程；这一文明历程若有最终理想，应该就是人类的身心健康。

本次论文集结集机缘，得自2023年夏复旦大学中华文明国际研究中心与上海中医药大学《中医药文化》编辑部联合主办的同名工作坊"近世中国的医学与士人"。感谢前来赴会的各地文史、医药界同仁，同时致谢中华文明国际研究中心对论文集出版的支持。去年举办此次工作坊时，正值疫氛甫靖，云霾初霁，海内同好终于从云端线上下降尘世，当面执手，坐而论道。此去经年，医学人文话题亦已渐成显学，学人竞相预流。我辈后学，当克励驽庸，勉效绵薄，因有是小集问世，敬呈医学人文同仁几前。

交流与互鉴

清儒研治《内经》及其对中日医界的影响

张如青

一、概况

有清一代,朴学崛起,考据之风盛行。在这种学术风气的影响下,作为先秦子部古籍的《黄帝内经》,以其丰富的古音韵资料、大量的先秦语言现象,引起了学者们的极大兴趣,于是清代学术界呈现出一个以朴学考据研治《内经》的盛况。

由于受不同时期的政治因素、社会环境及学术潮流的影响,清儒对《内经》的研究似可分为三个历史阶段。

第一阶段:清顺治至乾隆初年(约九十年)

明末清初,顾炎武、黄宗羲等人倡言经国治世之学,一反晚明"束书不观,游谈无根"的空泛学风,开创严谨朴实的朴学学风。此阶段对《内经》有研究的学者主要有:

顾炎武(1613—1682),初名绛,字宁人,江苏昆山亭林镇人,世称亭林先生。顾氏为清代朴学之开山,著有《日知录》和《音学五书》。其中《日知录》卷二十、二十一对《内经》中的韵语及《素问》的成书年代作了研究;《音学五书》中的"音论"和"唐韵正"等篇论述了《内经》中丰富的古音韵现象。

沈彤(1688—1752),字冠云(又作贯云),号果堂,是清代雍、乾时期的知名经学家、考据学家。沈氏治学长于名物训诂,所著《释骨》,是其运用名物训诂的考据学方法撰写的一篇中医骨骼经穴解剖学专著。此书根据《说文》《玉篇》等古字书,对《素问》《灵枢》《难经》《甲乙经》所述人身诸骨详加考证,纠正了不少前人的误注,对中医古籍中所载骨骼、经穴的定位,骨名、穴名的释义均有创见和发明。

姚际恒(1647—1715),字首源,号善夫,浙江仁和(今杭州市)人,清初著名考据学家。所著《古今伪书考》,材料精详,考据严谨,其中对《素问》《灵枢》的成书年代有所考证。

杭世骏(1696—1773),字大宗,号董甫,浙江仁和人。雍正二年举人,官至御史。著有《道古堂文集》和《经史质疑》,对《内经》的成书年代和某些词义的解释也有论述。

此阶段的特点是:清儒对《内经》的研治刚刚开始,研究者不多,资料量少而分散,有的结论尚未成熟或有误。

第二阶段:乾隆初年至道光中期(约一百年)

此阶段是清代朴学的鼎盛时期。这个时期的朴学,学术界称之为"乾嘉学派"。按地域又分为:以惠栋为首的吴派,以戴震为首的皖派。两派有共同点,也各有其特点。一般来说,吴派"博闻尊古,唯汉是从",以钩沉疏通著称;皖派则"综刑名,任裁断",以推原求真见长。一时围绕惠、戴以小学鸣世的著名学者灿若群星,其中对《内经》有研究的,大多都是为先秦古籍校、注、笺、疏的朴学家,他们为了从《内经》中获取秦汉词义的佐证,对《内经》经文及王冰注语作了较深入的研究。此阶段研治《内经》的学者主要有:

段玉裁(1735—1815),字若膺,号茂堂,江苏金坛人。乾隆二十五年举人,官至巫山知县。段氏师事戴震,精于音韵训诂。积数十年精力,专治《说文》,著有《说文解字注》三十卷,其中"广"部、"骨"部、"水"部、"人"部都有训释《内经》字词音义的内容。

王念孙(1744—1832),字怀祖,号石臞,江苏高邮人。乾隆四十年进士,官至永定河道。王氏少亦受业于戴震,探究古书文义,以声音通训诂。撰《广雅疏证》,搜集汉魏以前古训,详加考证。其中《释诂》部分诠解《内经》词义颇多;又撰《读书杂志》,也间有解释《内经》词语的札记。

王引之(1766—1834),字伯申,号曼卿,江苏高邮人。嘉庆四年进士,官至工部尚书。继承其父念孙音韵训诂之学,世称"高邮二王"。所著《经义述闻》,也间有对《素问》词义和王冰注语的论述。

朱骏声(1788—1858),字丰芑,号允倩,江苏吴县人。嘉庆时举人,曾任国子监博士。朱氏师事乾嘉吴派著名学者钱大昕,以研究《说文》著称,撰有《说文通训定声》。此书的特点是专明转注、假借之旨。书中选取《素问》中数百字分析音义,所论大抵精当;尤其重要的是此书分析了《素问》若干章节的古韵分部和古音通假、转音关系。

还有两位治《内经》的学者,其研究方法和角度与上述学者不尽相同。

俞正燮(1775—1840),字理初,安徽黟县人。道光举人,晚年主讲江宁惜阴书院。俞氏上承乡先辈江永、戴震之余绪,又扩展了考据学范围。所撰《癸巳类稿》《癸巳存稿》二书,为其毕生精力之荟萃。《癸巳类稿》卷四"持素脉篇"、卷五"持素特篇"、卷六"持素证篇",乃俞氏研究《素》《灵》二经之专章。俞氏按经脉、脉候、脉证分类,排列有关经文,援引其他古代文献资料阐发经义;对经文的讹误、错简,时有厘正;对经文字词音义也间有诠注。

江有诰(? —1851),字晋三,安徽歙县人。江氏擅长音韵之学,撰有《音学十书》,其中《先秦韵读》一书,从音韵学角度对《素》《灵》二经的 90 条经文作了分析研究。他不仅列出二经中的韵文、圈读韵脚、指出古韵归部,而且还注明某些文字的古音和声调,指出经文中的借韵、合韵关系;尤其值得注意的是,江氏还根据《内经》的用韵规律,对经文作了初步的"韵校"。此书是研究《内经》音韵的重要参考书。

此阶段的特点是:乾嘉时期,朴学空前发达,古音之学大明。学者们的眼力突然敏锐起来,古书中过去讲不通的字句,难以校勘的错讹都一下子迎刃而解。为注解古籍,学者们在《内经》中搜寻文字佐证时,运用了古音学这个崭新而犀利的工具,使《内经》中的一些疑难字词得到确解。遗憾的是,由于出发点是注释先秦其他古籍,故大多数学者对《内经》主要偏于零星词义的研究,其研究成果亦如零金碎玉,铺撒在他们的巨著中。

第三阶段:道光束至宣统(约七十年)

1840 年鸦片战争后,民族矛盾、阶级矛盾尖锐突出,社会动荡,人心涣散,许多重大的社会问题需要探讨说明。而脱离社会实际,纯学术的乾嘉朴学,此时显得无能为力,终于走向衰落。然而作为一种整理古籍的学术,乾嘉学派并未就此销声匿迹,相反,在此期间还出现了几位治学严谨、成果硕然的大师,成为乾嘉朴学之殿。此期研治《内经》的学者主要有:

张文虎(1808—1885).字孟彪,号啸山,江苏南汇人。少读江、戴、惠、钱等乾嘉诸老之书，习音韵、训诂、度数、名物之学，精于校勘。所著书总题曰《覆瓿集》，其中《舒艺室续笔》一卷，有《素问》校语 20 条，所论皆精当。另据《舒艺室全集·州判衔候选训道张先生行状》记载，张氏曾在顾观光《素问》《灵枢》"校勘记"的基础上，又补校《内经》百余条。这百余条《内经》校记，显然是《舒艺室续笔》以外的内容，无疑是今天整理《内经》的宝贵资料，可惜因故而未能刊行传世。

胡澍（1825—1872），字荄甫，又字甘伯，号石生，安徽绩溪人。胡氏幼习古文，通声音训诂。曾于都肆得宋刻《内经》，遂以元熊氏本、明道藏本及唐以前古籍悉心校勘，撰《黄帝内经素问校义》（未完而病逝）。胡氏将《素问》中疑难字、词、句摘出 30 余条，通过训诂考证，发皇古义。其校语虽少，然体例绵密，为后世校释《内经》提供了范例。

俞樾（1821—1907），字荫甫，号曲园居士，浙江德清人。道光三十年进士，曾任翰林院编修，河南学政。专治经、子、小学，宗法高邮二王。俞氏一生著述极丰，所著各书总名曰《春在堂全书》，凡 250 卷。《春在堂全书》第一楼丛书之七《读书余录·一》，是俞氏校读《素问》的札记，凡 48 条，也是他运用考据学方法对中医经典《素问》进行"探赜索隐""辨讹正误"的研究结晶。1923 年，札记被浙江上虞医家俞鉴泉发现，荐于绍兴裘吉生，收入《三三医书》第一集中，更其名曰《内经辨言》。《三三医书》第一集出版后，《内经辨言》在中医界不胫而走，受到中医界人士的欢迎和好评。此书对于中医古籍整理、正确阅读理解《素问》，至今仍有重要的参考价值。

孙诒让（1848—1908），字仲容，号籀庼，浙江瑞安人。同治举人，官刑部主事。后因疾归里，悉心研经著述。对《周礼》《墨子》和古文字的研究，多有发明。所撰《札迻》十二卷，乃其校勘古书，考释文字的专著。其中卷十一有《素问》校记 13 条。孙氏校《素问》以明仿宋嘉祐刊本为底本，参考清代顾观光《素问校勘记》、胡澍《素问校义》、俞樾《读书余录》及日本丹波元简《素问识》、度会常珍《校讹》等书，在前人校释的基础上，又有新的创获。孙氏校语虽少，却极精辟，使《素问》中一些千古疑案得以冰释。

于鬯（1854—1910），字醴尊，号香草，江苏南汇人。于氏先后师事乡先辈张文虎和晚清著名学者王先谦，精于校勘、训诂。所著《香草续校书》，乃其校勘子、史部古籍的专著。其中《内经·素问》一、二两部分，系《素问》校记。其特点有二：一是数量之多，冠清儒校注《内经》之首，共校《素问》58篇，103条。二是集前辈清儒（如杭世骏、张文虎、俞樾等）校释《素问》之大成，并在前人基础上进一步正误补遗。

此阶段是清儒研治《内经》的成熟期。在此期内，张、俞、孙、于等晚清著名朴学大师从校勘、训诂的角度对《内经》进行了专门的研究整理，纠正了许多前代医家对《内经》的误注，揭开了不少千古疑案。他们的研究成果表明：清儒对《内经》的研究，已由零星的取材搜证，转为集中的专章校释；研究的内容也逐渐扩展、深入，为后世全面整理《内经》奠定了良好的基础。

二、清儒校诂"内经"举隅

（一）正讹文

《素问·气交变大论》："木不及，春有鸣條律畅之化。""土不及，四维有埃云润泽之化，则春有鸣條鼓坼之政。"《六元正纪大论》："其化鸣紊启坼。"孙诒让按："窃疑鸣条当作鸣璺。上文云：'水不及利物疏璺。'《六元正纪大论》又云：'厥阴所至为风府，为璺启。'注云：'璺，微裂也。启，开坼也。'然则鸣璺者，亦谓风过璺隙而鸣也……《方言》云：'器破而未离谓之璺。'郭注云：'璺，音问。'与紊音同，故讹为紊。校写者不解鸣紊之义，或又改为鸣條（條俗省作条，与紊形近）。"①按孙氏从数段经文的比较分析中，辨识出"璺"先由音近而讹为"紊"；"紊"又因形近再讹为"条（條）"。鸣條、鸣紊，本皆作"鸣璺"，意为风吹过器皿的璺隙而发出鸣响声。孙氏谠正经文讹误，准确地训释了经文原义。同时也纠正了张志聪"风动木鸣"的误注。

（二）辨衍文

《素问·气穴论》："积寒留舍，营卫不居，卷肉缩筋，肋肘不得伸，内为骨痹，外为不仁，命曰不足。"于鬯按："肋字当涉上文筋字误衍，上下文各四字句，不应此独多一字。"②按《太素》卷十一"气穴"作"时不得伸"（时、肘形近而讹），与上下文皆为四字句，句式整齐，可知"肋"确为衍文。

① 〔清〕孙诒让：《札迻》卷十二，光绪二十四年刊本，木刻本。
② 〔清〕于鬯：《香草续校书》下册，中华书局 1963 年版，第 501 页。

（三）识坏字

《素问·至真要大论》："咳不止，而白血出者死。"于鬯按："而字疑隶书面字之坏文。咳不止为句，面自为句。旧以'白血'连读，则血未见有白者矣。王注云：'白血，谓咳出浅红色血。'亦明知血无白色，故以浅红色假借之。然浅红究亦当言红白，未当单云白也。《咳论》云：'久咳不已，使人多面浮肿。'盖即此病面浮肿，则面必白而无血色矣。"①按，自王冰"白血"连续作解后，后世医家多依附其说，如张介宾云："肺伤极则白血出，盖血竭于肺，乃为白涎白液，涎液虽白，实血所化，故曰白血出者死。"马莳注："夫营气者，阴气也。阴气既衰，不能化血，而反有白血。"从"浅红色血"到"白涎白液"，皆不合事理，曲为之说。于氏慧眼独具，指出"而"是"面"之坏字，同时纠正了前人误读，使经义豁然贯通。

（四）释假借

清儒治学的精髓是"就古音以求古义，引申触类，不限形体"（《广雅疏证·序》）。"因声求义"正是清儒在《内经》的训诂研究中所以能超轶前贤的主要原因，而因声求义的具体表现是读破通假字。

《素问·阴阳别论》："三阳三阴发病，为偏枯痿易，四支不举。"《素问·大奇论》："跛易偏桔。"王冰注文将"易"都如字释作变易，使经义难通。孙诒让慧眼读破"易"字，他以大量《素问》内证及其先秦文献证明：易、施、弛古音相通，义为懈弛，弛缓。"盖痿跛之病，皆由筋骨解弛。故云'痿易''跛易'，易即弛也。"②使痿易、跛易二词得到确解。以上古音分析，"易"属喻纽锡部，"施""弛"同属审母歌部。喻、审为邻纽；锡、歌旁通转，三字声母、韵母皆相近，故得通假。

（五）诠词义

《素问·脉要精微论》："反四时者，有余为精，不足为消。"王冰注："诸有余为邪，气胜精也。"俞樾按："邪气胜精，岂得但谓之精，王注非也。精之言甚也。《吕氏春秋·勿躬篇》：'自蔽之精者也。'《至忠篇》：'乃自伐之精者。'高诱注并训精为甚。'有余为精'，言诸有余者皆为过甚耳。王注未达

---

① 〔清〕于鬯：《香草续校书》下册，第508页。
② 〔清〕孙怡让：《札迻》，第508页。

古语。"①

三、对中外医学界的影响

清儒以考据方法,从校勘、文字、音韵、训诂的角度研治《内经》,突破前人注释的局限,直接探赜原著,阐明古医经之本义,不仅大大提高了人们对中医经典著作的认识境界,而且在当时和以后的国内外医学界也产生较大的影响。

(一) 对国内中医学术界的影响

因受朴学风气熏染,又目睹清儒研治古籍(包括《内经》)的成就,清代不少著名医家纷纷起而效法,仿用清儒的考据方法对中医古籍进行注释整理,其中治《内经》有成就的主要有如下几家:

黄元御,字坤载,号研农,乾隆年间山东昌邑人。早年为诸生,30岁时,被庸医误药损其目,遂发愤学医,对古医经有较深研究。黄氏受清儒"校书必定底本之是非,而后可断其立说之是非"的影响,对《内经》作了大量校正补阙工作,著成《素问悬解》和《灵枢悬解》。

尤怡,乾隆时期医家,字在泾,号拙吾,江苏长洲(今苏州)人。早年家贫,曾在寺院卖字为生。后转而业医,至晚年医术益精。所著《医学读书记》三卷,在阐述医理的同时,谠正《内经》之讹误,持论颇有见地。

张琦,乾嘉时期医家,字翰风,号宛邻,江苏阳湖人。习儒而通医,以其所擅之小学精研医家言。著有《素问释义》十卷,对《素问》作了校释,对王冰误注也时有订正。

《医学读书记》《素问释义》于18世纪末传入日本,丹波元简之子丹波元坚在著《素问绍识》时曾参考引证。

顾观光,道光、咸丰时期医家,江苏金山人。顾氏学识渊博,通经史百家,天文历算。曾受本乡学者钱熙祚之邀,对《内经》作全面校勘,著《素问校勘记》《灵枢校勘记》各一卷,附于守山阁本《素问》《灵枢》之后。不仅厘正经文,且对王注及林亿《新校正》均有所补正;顾氏还大量运用他校,如除《难

---

① 〔清〕俞樾:《春在堂全书》第一楼丛书之七,光绪九年刊本,木刻本。

经》《甲乙经》《脉经》等古医书外，他还援引宋代大型方书《圣济总录》、类书《太平御览》中所载《内经》经文，作校勘之旁证。清代医家校注《内经》，当推顾氏最为精善。

陆懋修，清末医家，江苏元和(今苏州)人。早年习儒，中年致力于医，所著《内经难字音义》一卷，从文字、音韵、训诂着手，通释《素》《灵》疑难文字。需注意的是，陆氏注音释义所引证的资料多采自《康熙字典》和阮元《经籍籑诂》，故其中不免有随二书之误而误者。但医家从小学角度通释《内经》疑难文字者，陆氏其为首创。后世习医者也将此书视为阅读《内经》之字典。

其他如周学海之《内经评文》《读医随笔》、莫枚士之《研经言》、田晋藩《内经素问校证》、许行《内经旁训》等，皆从考据角度出发，从文字、音韵、训诂着手，对《内经》进行校勘释义。

清儒的治学方法，不仅对清代医家产生较大的影响，民国初期的中医学术界也深受其濡染。许多学者在发掘中医宝贵遗产的同时，对《内经》及其他中医经典的文字、音韵、训诂等都作了广泛的研究。例如：

沈祖绵，近代经学家、校勘学家，字飚民，浙江杭县人。沈氏非医人，而酷嗜医经，校《素问》《灵枢》两书八十一篇皆过半数。著《读素问臆断》《读灵枢臆断》各一卷(二书皆为稿本)。《读灵枢臆断》在抗战时期佚于邮，《读素问臆断》的部分内容曾发表于 1939 年 5 月的《制言》杂志①。新中国成立后，已故任应秋先生曾将此书自费油印。

恽铁樵，近代著名中医学家，江苏武进人。以文人治医学，对《内经》文理研究颇深。著有《群经见智录》三卷，对《内经》的发源、成书、读法均有精辟论述；又从训诂、语法角度以串讲方式解释经文字句，更正前人误注。

他如秦伯未著《读内经记》、张寿颐著《读医考证集》，无不借鉴了清儒的治学方法和成果，在整理古医籍的领域里取得新成绩。

（二）对日本江户后期医学考证学派的影响

清儒的治学方法和成就，不仅对我国清代、近代中医界产生重大影响，而且对日本江户后期(1789—1867)医学考证学派(又称折衷学派)发生了显著的影响。

---

① 沈飚民：《读素问臆断》，《制言》1939 年第 52 期，第 1—32 页。

自清初解除明末海禁,中日两国的贸易和文化往来又趋频繁,尤其到了江户中期(1716—1788),中国书籍源源流入日本。日本学者木宫泰彦认为,中国书籍的输入对日本文化的影响最大。大量输入的和官方民间翻刻的中国书籍传入日本学士文人之手,"致各地文运大兴,而清之考证学风也由此风靡于日本学界"①。在这种特定的文化学术环境中,作为当时日本医学考证学派中坚人物之一的丹波元简,率先将清代朴学的治学方法运用于中医古籍的考证、训释,取得了巨大成就。

丹波元简(1755—1810),出身于日本世医之家,其祖元孝、其父元德都是兼通儒、医的学者。元简上承家学,旁通中国经史小学,酷嗜中医经典——《内经》,其治学观点是"读古书必先明训诂","诂训既明,理蕴可得而绎"(《素问识》跋)。故其研治古医籍,把掌握文字、音韵、训诂视为最基本的手段。丹波元简又以同样方法训导他的两个儿子,长子元胤、次子元坚都擅长考据训诂,父子三人成为日本医界考证学派的"宗师"。在研治古医籍过程中,丹波父子学习、借鉴了清儒的治学方法,参考、引用了清儒的研究成果,这在其所著的《素问识》《灵枢识》《素问绍识》《医籍考》《难经疏证》中可得到印证。具体表现为以下几方面:

1. 运用乾嘉古音之学,说明假借,校勘释义。《素问·皮部论》:"阳明之阳,名日害蜚。""害蜚"一词,自唐王冰以降,历代注家皆望文生训,不得要领。丹波元简学习、掌握了刚传入日本不久的乾嘉古音之学,以"因声求义"的方法,准确地解释了"害蜚"的涵义。他指出:"害、盍、阖古通用。……蜚音扉,害蜚即是阖扉,门扇之谓也。《离合真邪论》云'阳明为阖',义相通。"②又如《素问·四气调神大论》:"使志若伏若匿,若有私意,若已有得。"有的版本"匿"作"匣",元简认为此段经文是韵文,"匣"与"意""得"不谐韵,当据宋本作"匿"则谐③,这是据韵校勘的典型例子。

2. 训释词义有充分旁证。清儒训诂有个不成文的规定:凡定一义,必有证据,即所谓"孤证不立""无征不信"。丹波父子也重视这个方法。例如《素问·五脏生成篇》:"色如草兹者死。"句中"兹"字,元简认为应训作蓐席。

---

① [日]木宫泰彦:《中日交通史》下卷,商务印书馆1931年版,第367—368页。
② [日]丹波元简:《聿修堂医书选·素问识》,人民卫生出版社1984年版,第305页。
③ 同上书,第12页。

并举旁证："简按《尔雅·释器》'蓐谓之兹'，郭注：'《公羊传》曰：属负兹。兹者，蓐席也。'《史记·仓公传》'望之杀然黄，察之如死青之兹'。"①又如《素问·宝命全形论》："神无营于众物。"王冰注："神不外营焉。"元坚认为王氏以外营释"营"有误，"营"应训"惑"，经文"言下针之际，能一其神，不敢惑于他务。即无左右视之义"。举旁证《吕览·尊师篇》："凡学必务进业，心则无营。"注："营，惑。"《淮南·精神训》："而物无能营。"注："营，惑也。一曰乱。"《荀子·宥坐》："言谈足以饰邪营众。"注："营读为荧。"②

3. 参考清儒著作，引用其研究成果。在丹波元简撰写《素问识》时，清代乾嘉学者的著作在日本还流传不多。但清初诸大儒的著作已在日本流传并为其所注意。在《素问识》中，元简多处引用方以智《通雅》、顾炎武《日知录》、杭世骏《道古堂集》、沈彤《释骨》等书的内容。至丹波元坚（1795—1857）时，乾嘉学者的著作大量传入日本，在日本学界影响甚广。故元坚在叙述其绍承父业，撰写《素问绍识》的原因时说："乾隆以来，学者专心治小学，如段若膺、阮伯元、王伯申诸人，其所辑著，可借以证明经义者，往往有之，亦宜摘录以补原识者矣。"③据初步统计，《素问绍识》援引的清儒著作近20种。计有戴震《戴东原文集》、沈彤《释骨》、胡渭《洪范正论》、惠士奇《礼说》《易说》、任大椿《释缯》、段玉裁《说文解字注》《六书音韵表》、王念孙《广雅疏证》、王引之《经义述闻》《经传释词》、程瑶田《九谷考》、阮元《经籍纂诂》《揅经室集》《诂经精舍集》、钱大昕《潜研堂文集》、郝懿行《尔雅义疏》等。正是清儒的这些著作，为丹波父子提示了治学门径与方法，为他们研治《内经》，诠释经义、撰写专著奠定了基础。在丹波父子的倡导和影响下，当时日本医学界出现了一大批以朴学方法研治医经的学者，产生了一系列有价值的专著，如度会常珍《校讹》、喜多村直宽《素问札记》、伊藤子德《伤寒论文字考》、小坂营升《经穴纂要》、原克昌《经穴汇解》等。

---

① ［日］丹波元简：《聿修堂医书选·素问识》，第77页。
② ［日］丹波元坚：《聿修堂医书选·素问绍识》，第454页。
③ 同上书，第392页。

罗振玉首次赴日回流医书考述

杨东方

  罗振玉，初名宝钰，应童子试时改名振玉，字式如、叔蕴、叔言等，号雪堂、永丰乡人、贞松老人、松翁等。江苏淮安人，祖籍浙江上虞。近代著名学者、藏书家，在甲骨文、敦煌写卷研究上贡献极大，为"甲骨四堂"之一。著作颇丰，其中《殷虚书契》《三代吉金文存》等流传较广。

  罗振玉曾三次赴日。首次赴日时间为光绪二十七年（1901），当时他受湖广总督张之洞、两江总督刘坤一的委托赴日考察教育，于十一月四日启程赴日，第二年元月十二日返抵上海。在日考察期间，罗振玉将每日考察所得一一记录，成书《扶桑两月记》。这次赴日，罗振玉很重视访书。当时善本已不多，十一月二十六日，罗振玉"至下谷区池之端仲町琳琅阁书肆看书。该店专售古书籍，然中土古籍不甚多，非若昔者往往有秘籍矣"，仍获得部分中土所无之本，如"购得《史记·河渠书》卷子本半卷，《欧阳文忠集》一部。欧集为三十六卷本，前有苏文忠序，熙宁五年七月公之子发所编定，中土所无也"①。

  对于罗振玉日本访书情况，学术界关注较多②，但都是宏观论述，对医书关注不多。只有陈瑜③在论述罗氏医学藏书来源时稍有涉及，亦未深入探讨。也就是说，罗振玉到底访到哪些医书，这些医书有否价值，是否产生

---

  ① 罗继祖主编：《集蓼编》（外八种），上海古籍出版社 2013 年版，第 98 页。
  ② 李蜜：《罗振玉日本访书及刊行述略》，《文献》2016 年第 2 期；李春光：《罗振玉日本访书述评》，《学术问题研究》2007 年第 1 期等。
  ③ 陈瑜：《大云书库旧藏医籍考》，《中国中医药图书情报杂志》2017 年第 3 期。

影响,都是学术界应该解决的问题。

罗振玉在《扶桑两月记》中记载访求的部分医书:"(十七日)至琳琅阁购得……景宋本《三因方》……《食医心镜》(即《食医心鉴》,唐昝殷撰)、景元本《儒门事亲》、景宋本《本事方后集》《济生续方》……数种,并为中国难得之书";"(二十三日)于书肆中购得宋闻人耆年《备急灸法》"。① 在此基础上,罗振玉之孙罗继祖又增补一部:"森立之影摹唐《新修本草》残本。"②实际上,罗振玉所访医书不止这些,且限于篇幅,罗振玉、罗继祖只是简单列目,故有必要考述如下。

一、罗继祖述及的回流医书

1.《三因极一病证方论》

《三因极一病证方论》十八卷,即《永丰乡人行年录》所说"《三因方》",宋陈言撰。罗振玉很重视此书,曾为之撰写题识:

> 《三因极一病证方论》十八卷(日本森氏藏影宋本)。此书《宋史·艺文志》著录,作《三因病源方》六卷。陈氏《直斋书录解题》作《三因极一方》六卷。此本书题及卷数,与《四库》本同。前有"正健珍藏""养安院藏书""青山求精堂藏书画之记""森氏开万册府之记"四印,后有森立之手题,谓是曲濑正健令善书者彰写投赠。森氏《经籍访古志》载,其国河野氏所藏宋椠本,每半叶十二行,每行二十三字,板心举字数,案之此本悉合。是曲濑氏此本从河野氏宋本影抄也。缮写精绝,予平生所见影宋抄本无逾是者。据陈氏自序,谓绍兴辛巳,为叶表弟楠集方六卷,题曰《依源指治》。淳熙甲午,复为此书,题曰《三因极一病源论粹》。《宋志》及陈氏《解题》所著录六卷本,殆即绍兴辛巳所著,不知书名又何以不同。即此本亦与自序所述书题略异,不可解也。《四库总目》谓第二卷中《太医习业》条有"五经二十一史"之语,非南宋人所应见,殆明代传录此书者妄改。证以此本,作"五经三史"。足征此乃南宋之旧,未经

① 罗继祖主编:《集蓼编》(外八种),第108、113页。

② 甘孺(罗继祖)辑述:《永丰乡人行年录》(《罗振玉年谱》),江苏人民出版社1980年版,第24页。

审改者,至可珍也。①

该书现存国家图书馆南区善本阅览室(善本书号:13448),十二行二十三字,黑口,四周双边。藏书印,除了罗氏题识所提的"正健珍藏""养安院藏书""青山求精堂藏书画之记""森氏开万册府之记"外,尚有"北京图书馆藏""罗振玉印""东莞莫氏五十万卷楼劫后珠还之一""东莞莫伯骥所藏经籍印""东莞莫伯骥号天一藏""莫培樾印"。

"青山求精堂藏书画之记"乃青山道醇的藏书印。青山道醇,生卒年不详,日本幕末明治时期人,著有《针灸备要》(日本明治二十年即1887年刊)等。他是森立之(1807—1885)门人,继承森立之的部分藏书,后大都散佚。"森氏开万册府之记"是森立之的藏书印。"养安院藏书"是曲直濑家族的藏书印,"正健珍藏"是曲直濑家族第十代正健(1831—1865)的藏书印。"东莞莫氏五十万卷楼劫后珠还之一""东莞莫伯骥所藏经籍印""东莞莫伯骥号天一藏"乃著名藏书家莫伯骥(1877—1958)的藏书印。抗日战争期间,莫伯骥所藏善本精本大半灰飞烟散。"东莞莫氏五十万卷楼劫后珠还之一"表明该书乃劫后幸存之一。"莫培樾印"乃莫伯骥长子莫培樾的藏书印。

据此,可以推断出该书的流传过程。该书原为养安院旧藏,后归森立之。具体过程,森立之手跋一有叙述:"右宋版《三因方》七册,曲直濑正健所令善书者影写也。其后人爱割爱而投于余,余不耐,拜谢即录焉。丙子十一月六日枳园森立之。"可见,该书是曲直濑家族第十二代爱恒德(正贞四男,生卒不详)赠送给森立之的。罗振玉题识中所说的"曲濑正健令善书者彰写投赠"并不完全准确。另外,曲直濑家族第九代正贞(1809—1858)跟此书也有关系,森立之手跋二一开始就说:"册皮上所题'三因方'之字,聂庵君手书。"聂庵即曲直濑正贞。森立之在手跋二中还讨论了印章的篆刻者:"每册所捺'养安院藏书'印,南郭服元乔之笔迹也。"南郭服元乔(1683—1759),日本江户时代的儒学家、汉诗人。当然,森氏手跋二主要讨论的是文字所体现的版本问题:"此书'半夏'作'半下'(八ノ二ウ、十ノ十四オ、十三ノ五ウ、十六ノ十六オ),'矾石'作'凡石'(十ノ廿四ウ),'石膏'作'石羔'(十六ノ十六オ),'旋复花'作'旋伏花'(同上),'牡蛎'作'牡砺'(同ウ)之类,不遑枚

①　罗继祖主编:《罗振玉学术论著集》第7集,上海古籍出版社2010年版,第314页。

举,亦是宋板多略字之一证也。立之书。"森立之过世后,该书归青山道醇。罗振玉购买后自己收藏。王国维《罗振玉藏书目录》下卷"抄本部"著录之:"《三因极一病证方论》十八卷,景宋小字本,七本。宋陈言撰。末有森立之手记二则,每卷有'养安院藏书''正健珍藏''青山求精堂藏书画之记''森氏开万册府之记'诸印。"[1]后又归著名藏书家莫伯骥,《五十万卷楼群书跋文》著录:"《三因极一病证方论》十八卷,仿宋写录,日人森立之旧藏",并云"此本景写,出自何人,未有证明,原书为日人森立之之藏本,后归上虞罗氏,均有题记"。[2] 莫伯骥过世后,含此书在内的藏书归其长子莫培樾。上世纪六十年代初,莫氏藏书入藏北京图书馆(今国家图书馆),该书也一并入藏。

除说明该书的流传过程外,罗振玉题识还重点描述了它的版本特征、源流及价值,高度评价其"缮写精绝,予平生所见影宋抄本无逾是者"。值得注意的是,罗氏的题识虽然参考《经籍访古志》,但并未采纳其"清人所见止传抄本,而皇国全然有此秘籍,亦足以贵重矣"[3]的说法,因为国内也有宋刻本传世。晚清潘祖荫就有武林高瑞南、长洲汪骏昌递藏的宋刻本,具体参见叶昌炽《滂喜斋藏书记》。[4]

2.《食医心鉴》

《食医心鉴》一卷,唐昝殷撰。该书也为森立之旧藏。购买后,罗氏自己珍藏。王国维《罗振玉藏书目录》下卷"抄本部"有著录:"《食医心鉴》一卷,日本旧抄本,一本。唐昝殷撰。后有丹波元坚及森约之题记。此书久佚,此从《医方类聚》辑出者。有'森氏'等印。"[5]罗振玉又为之撰写题识,介绍该书的流传过程及所购本的情况:

> 《食医心鉴》一卷(日本旧抄本)。此书唐昝殷撰,《宋史·艺文志》著录,作二卷。是此书至宋尚存,今久佚矣。此本乃日本人从高丽《医方类聚》中采辑而成,虽不能复原本之旧,然当已得其太半。晁氏《读书

---

[1] 谢维扬、房鑫亮主编:《王国维全集》第 2 卷,浙江教育出版社 2010 年版,第 853 页。

[2] 莫伯骥撰著,曾贻芬整理:《五十万卷楼群书跋文》,中华书局 2019 年版,第 315—316 页。

[3] 〔日〕涩江全善、森立之等,杜泽逊、班龙门点校:《经籍访古志》,上海古籍出版社 2017 年版,第 328 页。

[4] 《滂喜斋藏书记》作者有争议,参见张文博:《〈滂喜斋藏书记〉作者及成本问题》,《中国典籍与文化》2018 年第 2 期。

[5] 谢维扬、房鑫亮主编:《王国维全集》第 2 卷,第 855 页。

志》谓：殷，蜀人，大中初著《产宝》以献郡守白敏中。今《产宝》日本尚有影宋刊足本，此书乃不得完帙，可惜也。光绪辛丑游日本，得之东京。卷端有"青山求精堂藏书画之记"及"森氏"二印，后有丹波元坚及森立之手识二则。①

"森氏""青山求精堂藏书画之记"两个钤印表明该书为森立之、青山道醇递藏本。丹波元坚手识为："辛丑六月朔校读于掖庭医局，是书讹字殊多，不敢臆改，一依其旧云。元坚识。"另一则手识不是森立之的，而是森立之之子森约之的："嘉永甲寅仲秋晦夜灯下校正一过。约之。"②两位医学大家之所以都进行校读、校正，是因为《食医心鉴》具有极高的价值。该书是被公认的食疗杰作，《续修四库全书总目提要》曾有评价："食与药并有关于疾病，则自古兼重之无疑也。孙思邈《千金方》有云，凡欲治病，且以食疗，不愈，然后用药。故古人广集方书，每兼载服食之方。郑樵《通志·艺文略》医家类中，且专列食经子目。其分析病证，每证汇列诸方，则以是书最为详明。"③惜该书久佚，幸亏日本人据《医方类聚》加以辑复，罗氏所购即为辑本，凡十五类。④ 共有论十三首，方二〇九首，正如罗氏所言，"虽不能复原本之旧，然当已得其太半"。

罗氏撰写题识的时间为 1908 年（戊申），对《食医心鉴》内容、价值的阐述并不多，具体原因不详。1924 年（甲子夏六月），罗振玉以"东方学会"名义出版《食医心鉴》。这标志该书海外回归的彻底完成。从此，东方学会印本被学术界广泛接受，《续修四库全书总目提要》《续中国医学书目》《宋以前医籍考》等多种目录广泛著录，产生极大的学术影响。

3.《儒门事亲》

《儒门事亲》三卷，金张从正撰。罗振玉曾为之撰写题识，云：

> 影元本《儒门事亲》三卷（日本旧写本）。

---

① 罗继祖主编：《罗振玉学术论著集》第 7 集，第 307—308 页。另东方学会本《食医心鉴》题识落款为：戊申正月上虞罗振玉记。

② 〔唐〕昝殷：《食医心鉴》，北京东方学会 1924 年铅印本。

③ 刘时觉编注：《四库及续修四库医书总目》，中国中医药出版社 2005 年版，第 109 页。

④ 《续修四库全书总目提要》著为 14 类，实际漏掉"论脾胃气弱不多下食食治诸方，论五种噎病食治诸方，论消渴饮水过多小便无度食治诸方"3 类。另，刘时觉认为，循上下文例，"论十水肿诸方"应为"论十水肿食治诸方"，但查原书，"论十水肿诸方"无误。

此书近世流传诸本均十五卷。日本森立之《经籍访古志》言："就《医方类聚》所引勘之，惟卷一至卷三为《儒门事亲》本书，第四卷以下乃子和所著他书。盖四、五为《治疾百法》，第六、七、八为《十形三疗》，九为《杂记》十门，十为《撮要图》，十一为《治法杂论》，十二为《三法六门》，十四为《治法心要》，十五为《世传神效名方》，盖后人合为一书，而以《事亲》为其统名也"云云。证以丽宋楼所藏金刊本，亦《儒门事亲》三卷自为一书，余各种均各有分名，略与森氏说同。森氏记伊良子氏藏元板，首有昭阳单阏阳月晦日颐斋引，末有甲辰冬十月朔寓斋居士后序，每板十一行，行二十五字，与此本同。此本后有伊泽信恬跋，言此本移写于桂山多纪，桂山氏移写于伊良子氏。盖此书至伊泽氏而再写。伊泽氏跋后，又有字一行，曰"借三养书屋架藏本誊写"，下署名曰恺，是又从伊泽氏移录，盖第三写矣。此书卷一之后，尚有中统□□九月高鸣凤[1]跋，为森氏所未举。颐斋引署"昭阳单阏"，乃癸卯，当金亡之九年，元太宗六皇后称制之二年。寓斋居士跋署"甲辰"，则元六后称制之第三年也。《艺芸精舍目录》有金本《儒门事亲方》十五卷，而不及细目。岂此书在金时已有合并之本与？抑江氏所记未明晰耶？册首有"蔼轩架书"及"清川氏图书记"二印。光绪辛丑，得之日本东京。[2]

"蔼轩架书"是清川恺（第三代玄道）的藏书印。《儒门事亲》版本众多，通行本为十五卷本，罗氏所得日本影元抄本为三卷本，价值极高。

《儒门事亲》的卷帙问题，薛瑞兆曾专门探讨，他根据日本江户三卷抄本卷首颐斋引、卷末寓斋跋"除《儒门事亲》，未涉其他，证实了这部医籍尝以'三卷'独立刊行"。到元中统三年（1262）刊本（系张氏《儒门事亲》三卷、《直言治病百法》二卷、《十形三疗》三卷等三部医籍合刊），"虽为合刊，却是各自独立、内容有别、互不相属的著述"。"入明后，《儒门事亲》的内容与卷帙发生了重大变化。如'嘉靖本'已演为十五卷，包括中统合刊本八卷，已删除各自目录，统以《儒门事亲》名之，且将《十形三疗》所附《杂记九门》独立为卷九。此外，又新增六卷，即卷十'撮要图'、卷十一'治法杂论'、卷十二'三法

---

① 高鸣凤应为"高鸣"。
② 罗继祖主编：《罗振玉学术论著集》第7集，第316—317页。

六门'、卷十三'刘河间先生三消论'、卷十四'扁鹊华佗察声色定死生要诀'、卷十五'世传神效诸方目录'等。这些新增部分或掺入他人著述,或托名牵引缀合,大抵书贾逐利所为。"①

至于罗振玉题识中所说"䜗宋楼所藏金刊本",原为黄丕烈旧藏,现藏日本静嘉堂文库。但此版本是否为金刊,学术界有不同认识,现在倾向于不是金刻。② 另外,北京大学图书馆所藏元中统三年刊本是目前有可靠证据证明的最早的《儒门事亲》刊本,值得重视。

该书为罗振玉的珍藏之一,罗振玉之子罗福葆编,罗振玉手抄的《贞松堂秘藏旧抄善本书目·子部》著录之:"《儒门事亲》,一本,张子和,日本伊泽氏影元本。"③王国维《罗振玉藏书目录》下卷"抄本部"亦有著录:"《儒门事亲》三卷,日本景元抄本,一本。金张子和撰。后有伊泽信恬跋,又有朱书一行,署'恺记',不知何人。"④

《二续中国医学书目》著录此书,提供更多的版本信息:"《太医张子和先生儒门事亲》(表题'影抄元板儒门事亲')三卷,一册(十行二十五字。无框,美浓判纸)。金张从正撰。日本古抄本(影抄元版),序,颐斋,癸卯。太医张子和先生儒门事亲目录。儒门事亲后序,甲辰。识语,伊泽信恬,庚辰。"⑤在引用《二续中国医学书目》后,冈西为人《宋以前医籍考》加注进一步阐述该书的情况:"按此本卷首有'清川氏图书记'印。兰轩跋后朱书云:'乙酉秋日,借三养书屋架藏本,命佣书誊写。重阳前一日灯下一校了。恺记。'乃知为清川玄道旧藏本也。玄道,兰轩门人。盖借其师书而誊写者。"⑥则署"恺记"者就是清川恺,第三代玄道。

4.《类证普济本事方后集》

《类证普济本事方后集》十卷,又名《类证普济本事方续集》,宋许叔微撰。该书流传极少,国内早就失传,是真正的珍贵书籍。但奇怪的是,罗振玉并未为这部"中国难得之书"撰写题识。罗福葆《贞松堂秘藏旧抄善本书目·子部》、王国维《罗振玉藏书目录》等也未见著录。

① 薛瑞兆:《〈儒门事亲〉的卷帙问题》,《文史知识》2014 年第 2 期。
② 苏春梅:《元中统三年刻本〈儒门事亲〉的文献价值》,《兰州学刊》2011 年第 10 期。
③ 罗继祖主编:《罗振玉学术论著集》第 7 集,第 391 页。
④ 谢维扬、房鑫亮主编:《王国维全集》第 2 卷,第 854 页。
⑤⑥ [日]冈西为人、郭秀梅整理:《宋以前医籍考》,学苑出版社 2010 年版,第 834 页。

《扶桑两月记》称所购本为"景宋本《本事方后集》"①。对其所归属的版本系统,可根据其他资料推测一二。《经籍访古志》将《类证普济本事方后集》跟《类证普济本事方》一起著录:"《类证普济本事方》十卷《类证普济本事方后集》十卷(宋椠本,缺九至十五,补写,枫山秘府藏)。首有自序,序后云:'宝祐癸丑良月,夏渊余氏刊于明经堂'。首云'仪真许叔微述',《后集》首题云'许学士亲述'。目录后有'建安余唐卿宅刻梓'八字。每半板高六寸四分,幅四寸四分,十三行,行廿一字。按:此本宽政中京医坚田绒造所献,实为罕觏之秘笈。怀仙阁藏宋椠《后集》十卷,全与此本同,今归跻寿馆。"②可见,宋本《类证普济本事方后集》,日本虽有两部:枫山秘府藏本、怀仙阁藏本,但属于同一版本系统。据此推测,罗振玉所购本应该也属于这一版本系统。至于是抄自枫山秘府藏本还是怀仙阁藏本,限于资料,我们无法得知。

5.《济生续方》

《济生续方》八卷,宋严用和撰。该书为国内失传书籍,日本也流传较少,丹波元胤将之列为《卫生汇编》之一,刊印出版。丹波元胤跋云:"严子礼《济生续方》,世从不见通行。叔父汤河君尝得一本,卷首有'金泽文库'印记,然烂抄多讹,方、评不与序中所言符。余乃据乎朝鲜国《医方类聚》各证门所辑点勘厘正,并补二评、十二方,始为完全,刻以传之。"③罗振玉购藏的即是此版本,为之撰写题识:

> 《严氏济生续方》八卷《补遗》一卷(日本文政壬午刻本)。
>
> 宋严用和《济生方》八卷,《四库》据《永乐大典》采辑著录,不载《续集》。此本乃日本文政壬午,丹波元胤取其叔父汤河元俴所藏金泽文库抄本上木,并据朝鲜国《医方类聚》补其佚篇,以足严氏自序二十四评九十方之数。卷首有咸淳丁卯严氏自序,后有汤河元俴、丹波元胤二跋。此为中土久佚之书,彼邦近废汉医,流传亦日少,可珍也。④

---

① 罗继祖主编:《集蓼编》(外八种),第108页。
② [日]涩江全善、森立之等,杜泽逊、班龙门点校:《经籍访古志》,第327页。
③ 《严氏济生续方》,载北里研究所附属东洋医学综合研究所医史文献研究室编:《和刻汉籍医书集成》第4辑,东京Enterprise出版社1988年版,第21页。
④ 罗继祖主编:《罗振玉学术论著集》第7集,第316页。

罗振玉在题识中论述《济生续方》的流传、版本及所购版本的价值。因为"可珍",罗振玉收藏此书。王国维《罗振玉藏书目录》下卷"善本书目"著录之:"《济生续方》八卷《补遗》一卷,宋严用和,日本刊本,一本。"①

另外,罗振玉还收藏严用和的《济生方》。《罗振玉藏书目录》中卷"医家类"著录《严氏济生方》十卷,日本刊本,可能也是罗氏在日所得。《济生方》也是海内失传书籍,杨守敬曾经访回。

6.《备急灸法》

该书为中国久佚书籍,但回归较早,罗嘉杰于光绪十六年(1890)在日本横滨刊刻,这就是著名的十瓣同心兰室影宋刻本。也就是说,罗振玉赴日时能看到的版本较多:日本刊本、罗氏刊本等。《扶桑两月记》未描述该书版本情况,一时不容易判断罗振玉购买的是哪种版本。查王国维《罗振玉藏书目录》,中卷"子部"著录的是十瓣同心兰室影宋刻本:"《备急灸法》一卷,宋闻人耆年。附《针灸择日编集》。上杭罗氏刊本。二本。"②下卷"抄本部"著录的是森立之所藏的影宋本:"《备急救法》一卷(景宋抄本),一本,宋闻人耆年撰。后有养安院正健志语,前有'青山求精堂藏书画之记''森氏开万册府之记'二印。"③这说明,罗振玉两个版本都有收藏,一时更无法判断。查罗振玉在《素问六气玄珠密语》题识中有"森氏为日本藏书家,所藏医书善本尤夥。予东游时,得十余种"④的叙述,则罗振玉这次购买的应是森立之所藏的影宋抄本。罗振玉很重视这个藏本,加以珍藏。《贞松堂秘藏旧抄善本书目·子部》著录:"《备急灸法》,一本,闻人耆年,日本森氏青山求精堂影宋精抄本。"⑤当然,"森氏青山求精堂"的表述不确。另外,罗振玉还撰写题识:

《备急灸法》一卷并附录二种(日本森氏藏养安院影宋本)。

此书首为《备急灸法》一卷,署题作"宝庆丙戌正月望,杜一针防御婿携李闻人耆年述",凡二十三篇;次为《骑竹马灸法》,不著撰人名氏,

---

① 谢维扬、房鑫亮主编:《王国维全集》第2卷,第789页。
② 同上书,第648页。
③ 同上书,第854页。
④ 罗继祖主编:《罗振玉学术论著集》第7集,第308页。
⑤ 同上书,第392页。

前列灸法,后列治痈疽药方;次为《竹阁经验备急药方》,以治风乌辛茶为首,前有淳祐乙巳孙炬卿序,谓"其母患头风,以服乌辛茶而愈,后患鬤疽,以不用灸法而亡。客有携示蜀本《灸经》与《竹马灸法》者,遂与乌辛茶方并列以传"云云。此本影宋,缮写至精,前有"青山求精堂藏书画之记"及"森氏开万册府之记"二印,后有"文久二年戊岁十月廿一日,以宝素堂所藏宋椠本影抄功毕。养安院正健志"款二行。①

"日本森氏藏养安院影宋本"表明该书也是曲直濑家族、森立之递藏本,而"青山求精堂藏书画之记"又表明该书后归青山道醇。在题识中,罗振玉详细介绍《备急灸法》的内容及森氏本的情况。森氏本,按照"养安院正健"的说法,是以宝素堂所藏宋椠本影抄。但查《宝素堂藏书目录》,宝素堂所藏为抄本。"内编医经明堂孔穴"著录:"《备急灸法》一卷,宋闻人耆年。一册。影抄淳祐乙巳刊本。"②淳祐乙巳刊本,《经籍访古志》有著录:"《备急灸法》一卷(宋椠本,寄所寄楼藏)。宝庆丙戌正月望杜一针婿樆李闻人耆年述。首载淳祐乙巳正月朔孤学乡贡进士孙炬卿序(行书)。每半版十行,行二十四五六字。"③这样,我们对森氏藏本的情况又多一点了解。

7.《新修本草》

《新修本草》,唐苏敬等撰。该书也是一部国内久佚医书。光绪十五年(1889),傅云龙覆刊《新修本草》残本11卷(其中卷三为辑本),是为《纂喜庐丛书》本。罗振玉藏有这个版本。王国维《罗振玉藏书目录》中卷"子部"著录:"《唐卷子新修本草》残本,十一卷,唐李勣,《纂喜庐》本。"④除了这个版本,罗氏还藏有森立之旧藏的影写卷子本。《贞松堂秘藏旧抄善本书目·子部》著录:"《新修本草》残卷,十本,日本森氏青山求精堂影唐写本。"⑤"森氏青山求精堂"的表述不确,但也表明该书后归青山道醇。王国维《罗振玉藏书目录》亦有著录,下卷"抄本部":"唐《新修本草》,存卷四、五、(及)十二、(及)十五、十七至二十。日本影唐卷子本,十本。唐李勣撰。有'森氏'等

①　罗继祖主编:《罗振玉学术论著集》第7集,第314—315页。
②　[日]冈西为人、郭秀梅整理:《宋以前医籍考》,第230页。
③　[日]涩江全善、森立之等,杜泽逊、班龙们点校:《经籍访古志》,第290页。
④　谢维扬、房鑫亮主编:《王国维全集》第2卷,第649页。
⑤　罗继祖主编:《罗振玉学术论著集》第7集,第392页。

印。"①光绪辛丑，罗振玉在日本东京得到的就是这个本子，这从他所撰题识就能看出。题识全文为：

唐《新修本草》残本十卷（日本森氏藏影写卷子本）。

此书中土久佚。此本仅存十卷，第四、第五、第十二、第十七、第十九五卷，据浅井紫山三经楼藏本传写；第十五，据狩谷掖斋本传写；第十三、第十四、第十六②、第二十，则据仁和寺本传写。不知此外佚卷，彼国尚有存者否？据《旧唐书·吕才传》，苏氏原本计五十四卷，此虽不及五分之一，然今日得见《唐本草》之旧观，实赖此残卷之存。德清傅氏刻入《纂喜庐丛书》者，即此十卷，均从小岛质传写者。森氏《经籍访古志》谓书作于显庆，此本抄于天平，去著书时仅六七十年，洵为可珍之秘籍矣。此本乃森氏旧藏，有森氏题识数则。光绪辛丑，得之日本东京。

陈氏《书录解题》《大观本草》下言：唐显庆中，据《名医别录》增一百十四种，广为二十卷，谓之《唐本草》。所载卷数与《吕才传》不合，附识于此以俟考。③

"光绪辛丑，得之日本东京"表明该书是罗振玉首次赴日所得。罗振玉题识说："此本乃森氏旧藏，有森氏题识数则。"吴德铎指出："实际上罗本上森立之的题识不只数则，而是每卷上都有据何本传抄的题识。每册封面的书签上，也有同样的记录。它为进一步研究日本影抄本的嬗递，提供了极重要的线索。例如罗本中卷十三、十四、十八（原作十六）、二十计四卷，有据仁和寺本传写的题识，而仁和寺本，日本早已亡佚。罗本中这四卷，虽非原本，但通过传神的影摹，仁和寺原本的神态，当可得其什九……通过题识，我们可以知道，十卷中，有五卷是据浅井本传写，四卷是据仁和寺本传写，还有一卷（卷十五）是狩谷掖斋送给小岛的。没有这些题识，我们便不可能弄清这十卷的来历及其史料价值。"④所谓"浅井本"（浅井紫山三经楼藏本）就是浅井正翼（号紫山）的藏本。"三经楼"是浅井正翼的藏书楼号，得名于《太素》

①　谢维扬、房鑫亮主编：《王国维全集》第2卷，第856页。
②　卷十六为卷十八之讹，参见吴德铎：《从〈新修本草〉看中日两国的学术交流》，载吴德铎：《科技史文集》，上海三联书店1991年版，第220页。
③　罗继祖主编：《罗振玉学术论著集》第7集，第306页。
④　苏敬等：《新修本草》，上海古籍出版社1985年版，前言。

《新修本草》《黄帝内经明堂》(或《医心方》)三书。① 也由此可见,浅井正翼对《新修本草》的重视。

罗氏题识所说"德清傅氏刻入《纂喜庐丛书》者,即此十卷,均从小岛质传写者"并不属实:傅本底本来自小岛知足,不是"小岛质"(小岛尚质);除了有无卷三这个辑本之外,两者文字也不完全相同。

至于罗振玉题识中所说《新修本草》的卷帙问题比较复杂。除了五十四卷说、二十卷说之外,还有五十三卷说。二十卷比较好确定,就是《本草》部分。除了《本草》,《新修本草》还有《药图》《图经》等部分。整体是五十四还是五十三,宋代就存在两说。而后世所指的《新修本草》一般指二十卷的《本草》部分。

关于罗氏藏本的价值,吴德铎在 1985 年上海古籍出版社出版的缩印本《新修本草》的《前言》有详细论述。罗氏藏书散佚后,该书是罗氏子孙手里保存的少数藏书之一。罗继祖自述:"先祖见背,楹书零落,即《大云书库藏书题识》所著录的也已多数易主,唯此《新修本草》残本和明正统陕西官本《玉机微义》(亦为森氏旧藏)仍保存在我手里。"②在罗继祖的推动下,1981年上海古籍出版社出版影印本,书前有"据后书抄阁藏日本森氏旧藏影印版框尺寸悉准原书"的说明,后有罗继祖跋。1985 年上海古籍出版社出版缩印本,增加吴德铎撰写的《前言》,前面说明也改为:"据上虞罗氏后书抄阁藏日本森氏旧藏影写卷子本缩印,原写各卷款式不同,卷四首七行,行格高二一四公分,宽一六八公分。"

二、罗继祖未述及的医书

《岭南卫生方》《易简方》《济生拔粹方》《玉机微义》《本草经集注》也是罗氏首次赴日所得,前三部可从罗氏为各书所撰题识中"光绪辛丑,得之日本东京"就能看出,后二部可依据题识撰写时间及其他材料确定。其中,《本草经集注》为日本人辑录的中医著作,罗氏访求算不得回流,但鉴于该书也是

---

① 〔日〕真柳诚著,郭秀梅译:《黄帝医籍研究》,人民卫生出版社 2020 年版,第 306 页。
② 〔唐〕苏敬等:《新修本草》,跋。

中医著作,故一并阐述。

1.《岭南卫生方》

《岭南卫生方》三卷,宋李璆,张致远原辑;元释继洪纂修。题识如下:

> 《岭南卫生方》三卷(日本影写明万历刻本)。
>
> 　　此书传本至少,诸家书目皆未载。《万卷堂书目》有之,作"文德等集"。此本乃日本医家丹波氏从明本影写,首有万历四年广东布政司右布政使安成邹善序及正德八年广东等处承宣布政使司左布政使古田罗荣序,卷中不见撰人名。据罗序称,此书"前元海北廉访所刻,景泰中重锓于省署,至正德间,以抄本付梓";又邹善序言,此书"既手校,捐俸付梓,复命娄医安道,附八论及药性于后";亦不言撰人姓氏。而卷中所采李待制、张给事、汪南容、继洪、章杰等诸家之说,则多是宋人。又有王棐《指迷方瘴疟论》中有"尝观《岭南卫生方》,乃李待制、张给事所集"云云。李名璆,大梁人。张名致远,延平人。李氏《瘴疟论》中言"绍兴庚午年,苍梧瘴疠大作"云云。而继洪之《指要方续论》,末署景定年号,篇中亦称《卫生方》云云。是此书乃绍兴中李璆等所作,后累有增益,为宋人著则无疑。一刊于元,三刊于明,今则殆成孤本矣。光绪辛丑冬,游日本东京,得之琳琅阁书肆,末有天保辛丑丹波元简朱书跋语。①

罗振玉题识主要论述几个问题:

(1)《岭南卫生方》的流传。罗氏认为"此书传本至少",这个论断毫无问题,但认为"诸家书目皆未载"并不完全准确,除罗氏提到的《万卷堂书目》外,《国史·经籍志》《医藏书目》《传是楼书目》等也有著录,其中《传是楼书目》为徐乾学撰,这表明清代初期该书在国内仍然存世,但至此之后就不见踪迹。比如阮元等人编纂的《广东通志》(道光时期)卷一百九十四《艺文略(六)》就云:"《岭南卫生方》一卷,不著撰人,未见。"②

(2)该书的作者问题。罗氏经过考证,认为"此书乃绍兴中李璆等所作,后累有增益"。这个结论得到学术界的认可,因为第一次刊刻为元代,故一般署名为"宋李璆,宋张致远原辑;元释继洪纂修"。

---

① 罗继祖主编:《罗振玉学术论著集》第7集,第312—313页。
② 〔清〕阮元等:《广东通志》,道光刊本。

（3）该书的版本问题。罗氏指出四次刊刻，"一刊于元，三刊于明"。具体来说，即元代海北廉坊刊刻、明景泰间重梓、明正德八年(1513)广东行省据抄本重刊、明万历四年(1576)邹善校刻。《经籍访古志》著录了跻寿馆所藏的邹善本。除此之外，此书在日本还曾被刊刻，即日本天保十二年(1841)梯谦晋造的校刊本。牌记："天保辛丑新镌/南洋梯先生校订/千里必究不许翻刻/岭南卫生方/平安学古馆板。"梯谦晋造《校刻岭南卫生方序》(落款：天保庚子季秋南洋梯谦晋造甫书于平安之学古馆)云："余读《岭南卫生方》，颇得其三昧……盖此书数百年来，时见时隐，清舶赍来百年矣。然未刊布于世……世既乏传本，遂旁探远索得数本，校雠讹谬，属剞劂氏。"① 日本的刊本、抄本都传入中国。《中国中医古籍总目》就著录这两种版本。② 北京大学图书馆两种版本都有，其中抄本为李盛铎旧藏。另外，中国中医科学院图书馆藏有日本刊本，上海中医药大学图书馆藏有日本抄本。这样，罗振玉所说的"今则殆成孤本"就不能成立。

（4）所购抄本的情况及购买过程。罗振玉所购本为丹波元简据邹善本的影写本，且影写时间较早，跟梯谦晋造刊刻是同一年，具有独特的价值。

另外，罗振玉所购本为丹波元坚旧藏。王国维《罗振玉藏书目录》下卷"抄本部"著录："《岭南卫生方》三卷，日本旧抄本，一本。不著撰人名。后有丹波元坚志语，前有'希暇斋读本记'印。"③ "希暇斋读本记"应为"奚暇斋读本记"之误。《贞松堂秘藏旧抄善本书目·子部》著录更为明晰："《岭南卫生方》一本，日本丹波元坚藏抄本，有元坚手跋。"④

2.《易简方》

《易简方》一卷，宋王硕(德肤)撰。罗振玉撰写的题识为：

《易简方》一卷(日本宽延元年仿宋刻本)。

此书王硕撰，陈氏《书录解题》著录，与此本同。此日本仿宋巾箱本，前有宽延元年望三英重刻序及承节郎新差监临安府富阳县酒税务王硕自序，每半叶十二行，每行十六字。书中有二牌子，一曰"是春堂注

① 《岭南卫生方》，日本天保十二年(1841)梯谦晋造校刊本。
② 薛清录主编：《中国中医古籍总目》，上海辞书出版社2007年版，第270页。
③ 谢维扬、房鑫亮主编：《王国维全集》第2卷，第854页。
④ 罗继祖主编：《罗振玉学术论著集》第7集，第392页。

方善本,杨氏纯德堂重刊",一曰"四明杨伯启见于平准库相对开置书籍总铺,打发即行,收书君子幸鉴"云云。据此知是明州坊本也。陈氏《解题》言,其书盛行于世,故坊间一再刻之欤!又云,硕字德肤。光绪辛丑,得之日本东京。①

罗振玉在题识中主要阐述《易简方》的作者及所购版本的情况。《易简方》国内早就失传,在日本却保存下来,且多次刊刻,除罗氏所购宽延元年戊辰(1748)刻本外,还有日本文化十四年丁丑(1817)刻本等。光绪十三年(1887),孙诒让于上海书肆购得宽延元年戊辰(1748)刻本,于光绪二十四年戊戌(1898)重刊。不过,罗振玉未必看到这个版本,罗福葆《贞松堂秘藏旧抄善本书目·子部》、王国维《罗振玉藏书目录》等也未见著录。

3.《济生拔粹方》

《济生拔粹方》,又名《济生拔粹》《济生拔萃》《济生拔萃方》等,元杜思敬(宝善老人)编。罗振玉撰写的题识为:

> 《济生拔粹方》十八卷(日本森氏藏影元本)。
>
> 此书元杜思敬所辑,计张洁古、张云岐、李东垣、王海藏等诸家之书十八种,而附以《杂类名方》。《绛云楼书目》曾著录,但云四册,不记卷数。吾浙朱氏《汇刻书目》载此书云"明杜思敬编刊"。今检杜序,署延祐二年十月,朱氏作明人,误也。此本为日本森立之所藏,每卷有"森氏开万册府之记"印,影元本,缮写至精。森氏《经籍访古志》载涩江全善所藏元本献之跻寿馆者,每半叶十二行,行二十四字,叙半叶九行,行十六字,与此本正合。盖森氏从涩江氏本影抄者也。光绪辛丑冬,得之日本东京。
>
> 钱氏《元史艺文志》"杜思敬《济生拔粹方》十九卷",殆并附录计之。又注一作六卷,则不知何所本也。②

罗振玉题识指出该书也是森立之旧藏。除了阐述这点,题识主要阐述《济生拔粹方》的编者、收书、卷帙及版本情况。

(1)编者杜思敬的生活年代。罗氏认为杜思敬是元代人,但阐述不多。

① 罗继祖主编:《罗振玉学术论著集》第7集,第313页。
② 同上书,第317—318页。

现补充如下。杜思敬(1235—1320),字敬夫,一字亨甫,号宝善老人,汾州西河(今山西汾阳)人。沁州长官杜丰[1]第三子。"由其父奋起行伍,显立勋劳,遂得给卫世祖皇帝潜邸。及游许文正公之门,益知讲学源委。初仕御史台都事,转治书侍御史……除户部侍郎,历左司、右司郎中,出为顺德安西总管,就金陕西行中书省事,寻移汴梁总管,复入为侍御史。议事上前,首当帝意,拜中书参知政事,进四川行省左丞。以疾不行,召为中书左丞。"[2]卒谥文定。杜思敬家中藏书极为丰富,于延祐二年(1315)编辑成《济生拔粹方》。

(2)收书和卷帙。罗氏说得比较简略,现将所收书籍细目列举如下:《针经节要》一卷(元杜思敬节抄)、《云岐子论经络迎随补泻法》一卷(元张璧撰)、《窦太师流注指要赋》一卷(金窦杰撰)、《针经摘英集》一卷(不著撰人)、《云岐子七表八里九道脉诀论并治法》一卷(元张璧撰)、《洁古老人珍珠囊》一卷(金张元素撰)、《医学发明》一卷(金李杲撰)、《脾胃论》一卷(金李杲撰)、《洁古家珍》一卷(金张元素撰)、《海藏老人此事难知》一卷(元王好古撰)、《医垒元戎》一卷(元王好古撰)、《阴证略例》一卷(元王好古撰)、《云岐子保命集论类要》二卷(元张璧撰)、《海藏癍论萃英》一卷(元王好古撰)、《田氏保婴集》一卷(不著撰人)、《兰室秘藏》一卷(金李杲撰)、《活法机要》一卷(元朱震亨撰)、《卫生宝鉴》一卷(元罗天益集)、《杂类名方》一卷(元杜思敬编),共十九种十九卷。该丛书保存大量的珍贵医学文献,陆心源《仪顾堂续跋》就指出:"《洁古珍珠囊》《医学发明》、云岐之《癍论萃英》《脉诀论治》《田氏保婴集》、东垣之《活法机要》,今皆不传,藉是以存梗概。"[3]这是陆氏就其当时所见而言,有一定讹误,比如《医学发明》就有其他版本传世。《针经节要》《云岐子论经络迎随补泻法》《针经摘英集》《云岐子七表八里九道脉诀论并治法》《洁古老人珍珠囊》《海藏癍论萃英》《田氏保婴集》《杂类名方》等八种医籍原书已经散佚,其内容主要依靠《济生拔粹方》而流传至今。除了保存珍贵文献,该书对于易水学派的推广起到很大的作用,但也存在所收书籍

---

① 杜丰生平,参见杜思敬:《故明威将军吉州路达鲁花赤杜公表铭碑》,载李修生主编:《全元文》第9册,江苏古籍出版社1999年版。
② 〔元〕柳贯撰,魏崇武、钟彦飞点校:《柳贯集》卷八《杜思敬谥文定》,浙江古籍出版社2014年版,第229页。
③ 中华书局编辑部编:《宋元明清书目题跋丛刊》第4册,中华书局2006年版,第308页。

均是节本的缺点。①

（3）版本情况。元延祐二年乙卯,《济生拔粹方》刊刻出版。除此之外,该书再未被刊刻,故流传不广,以至"《四库》未收,阮文达亦未进呈"②。但国内仍有个别藏书家收藏此版,比如皕宋楼就藏有元刊印本。《经籍访古志》也著录两部,一为枫山秘府本,一为跻寿馆本(涩江全善捐献)。③ 罗振玉所购本是森立之据涩江氏本影抄者。后皕宋楼藏书流往日本,《济生拔粹方》也归入日本静嘉堂文库,国内一时足本难求。为了影印全书,张元济不得不寻求日本帮忙。1935年3月至10月间,张元济多次致信静嘉堂文库长诸桥辙次,寻求借书,比如3月8日信函称:"敝馆藏有元刊《济生拔萃》,与静嘉堂藏本相同,唯缺去《针经节要》《洁古云岐针法》《洁古家珍》《保婴集》四种,在敝国公私藏家均无可借补,不得已再为无厌之请。"再如10月31日信函云:"《济生拔萃》中之《针经节要》《洁古云岐针法》《洁古家珍》《保婴集》四种为敝邦久佚之书,恳祈俯允摄照,俾便印行,以饷学界。"④为促成此事,张元济还请当时向日本各公私图书馆借印古籍善本的联络人、日本汉学家长泽规矩也帮忙协助。历尽艰辛,1938年上海涵芬楼据元刻本影印出版,化身千万。⑤

4.《玉机微义》

《玉机微义》五十卷,明徐彦纯(用诚)撰,刘纯(宗厚)续增。王国维《罗振玉藏书目录》下卷"善本书目"著录:"《玉机微义》五十卷,明徐彦总,明正统陕西官刻本,八本。"⑥这表明罗氏收藏此书较早,应是晚清时购得此书,但还无法确定是哪一次购得。幸该书存世,1981年天津中医学院图书馆从长春吉林大学罗继祖手中购得《玉机微义》此书,"扉页有罗振玉在清光绪三十四年二月(1908年)书写的题跋三条,目录下端钤盖两枚印章,即'罗振玉印','继祖之印'。每卷尚有'森氏印章',乃日本森立之氏的旧藏。此本刻印精良,字体遒

---

① 杨东方、李良松:《典籍文化与中医学》,中国中医药出版社2017年版,第200—202页。

② 陆心源:《仪顾堂续跋》,载中华书局编辑部编:《宋元明清书目题跋丛刊》第4册,第308页。

③ [日]涩江全善、森立之等,杜泽逊、班龙门点校:《经籍访古志》,第344页。

④ 两函参见张元济:《张元济全集》第10卷,商务印书馆2010年版,第489页。

⑤ 柳和城:《张元济与〈济生拔萃〉》,《藏书报》2008年2月11日。

⑥ 谢维扬、房鑫亮主编:《王国维全集》第2卷,第789页。"徐彦总"应为"徐彦纯"。

劲,实非寻常多见之本"①。罗振玉在光绪三十四年撰写题识,表明该书就是首次访日所得。三则题跋均被收入《大云书库藏书题识》,全文为:

《玉机微义》五十卷(日本森氏藏明正统陕西官本)。

此书《明史·艺文志》作刘纯撰,《万卷堂藏书目》作徐彦纯撰。此本之首,则不著撰人名。《四库总目》谓是徐用诚撰,刘纯续,证以卷首正统己未杨士奇序云"此编辑于会稽徐彦纯,吴陵刘宗厚续有增益",则《总目》所言信也。《总目》谓"徐氏原书计十七类,刘氏续增三十三类,于目录各著'续增'字,以相辨识"云云。今此本无"续增"字样。据杨序,谓"徐用诚、刘纯乃私淑朱彦修者",《总目》据王祎《青岩丛录》订正其误,谓刘氏实宗东垣,所辨至确。《四库》本乃嘉靖庚寅永州刻本,此本为正统初刻,镌镂古雅,有元椠风,尤可珍矣。每卷有"森氏"印,乃日本森立之旧藏。

《艺风堂藏书记》藏本,与此同,云首有莫士安序、纯自序,均作于洪武丙子,后有王遥序,此本并无之,殆缺佚也。

《天一阁书目》:《玉机微义》十册,明徐用诚撰,黄焯重刊,亦单署徐名,与万卷堂同。黄焯重刊本,即嘉靖永州本也。②

罗氏题识主要探讨该书的作者及其学术渊源。在探讨过程中,罗氏多次引用《四库全书总目》。但《四库全书总目》所著录"嘉靖庚寅永州刻本"并不是最早的版本。罗振玉所购本是明正统四年(1439)陕西官本,罗氏又称为"正统初刻"。③ 作为"正统初刻",罗振玉所购本版本价值极高。但正如罗氏所言,该本有"缺佚",即缺少莫士安序、刘纯序。至于王遥序,该版本本

---

① 杜敏:《馆藏明刻本〈玉机微义〉述略》,《天津中医学院学报》1998年第1期。
② 罗继祖主编:《罗振玉学术论著集》第7集,第318页。
③ 王重民先生在《善本医籍经眼录》中曾提出有明洪武二十九年(1396)刻本的观点:"《玉机微义》残存九卷,明初刻本,十行二十四字,明徐彦纯撰,刘纯续。按正统间刻本有莫士安、刘纯洪武二十九年序,因知此本盖为洪武二十九年所刻。凡存卷二十一至二十九。"(丁福保、周云青:《四部总录医药编》下,商务印书馆1955年版,第75—76页)另,王重民撰《中国善本书提要》(上海古籍出版社1983年版)没有收入此条。史常永据王遥跋及版本特点,认为所谓"明初刻本"就是正德本。(刘纯撰,史常永点校:《刘纯医学全集》,人民卫生出版社1986年版,前言)这个观点得到学术界认同。《中国中医古籍总目》著录版本较多,最早的也是正统本(薛清录主编:《中国中医古籍总目》,第395—396页)。

身就没有。以之为底本的正统五年本才有"王暹等正统五年书后"。①

5.《本草经集注》

《本草经集注》七卷,日本森立之等校。罗氏得到的是森氏家藏稿本。王国维《罗振玉藏书目录》下卷"抄本部"著录:"《本草经集注》草稿本,七本。日本森约之辑。陶弘景集注。有'森氏'印。"②该书应该是罗振玉访日所得,因他在《素问六气玄珠密语》题识中曾有"森氏为日本藏书家,所藏医书善本尤多。予东游时,得十余种"③的表述。具体获得的时间,罗振玉在《雪堂校刊群书叙录》卷下《敦煌本本草集注序录跋》所说"予十余年前得日本医家森约之校辑《本草集注》七卷手稿本"提供线索。《敦煌本本草集注序录跋》落款为"丙辰十月既望"。丙辰即1916年,"十余年前"也只能是第一次访日的光绪二十七年。

罗振玉认为该书为森约之辑。实际上,该书是森立之、小岛尚真等多人共同完成。《二续中国医学书目》著录比较准确:"《本草经集注》,旧抄本,七卷七册。十行二十一字,框横一六厘,纵二一.二厘。梁陶弘景集注,日本森立之、小岛尚真、曲直濑正信(等)复原,森约之等手稿本(罗振玉氏旧藏本)。"④郭秀梅、王少丽也认为是多人完成。⑤除罗氏藏本外,《杏雨书屋图书假目录》还著录另一个本子:"《本草经集注》(七卷,附《本草经集注考》并新定目录),梁陶弘景注,日本森立之等校,昭和七年写本,七册。"⑥对于两部的关系,日本学者冈西为人有论述:"按森氏等所辑《集注本草》稿本,今之所存有二:一则系日本帝国图书馆所珍藏,而杏雨书屋本之所据,一则所本,盖罗氏旧藏本也,余尝阅帝国图书馆本,而知其本即为第一稿,所本即第二稿矣。"⑦所谓"所本"指的是"东亚医学研究所"藏本。1931年,伪满洲医科大学成立中国医学研究室。1933年,名称改为"东亚医学研究室"。1937年,研究室再次更名为"东亚医学研究所"。"一九四二年二月,罗继祖任满洲医科大学预科讲师期间,向该校转让乃祖罗振玉所藏医书"⑧,罗氏藏本

---

① 刘纯撰,史常永点校:《刘纯医学全集》,前言。
② 谢维扬、房鑫亮主编:《王国维全集》第2卷,第856页。
③ 罗继祖主编:《罗振玉学术论著集》第7集,第308页
④⑥ [日]冈西为人,郭秀梅整理:《宋以前医籍考》,第1012页。
⑤ 郭秀梅、王少丽主编:《本草经集注》,学苑出版社2013年版,解题第3—5页。
⑦ [日]冈西为人,郭秀梅整理:《宋以前医籍考》,第1012—1013页。
⑧ 郭秀梅、王少丽主编:《本草经集注》,解题第3页。

就成为"所本"。罗继祖也说:"先祖《敦煌本本草集注序录跋》(《永丰乡人稿》乙下)里提到藏有一部日本医家森约之校辑的《本草集注》手稿。森氏此书曾由我在先祖去世后让给了日本黑田源次博士,至今可能还藏于辽宁医科大学图书馆。"①黑田源次是"东亚医学研究所"负责人,让给他就是让给"东亚医学研究所"。抗战胜利后,伪满洲医科大学多次更名,最后定名为沈阳医学院。沈阳解放后,与辽宁医科大学统一合并入中国医科大学。罗继祖所说"辽宁医科大学图书馆"应该指中国医科大学图书馆。但罗继祖不知的是,该书早已被"东亚医学研究所"研究员冈西为人偷偷带入日本。至于郭秀梅、王少丽《本草经集注·解题》所说"罗继祖任满洲医科大学预科讲师期间,向该校转让乃祖罗振玉所藏医书,事后为表谢意,将《本草经集注》稿本赠与冈西为人"的说法只不过是讳饰之言。

罗振玉很重视此书,一直有出版的设想。他在《开元写本本草集注叙录残卷跋》中说,"予十余年前得日本医家森约之校辑《本草集注》七卷手稿本,据《新修本草》等书校勘至密,涂乙狼藉。久欲为之写定付梓。今又得隐居原书,于此书殆有夙缘,爰先以此卷影印流传,森氏所辑,期异日成之。庶隐居之书不至遂绝于人间,亦艺林快事也"②,但一直未能实现。1980 年,其孙罗继祖还呼吁应该出版此书:"这是森氏的一家之学,如能就原稿整理印行,也是两国医学界的盛事,很希望它能够实现。"③实际上,在冈西为人的推动下,南大阪印刷中心于 1972、1973 年已经将该书影印出版,冈西为人订补解题,并增编目录、药名索引。2013 年,在日本学者小曾户洋、天野阳介、真柳诚等人协助下,郭秀梅、王少丽与学苑出版社合作将该书彩色影印出版。

三、回流医书的特点

罗振玉回流医书的最大的特点是森立之、森约之父子的旧藏多。森立之,字立夫,号枳园,通称养真,后称养竹,"兰门五哲"之一。15 岁时继承家督,任福山藩医员,曾失去俸禄落魄流浪十余年,后复归医职,担任江户医学

---

① ③　〔唐〕苏敬等:《新修本草》,跋。
②　萧文立编校:《雪堂类稿》乙《图籍序跋》,辽宁教育出版社 2003 年版,第 323—324 页。

馆讲师,校勘整理大量医书,著有《本草经考注》《素问考注》等著作上百部,被誉为日本汉方医学的集大成者。① 其子森约之得其学。父子藏书丰富,藏书印有"森立之印""字立之""森氏开万册府之记""森氏""问津馆"等。

因为家族无藏书,森立之收藏、阅读书籍十分不易。他在《经籍访古志跋》中就说:"余也少时家无一书册,然与此诸先生相交相亲,故所见所闻颇为宏博。每闻有一奇籍,虽十里之远,亦百计而检阅,其新古优劣,一一记之。"②经过努力,森立之收藏很多善本,如日本宫内厅书陵部所藏宋末元初刊本《诸病源候论》五十卷卷目一卷(卷四十、四十一、四十二、四十三抄配)就是他的旧藏,有"森氏开万册府之记"藏书印。该书乃金泽文库("金泽文库"印)、曲直濑正琳("养安院藏书"印)旧藏,十分珍贵。

因为获得不易,森立之对藏书很有感情,不愿意流失。他为所藏的《王翰林集注黄帝八十一难经》(现存于中国台北"故宫博物院")题识云:"此本涩江籀斋全善道纯旧藏,弘化间余在相州津久井县之日所赠致,界栏上有籀斋笔记,其后得古抄本,以朱笔校之。则子孙宜永保。枳园老人。"③但在生前,他已经转让部分藏书,比如宋末元初刊本《诸病源候论》就被转让给山田业广(九折堂山田氏图书之记)。过世后,其藏书逐渐流散。

晚清时期东瀛访书者以杨守敬最为知名,其收获亦最大。他在日访书期间跟森立之交往颇多,搜罗书籍也得到森立之多方面帮助。但杨守敬所得森立之医学藏书(含汉方著作)并不多。中国台北"故宫博物院"有 13 部:(1)《新刊补注释文黄帝内经素问》十二卷,唐王冰注,明成化十年(1474)熊宗立刊本;(2)《王翰林集注黄帝八十一难经》五卷,旧题周秦越人撰,日本庆安五年(1652)武村市兵卫刊本,日本小岛尚质手校并题记;(3)《王翰林集注黄帝八十一难经》五卷附《三部九候图》一卷、《难经考注》一卷,旧题周秦越人撰,日本庆安五年武村市兵卫刊本,日本元治甲子(1864)森立之手书题识;(4)《伤寒总病论》六卷附《音训》一卷,宋庞安时撰,日本抄本;

---

① 森立之生平,参见王少丽、苏颖:《日本汉方医学的集大成者——森立之》,《医古文知识》2002 年第 4 期;郭秀梅:《江户考证医学初考——森立之的生平和著作》(中国台北)《新史学》2003 年第 4 期等。

② [日]涩江全善、森立之等,杜泽逊、龙门点校:《经籍访古志》,第 367 页。

③ [日]真柳诚:《台湾访书志 I 故宫博物院所藏医药古籍》,参见真柳诚个人网站:http://square.umin.ac.jp/mayanagi/paper01/TaiwanKokyu.html#shinkyuJo。

（5）《重雕宋刻伤寒总病论札记》一卷，清黄丕烈撰，日本影抄清道光黄氏士礼居刊本，森约之墨笔手校；（6）《医垒元戎》十二卷，元王好古撰，明嘉靖四十一年壬戌（1562）钧阳魏氏覆刻顾遂刊后代修补本；（7）《产经》二卷，唐时贤撰，日本传抄明施沛校刊本，日本安政四年（1857）恬斋居士朱墨合校并题记；（8）《类证注释钱氏小儿方诀》十卷，宋钱乙撰，日本抄本；（9）《新刊补注铜人腧穴针灸图经》五卷，宋王惟一撰，朝鲜旧活字翻元崇化余志安勤有书堂本；（10）《备急灸法》一卷附《骑竹马灸法》一卷，宋闻人耆年撰，日本影宋淳祐五年（1245）抄本、日本森约之养真墨笔题记；（11）《太平惠民和剂局方》十卷，宋陈师文撰，元大德八年甲辰（1304）余氏勤有堂刊本；（12）《医法明鉴》不分卷，不著撰人，日本江户间抄本；（13）《本草和名》二卷，日本深江辅仁撰，日本万延元年（1860）今尾道醇影写古抄本，日本森立之手校并题记。① 除去《医法明鉴》《本草和名》两部汉方著作，回流医书11种。中国台北"国家图书馆"藏有一部：《本草衍义》二十五卷，宋寇宗奭撰，元覆刊宋宣和元年（1119）本。

对于杨守敬获得森立之旧藏不多的现象，真柳诚有分析："不过令人意外的是，替杨守敬搜书作向导，有时也出售自己藏书的森立之，其旧藏书却甚为少见。对此，《清客笔话》所收笔谈，有几处叙及杨氏执意想买森氏的藏书被坚拒，反以介绍别处藏书代之一事可见一斑。森鸥外在《涩江籀斋》第七十更指出，籀斋的藏书虽达三万五千部，但籀斋去世后的1860年已不足一万部（此处'部'当指册数），而借给森氏及其子约之书大多未还。又前述尚质所编《留真谱》，杨氏也是由森立之处得到。此外，立之、约之自著之书虽有一部分流出海外，但大部分留在了日本。据以上情况推测，森氏似乎只想将部分自著及自藏书售给杨氏而已，其他则不是介绍他人藏书，就是出售从已故友人所借之书。"②

而罗振玉却得到森氏父子旧藏18部，超过了杨守敬，除第一次访日得到的《三因极一病证方论》《食医心鉴》《备急灸法》《新修本草》《济生拔粹方》

---

① ［日］真柳诚：《台湾访书志 I 故宫博物院所藏医药古籍》，参见真柳诚个人网站：http：//square.umin.ac.jp/mayanagi/paper01/TaiwanKokyu.html♯shinkyuJo。
② 真柳诚：《杨守敬之医书校刊与江户考证医学家之文献研究》，（中国台北）《故宫学术季刊》2008年第1期。

《本草经集注》《玉机微义》外,还有《素问六气玄珠密语》《妇人大全良方》《仁斋直指附遗方论》《活幼口议》《太素脉诀统宗》《饮膳正要》《产育宝庆方》《澹寮集验秘方》《松峰说疫》《本草和名》《俊通香药抄》。除去《本草和名》《俊通香药抄》《本草经集注》三部汉方医书,中医古籍 15 部,还是超过杨守敬。这说明,森立之、森约之父子两人过世后,他们的藏书开始散出①,故罗振玉所得比杨守敬还多。

另外,罗振玉回流书籍中有很多国内久佚医书,除了首次赴日回流的《食医心鉴》《类证普济本事方后集》《济生续方》《备急灸法》《新修本草》《岭南卫生方》《易简方》,其他还有《济生方》《澹寮集验秘方》《真本千金方》《续易简方》《黄帝虾蟆经》等。

总之,罗振玉回流很多高质量的中医古籍,在晚清学者中非常突出。而其成功的原因在于学识。作为著名学者,罗振玉学问博大精深,在目录学方面造诣颇深,这从《大云书库藏书题识》等就能看出,故访书针对性强,保证了回流医书的质量。

---

① 国内森氏父子旧藏的医书还有:李盛铎获得的《刘涓子鬼遗方》《察病指南》,现藏于北京大学图书馆;盛宣怀获得的《医方便懦》,现藏于上海中医药大学图书馆;安徽中医药大学图书馆所藏《韩氏医通》二卷,清乾隆四十二年丁酉(1777)程永培校刻本;国家图书馆所藏《三因极一病证方论》十八卷,宋陈言撰,日本影抄元坊刊巾箱本;国家图书馆所藏的《黄帝内经明堂》《黄帝内经太素》《黄帝内经太素残片》,为小岛宝素、多纪元坚、寺田望南、森立之之递藏本;等等。

从《扁鹊仓公传汇考》看医学考证学派的学术与清代考据学发展的关联

成高雅

　　日本江户时代末期，以官立医学教育机构——江户医学馆为中心确立和发展的医学考证学派，对大量医学典籍进行了高度的文献学考证研究，其成果在学术界获得了极高的评价。在讨论医学考证学派的学术时，我们有必要关注其研究成果和同时代我国的清代学术，尤其是考据学学术发展之间关联。本文将以医学考证学派的学术著作《扁鹊仓公传汇考》为线索，具体探究医学考证学派在进行文本考据时，和清代考据学的学术发展有着何种关系。

　　《扁鹊仓公传汇考》是一部对《史记》扁鹊仓公列传内容进行详细考证、注释的考据学著作。此书原由多纪元简（1754—1810）撰写，后经其子多纪元胤（1789—1827）、多纪元坚（1795—1857）补注完成。多纪氏是江户后期幕府官医家族，亦被看作是医学考证学派的中心人物。[①] 他们是日本最古医书《医心方》作者丹波康赖的后裔，在中国多以丹波氏闻名。多纪家代代支配幕府的官方医学校江户医学馆[②]，是当时汉方医学界的权威。经由医学考证学派的代表人物多纪元简及其子元胤、元坚三人校订补注后付梓的《扁鹊仓公传汇考》，其编撰补注过程、引用文献的特征及考据手法的变化都是研究医学考证学派的学术与清代学术关联性的极好材料。

---

　　①　［日］富士川游：《日本医学史》，裳华房 1904 年版。
　　②　江户医学馆前身是多纪家的私营医学塾，后于 1791 年由幕府接管。

一、《扁鹊仓公传汇考》成书及版本概略

《扁鹊仓公传汇考》(后文简称《汇考》)最初由多纪元简编著,经其子元胤补注后,其弟元坚汇编元胤所补内容并添加自身附按,整理编订后于嘉永乙酉年(1849)年刊刻。刻本与《(影宋本)扁鹊仓公传》《影宋本扁鹊仓公传考异并备参》三者一齐由存诚药室刊行。后文将使用1849年存诚药室刻本《扁鹊仓公传汇考》部分的内容进行讨论。

刻本所收序跋可窥此书编撰意旨及成书经历。元简序跋内容如下。

元简序:

> 扁鹊仓公,太史所传,古奥结辖,不可解者多矣。予有汇考,原书于评林本上下方,及行欵间。今兹说二传于医学,同人举请贷借,然以其细字难辨,遂仿义门何氏读书之记,另抄成一书。当与索隐正义,及滕氏割解参看。浅狭庸琐,虽未能启发幽旨,于稽考之际,或少有所得云。癸丑小春之望,栎荫精舍书。元简。

元简跋:

> 余今年三十九,适与仓公召问之年均矣。奈何质性拙钝,学弗增进,术弗加精,虽古今人固不相及。至讲是传,无乃惭乎。怀乎哉。书已成,慨叹之余,聊记于其末。腊月念二日。简书。
> 文化庚午岁八月重订。简记。

由序跋可知,本书是元简原书于明凌稚隆所编《史记评林》天头地脚及行间的批注,后为讲学及贷借之便,仿清何焯《义门读书记》形式将批注另抄成一书。元简初稿成于文化癸丑年(1793),并于文化庚午年(1810)重订。此处提及可参之书除正义、索隐外,另有日人尾张藩医浅井图南(滕图南,1706—1782)所著《扁鹊仓公列传割解》(1770年刊刻)。此书亦为扁仓传研究的专著,《汇考》中也有大量引用,可参。此处不赘述。

元坚跋文二则内容如下。

元坚跋:

仲景而上，其宜以羽翼素灵难经者，特有扁鹊仓公二传耳。扁鹊传，唯赵简子一段，稍涉荒唐，其他则论理精邃。自非神医，不能言也。仓公传，皆自撰对问之语，旨趣幽眇，与轩岐出入。但脉法是或一道者，而所用药齐，亦无由辨知。况文字讹脱，往往有之，则宜乎学者苦其难读也。盖二传久既成绝响，从来医家，无有诠释之者。

我明和中，尾藩滕图南维寅常有见于此，初有割解之著，辩证颇密，意者其间犹或不免凭臆言之。先君子仍撰汇考一书，专扬榷古义，以匡补之。先兄又更加考订，有所赓续，俱足以阐发义蕴，嘉惠后学焉。元坚兹刊宋板二传，附以是书，且不自揣，敢赘管见。而于滕氏书之可取者，亦芟繁存要，以易检阅，遂厘为上下卷。更使弟子堀川济，参诸本异同，著为考异，及古书所见纪，与传相涉者，亦随见摘录，以附于后，并锓之黎枣以行世。夫视死别生，仲景犹且难之，然人不可以自画，则必也遵仲景之遗意，刻苦勉励，以至扁仓之地位。虽我辈凡劣，其日夕所期，岂有外于此乎。然则学者于此二传，苟能讲明其文义，而后深求其微旨之所在，因以决病之吉凶，以收其回生肉骨之功，方谓之善读者矣。嘉永己酉九月既望。江户丹波元坚莒庭跋。

元坚又跋：

是书缮录既竣，就质于友人海保乡老元备。乡老具加参订，且撰续考一卷以见示。其说精覈，多所发明，仍函录入之于各款。其或与前说异趣者，亦并存之，以俟识者。乡老又曰，太史公书。唯扁仓二传，称为难读。盖其所纪者，在当时不过为医家恒言，而后世骇异，以为罕所闻焉。加之其文辞简质，如璞未雕，盖往往有以当时俗言行之者，而史公惧失其真，故直取其本语以录之，不复加修饰，譬之犹周诰殷盘，在当时不过告谕臣民，不必设为艰深之辞，唯其文不加润色，是以后世觉其为佶屈牙耳。此说亦甚有理，仍附著于兹。元坚又跋。

元坚跋文进一步阐述了此书经其修订汇编后的编撰过程。元坚在整理编撰时，将其兄元胤所考订内容及《扁鹊仓公列传割解》中的可取之处加以补充，并附上了自身补注的内容。《扁鹊仓公传考异并备参》则是元坚使其弟子堀川济参诸本异同所著，并同附刊刻。初稿汇编完成后，元坚又参考了其友人考证学者海保渔村(1798—1866)的意见,补注了大量海保氏的阐发于《汇考》中。海保氏另著有《扁鹊仓公传续考》一书,亦可参。

根据先行研究和笔者的调查①,此书元简初稿本、元胤稿本和元坚校订本都尚存于世,而元简重订稿本所在尚不明。元简初稿本和元胤稿本现藏于京都大学附属图书馆富士川文库。② 元简初稿本跋中无"文化庚午岁八月重订简记"一句,其内容(包括大量批注)均被汇编在最终刊本中。刊本中元简部分相较初稿本内容补足甚多,可知元简在 1793 年成稿至 1810 年重订的 17 年过程中,极有可能持续对扁仓传进行了大量资料收集和考证。元胤稿本正文为《史记评林》中扁仓传内容的抄写③,他在天头附加了大量批注,最后明记书于文化甲戌年(1814)。刊本所收元胤补内容也均出自此元胤自笔稿本批注。以上二者应为元坚整理《汇考》时使用的元简、元胤稿本。而元坚编撰《汇考》过程的自笔校订本(包括弘化三年(1846)初稿本、再校本以及元坚的扁仓传校勘本)于平成二年(1990)东京古典会拍卖售出,现藏于杏雨书屋。

本书抄本、刻本在日本各机构及民间均有收藏,亦有部分传入我国。④有关此书的抄本及版本的具体研究本文将不再赘述。

二、《扁鹊仓公传汇考》与清代考据学发展关联的分析

本书刊本《汇考》分为上下二卷二册,上卷内容对应扁鹊传、下卷则对应仓公传。其内容是对《史记·扁鹊仓公列传》的文本进行考据、注解和释文。在文本的考据上,进行了一系列纠谬、补脱、正讹、删衍等校勘。此外在对内容进行释文时,对一些医学术语或内容进行了相当篇幅的医理阐发。本书体例上先列待释原文,后接元简所考内容。元胤所批注内容以方框[补]标注,接于元简注后。元坚所补充内容则以方框[附]标注,列于最后。此种体

---

① 成高雅:《〈扁鹊仓公伝彙攷〉の諸本について》,《歷史文化社會論講座紀要》(第 19 卷),2022 年,第 73—84 页。
② 元简初稿本、元胤稿本均在京都大学附属图书馆富士川文库デジタルアーカイブ网络公开。元简初稿本 RB 编号为 RB00005014,元胤稿本 RB 编号为 RB00005010。
③ 元胤稿本仓传部分原文应为他人笔迹。
④ 王宝平主编:《中国馆藏和刻本汉籍书目》,杭州大学出版社 1995 年版,第 146 页。

例将元简、元胤、元坚三人的注释分别标明,非常便于我们考察《汇考》编著过程三位作者注释内容的差异和所引材料的变化,进而可以关注从元简著述至元坚汇编完成(即元简初稿本成立的 1793 年至 1849 年刊刻的 50 余年)的过程,与同时代清代考据学学术发展之间的关联性。

如前所述,《汇考》的编撰汇集了元简、元胤、元坚三人的心血,时间上也经历了元简初撰(1793)和重订(1810)、元胤补足(1814)、元坚初稿(1846)和再稿、最终刊刻(1849)的长达 56 年的过程。与此同时,我国明末清初兴起的考据学派学术逐渐达到鼎盛,出现乾嘉学派的一批极具代表性的学者和学术成果。清代的考据学风在日本儒学界也得到了发展。江户时代后期,日本儒学界出现了继承折衷学派的考证学派,其学术研究亦是以致密的文献考证为主导的。日本的儒学界和医学界有着密切的联系,杨守敬的日本访书志缘起即提及:日本医员多博学,藏书亦医员为多。① 多纪氏家族就和当时的考证学派儒学学者有着密切的交流,许多考证学派的儒者曾在医学馆讲学,医学者和儒学者们建立了不可分割的学术关系。也正是因此,多纪家一直致力于对同时代中国最新学术成果的收集和研读,这在《汇考》中也得到了充分的体现。在序言中元简即直言此书编撰有仿何义门读书笔记之意。《义门读书记》是清代学者何焯所编学术笔记,被评价为开创了乾嘉考据学先河之作。② 下文笔者将对《汇考》中清代考据学成果的引用进行分析,探讨清代考据学发展与多纪氏学术研究的关联。

《汇考》对《史记·扁鹊仓公列传》所考的内容主要是对文本的考据和释文。对文本的考据主要通过引用各类学术文献对文本进行实证的纠谬、补脱、正讹、删衍等。对文字、章句等内容的释文,亦多为考实性的进行文献引用、释义、阐发。值得注意的是,元简、元胤和元坚三人的注释各有侧重,除引用资料和注释内容有各自特征外,其研究手法也有变化的倾向。我们首先关注三人的注释、包括其所引文献的特征。

元简所引内容多为传统经典文献,除《尔雅》《说文》《广韵》等雅书字书韵书外,还引用了大量如《经典释文》《一切经音义》等音义书、《太平御

---

① 杨守敬:《日本访书志》,北京大学图书馆藏。
② 李娟:《何焯〈义门读书记〉研究》,首都师范大学 2012 年硕士学位论文。

览》等类书、《韩诗外传》《说苑》等杂著。同时,在《汇考》中,元简对同时代明末清初的考据学著作的引用也为数不少。除序言中提及的《义门读书记》之外,在其论证中还有对方以智《通雅》、顾炎武《日知录》等的引用。我们可以看出,元简在对扁仓传进行考据时,已经有非常明显的实证考据倾向,但其考据手法尚倾向于明末清初考据学派兴起时的传统文献考证。

元胤所补内容,在文本考据时主要也是对《说文》《释名》等小学书的引用进行字词勘正和释文,其引用文献也出现了诸如袁栋《书隐丛说》、方苞《史记注补正》等清初考据学研究成果。但元胤的补足有一个明显特征,即其内容上占据最大分量的是对原文的医理进行阐发和释文。从学术上而言,元胤的医理阐发已经不属于文献考据学范畴,而是一种文义的义理阐发。我们可以从中知晓,元胤在对扁仓传进行释读时,可能更关注如何对其中涉医内容进行理解和运用。

元坚作为最终将两代三人的补注汇编成书、刊刻出版的集大成者,其补注所附内容非常丰富和全面,可以认为他统筹了元简、元胤所引据的几乎全部材料。而元坚所补内容出现的全新特征,就是对乾嘉学者考据学研究成果进行了大量引用论证。元坚在其所附补注中,频繁引用了钱大昕《二十二史考异》(1797)、《十驾斋养新录》(1806),王引之《经传释词》(1798)、《经义述闻》(1817),段玉裁《说文解字注》(1808)等乾嘉学者学术成果来对文本和文义进行考据,对先代未能阐明含义的文字进行了补充训诂,其研究手法明显向小学倾斜。这与清代考据学的发展和元坚对中国最新学术研究成果的关注是密不可分的。孙钦善在论述清代考据学时即指出,清代考据学的特征首先就是以小学为中心,小学在考据方法中占据重要地位,开始具有方法论的性质。[①]《汇考》编撰过程的学术手法变化即能反应这种由传统文献考证向以小学为主要方法论进行考证的倾向转移。下文将就几处具体考据进行举隅,以期更明晰的呈现《汇考》所体现多纪氏三人学术手法的变化,窥得其学术与清代考据学发展的关联。

首先,《扁鹊传》中"公孙支书而藏之,秦策于是出"一句中的"秦策"一

---

① 孙钦善:《清代考据学》,中华书局 2018 年版,第 7—8 页。

处，元简先训"策"字，后引《史记》赵世家中"公孙支书而藏之，秦谶于是出矣"一句异文对此进行校勘，并附添了徐锴《说文解字系传》和《释名》中对"谶"字的解释，但未能对此处"策""谶"二字异文做进一步考证。元坚在附中引用了钱大昕《二十二史考异》中对此处的考据，"赵世家作秦谶，谶策声相近"，对此处的异文出现的可能原因进行了补充。钱大昕的这种重视文字、音韵、训诂的小学的文献考据手法，是乾嘉学者治学中非常突出的特征，元坚恰好吸收了此处对《汇考》进行补充，反映了其对乾嘉学术的理解和认识。

又，《扁鹊传》"良工取之，拙者疑殆"中"疑殆"一词，元简对其无释文，元胤引《素问》著至教论中"以教众庶，亦不疑殆"一句作参，但并未对"疑殆"一词的用法进行解释。元坚在附中引王引之《经义述闻》中"殆"一条，"王引之举此句曰：殆亦疑也。古人自有复语耳。见经义述闻，其说颇详，宜阅"，对"殆"字及此处"疑殆"的用法进行了解说。《经义述闻》"殆"条确引此文并进行了详细的考据，这种复语（即同义词连用）现象也是清代考据学派学者非常关注并进行过大量研究的语言现象。元坚的这类补足，也体现了其对清代考据学最新成果的理解和认识。

关于《仓公传》中"年尽三年、年三十九岁也"一句的注释，也十分值得关注。此句涉及《仓公传》中年代记述的时间问题，历来争议较多、较为难解。沈澍农在其《〈仓公传〉中的时间问题蠡测》一文中有较详细论述，可参。①元简、元胤、元坚均对此处进行了引用注解和考据阐发。元简引顾炎武《日知录》，"桉徐广注：高后八年，意年二十六，当作年尽十三年，年三十九岁也，脱'十'字。孝文本纪十三年，除肉刑"，列出顾氏认为此处脱十字、应为"年尽十三年"的观点。又引同书"今人以岁初之日而增年，古人以岁尽之日而后增之。史记仓公传：臣意年尽三年。年三十九岁也"，对此处仓公年龄记为三十九、而非四十的年龄计算进行了注解。元胤在此处引方望溪《史记注补正》，"是年乃文帝四年，故曰尽三年、年三十九岁也。不曰年四十者，是年尚未尽也。蒋西谷云：上言受庆方一年所，尚未精，要事之三年，此言受读之年。尽三年，时年三十九岁也。出治病即有验，如下文"，对仓公的年龄

① 沈澍农：《〈仓公传〉中的时间问题蠡测》，《中华医史杂志》2012 年第 3 期，第 145—148 页。

计算和"尽三年"的文义进行了补充,但似有牵强之处。元坚在附中补引钱大昕《十驾斋养新录》中"绛县人七十三年"一条内容,"古人以周一岁为一年,史记仓公传'臣意年尽三年、年三十九岁也',盖仓公生于冬末。顾亭林谓古人以岁尽之日而后增年,亦无它据"。后元坚补充了自己的观点,"愚谓尽三年,从顾氏补十字。而年三十九岁,从钱氏周一岁为一年之说,则其义似通",认为此处文本可从顾炎武观点补十字,"年尽十三年、年三十九岁也",并从钱氏观点解释仓公的年龄计算,文义则通。元简、元胤、元坚三人均参阅了最新的清代学术成果试图对此句进行释义,可以窥得父子三人的治学精神及实证的态度。

另外值得注意的是,《扁仓传》中存在大量较为难解的虚字,元简和元胤多未对此进行注解。而元坚在补足中多次提及其友人海保渔村的注解,并在其后标明"详见经传释词"、示意读者参考王引之《经传释词》来理解这些虚字的用法。我们可以推测,儒学界考证学派的学者海保氏是积极运用王引之《经传释词》这部清代考据学的重要小学学术成果、且在与元坚的学术交流中向其推崇此书的。江户时代末期儒学界考证学派学者和医学界学者的这种密切关系和彼此的相互影响,也是最新清代考据学风渗透医学考证学派并使之愈发倾向于实证的、小学的文献考据的重要原因之一。

通过以上论述可知,随着清代考据学的学术发展进步,其最新的学术成果在《扁鹊仓公传汇考》一书的编撰,元简、元胤、元坚三人的研究手法中得到了体现。其最明显的特征,就是《汇考》使用的、实证的、考据学的研究手法在从元简到元坚的时间递进中,随着清代考据学,尤其是乾嘉之学的发展而变得更加偏向小学了。这种我国清代考据学学风,在日本江户末期医书考证领域开花结果的特异现象,有着极高的学术价值,亟须更多的深入研究。

三、元简、元坚与清代学术著作接触的旁证

多纪家作为江户末期幕府官医家族,从元简时代起就在积极的关注和引入清代最新的学术成果,《汇考》一书的编撰就能体现元简、元胤、元坚三

人广泛涉猎的清学成果。在此之外,我们还能从现存的其他资料中,窥得从元简到元坚两代人与清代学术著作接触的旁证。

多纪元简著有《榿中镜》一书,此书虽未付梓,但有多种抄本流传于日本学术界,其内容主要是收集汇编中国历代著述中关于藏书的内容,以供当代有志于藏书的学者作为收书、藏书指南。此书的内容体现了元简对于同时代中国学术的深刻理解,也反映了他对于书籍版本学的高度关注。此书录入了大量明末清初的学术著作,其中不乏相当数量的考据学著述。① 多纪家虽存世多种私人藏书目录,但多为医书目录,仅有元坚存世一份藏儒书目。因此,在探讨多纪元简接触的儒学著述时,《榿中镜》是一份具有极高价值的材料。笔者将《榿中镜》一书中出现的清代著述整理为下表。

表1　多纪元简《榿中镜》中出现的清代著述一览②

	书　名	作　者		书　名	作　者
史	分甘余话	王士祯	子	香祖笔记	王士祯
	读书敏求记	钱　曾		古夫于亭杂录	王士祯
	浙江采集遗书总录	沈　初		居易录	王士祯
	绛云楼书目	钱谦益		柳崖外编	徐　昆
	菉竹堂书目	叶　盛		格致镜源	陈元龙
	海盐县图经	胡震亨		秘传花镜	陈淏子
	宸垣识略	吴长元		书隐丛说	袁　栋
	太湖备考	金有理		筠廊偶笔	宋　荦
	扬州画舫录	李　斗		群碎录	陈继儒
	竹垞年谱	杨　谦		笔记	陈继儒

---

① 笔者另有论文对此书和元简的学术进行探讨,可参。成高雅:《多纪元简〈榿中镜〉について》,《日本医史学杂志》,2021 年 9 月,67-3 号,第 251—265 页。
② 四部分类为笔者自行整理。

	书　　名	作　者		书　　名	作　者
子	珍珠船	陈继儒	集	有学集	钱谦益
	七颂堂识小录	刘体仁		坚瓠集	褚人获
	艮斋杂说	尤侗		岩栖幽事	陈继儒
	茶余客话	阮葵生		独旦集	高士奇
	查浦辑闻	查嗣瑮		道古堂集	杭世骏
	如是我闻	纪昀		梅村集	吴伟业
	文房肆考	唐秉钧		蚕尾集	王士禛
	筠廊偶笔	宋荦		随园诗话	袁枚
集	啯堂集	黄之隽		忠雅堂集	蒋士铨
	曝书亭集	朱彝尊		茅鹿门文集	茅坤
	西河合集	毛奇龄		南州草堂集	徐釚
	憺园文集	徐乾学			

通过此表可以看出，元简广泛涉猎了当时中国儒学的最新学术成果，包括大量考据学著述。这些资料在其《汇考》的编撰中也有出现和运用，可知其对这些学术研究内容是有着充分理解的。元简虽因时代所限、未能接触到考据学鼎盛时期乾嘉之学的学术成果，但这些著述包含的大量开乾嘉考据学先河、极为实证的考据研究，都是让其学术手法向实证的考据学风发展的重要资料，是研究元简学术的重要基础。

元简的二子、元胤和元坚都极好的继承了其父的学术精神。元胤因早夭，留下的研究资料较少，而元坚可以说是将医学考证学派的考据学学术推向顶峰的中心人物之一。元坚的学术和清代考据学，尤其是乾嘉之学的关联，通过前文对《汇考》内容的分析已较为明晰。而如前所述，元坚还留下了一份专门收录其所藏儒学书籍的藏书目录《存诚药室藏儒书目》。下表整理了元坚《存诚药室藏儒书目》中出现的清代著述。

表 2　多纪元坚《存诚药室藏儒书目》中清代著述一览①

	书　名	作者		书　名	作者
经	十三经注疏并经典释文校勘记	阮 元	子	困学纪闻集证	七笺本
	左传杜解补正	顾炎武		日知录	顾炎武
	经义述闻	王引之		潜邱札记	阎若璩
	尔雅正义	邵晋涵		十驾斋养新录	钱大昕
	方言疏证	戴 震		三余偶笔	左 暄
	经传释词	王引之		香祖笔记	王士禛
	释草小记释虫小记	程瑶田		瀛舟笔谈	阮 亨
	九谷考	程瑶田		佩文韵府	
	续字汇补	吴任臣		韵府拾遗	
	广雅疏证 博雅音	王念孙		类腋	姚培谦
	说文解字注	段玉裁		砚云乙篇	金忠淳
史	武事余记	魏 源		芝庵集记	陆云锦
	金石文字记	顾炎武		阅微草堂笔记	纪 昀
	汇刻书目	顾 修		铁槎山房见闻录	于克襄
	爱日精庐藏书志	张金吾		翼駉稗编	汤用中
	读书敏求记	钱 曾		古今秘苑	墨磨主人
	四库未收书提要	阮 元		玄应一切经音义校正	庄 圻 钱 坫 孙星衍
	四库全书总目		集	遂初堂文集	潘 耒
子	庚子销夏记	孙承泽		白田草堂存稿	王懋竑

---

① 成高雅:《多纪元简〈榾中鏡〉について》,《日本医史学杂志》,2021 年 9 月,67-3 号。

	书　名	作　者		书　名	作　者
集	西沚居士集	王鸣盛	集	历代题画诗类	陈邦彦
	小仓山房文集	袁　枚		庚辰集 唐人试律说	纪　昀
	雕菰楼集	焦　循 焦廷琥		切问斋文钞	陆　耀
				金石要例	黄宗羲
	瀛奎律髓刊误	纪昀批评		随园诗话	袁　枚
	历朝咏物诗选	俞　琰		西陲竹枝词	祁韵士
	经世文编抄	贺长龄		抱经堂丛书	卢文弨
	曝书亭集	朱彝尊		经训堂丛书	毕　沅
	潜研堂诗集 续集 文集	钱大昕		知不足斋丛书	鲍廷博
				平津馆丛书	孙星衍
	纪文达公遗集	纪　昀		瓯北诗钞	赵　翼

　　町泉寿郎在其研究中指出，此份目录可以看出"多纪元坚对当时能取得的乾嘉之学的成果进行了相当程度的收集"①。多纪家的考据学学风也正是因此，在元坚一代变为更实证和倾向小学的考据学了。本文由于篇幅所限，整理此二表作为元简、元坚与清学接触的旁证，以期抛砖引玉。

　　综上所述，医学考证学派高度关注同时代清代的学术，尤其是考据学，并大量收集和摄取了清代考据学的最新学术成果。《扁鹊仓公传汇考》就是这样一部凝聚了医学考证学派清学摄取的考证学研究著作。多纪元简、元胤、元坚对此书的编撰过程也充分体现了医学考证学派的学术与清代考据学发展间的关联，具有极高的学术价值。

---

　　①　町泉寿郎：《江户後期医学の场合—幕府医学館の学績を中心に—》，《日本思想史学》，2003 年 35 号，第 30—36 页。

伦理与人文

儒家医学伦理的建立："医者仁心"与道德病人

潘大为

　　儒家与医学的亲近关系，在今天往往被认为是一个毋庸置疑的自明的命题。但这种关系的建立其实相当晚。特别地，如果我们把儒家对医学的态度，与道家-道教对医学的态度对比，会发现，道家从一开始就是亲医学的；而儒家对医学流露兴趣，迟至11—12世纪才变得显著。今天人们普遍认同的儒、医不分的观念，例如"不为良相，便为良医"，"秀才学医，笼中捉鸡"，或"医者仁心"，实际是宋以后才被儒者和医者普遍接受的、相当晚近的历史产物。

　　一个晚近的新兴儒学传统却往往被当作"自古以来"的一贯立场和经验事实，这个现象提示我们探查它背后的机制和原因。放在孔子以来的两千五百年儒家大传统中考察，儒与医的亲缘性可以说是一个相当"年轻"的小传统。这个小传统的出现在事实上挑战了儒家此前的某些信念，同时又赋予这些信念以新生命，构成它们在更高层次上的重新诠释。这种新诠释自17世纪起被儒家学者和中国医学界普遍接受，影响了华人世界看待儒家、理解医学的方式。这个"年轻"传统的渗透性和强健生命力令人惊奇。在这个意义上，研究儒医问题的价值不仅在于增进对儒家传统本身的丰富性的认识，"发前人未发之覆"，也在于"阐旧邦以辅新命"，为儒学应对现代世界提供启发。

　　关于两宋儒医兴起这个现象，有两个研究进路。一个是从外部看，即医疗社会史。在汉语学界，以20世纪90年代以来的我国台湾"新史学"运动中的"生命史学"研究群体的工作①为代表。另一个是从内部看,即思想史,也即余英时主张的"内在理路"(inner logic)②。儒医之所以在两宋时期兴起,历史学者归纳的原因包括:(1)统治者的个人偏好③、国家政策导向④、和行政官员的特定措施⑤影响士人风气;(2)卫生资源短缺迫使人们寻求自我治疗(self-medication)⑥;(3)科举竞争加剧⑦促使士子寻求在举业以外的其他出路⑧;(4)出版业繁荣使医学书籍更易获得⑨;以及(5)理学的影响使士人普遍认可医学的价值⑩。从现有研究看,历史学者们似乎在概念上过分强调了儒家伦理与医学伦理的连续性,把儒家对医学价值的认可,当作一个理所当然的先验事实。然而,儒医传统的形成,在社会现实的依据之外,同时也有思想史根源。从思想史角度,宋明儒学(即广义的理学)对医学价值的确认,实质上经历了一个相当复杂的证成(justification)过程。这种复杂性尚未引起学界注意。

本文希望尝试的是第二个进路,即从近世(early modern)⑪儒学思想演

① 有关台湾"新史学"运动与"生命史学"研究见:杜正胜,《新史学之路——兼论台湾五十年来的史学发展》,《新史学》第 13 卷第 3 期,2002 年,第 21—42 页;杜正胜,《作为社会史的医疗史——并介绍"疾病,医疗与文化"研讨小组的成果》,《新史学》第 6 卷第 1 期,1995 年,第 113—153 页;杜正胜,《医疗社会文化史外一章:金仕起〈中国古代的医学,医史与政治〉序》,《古今论衡》第 21 期,2010 年,第 133—154 页;李建民:《生命史学——从医疗看中国史》(复旦大学出版社 2008 年版),第 1—16 页。

② 余英时:《论戴震与章学诚》,生活·读书·新知三联书店 2000 年版。

③ 李经纬:《北宋皇帝与医学》,《中国科技史料》第 10 卷第 3 期,1989 年,第 3—21 页。

④ 王振国:《中国古代医学教育余考试制度研究》,齐鲁书社 2006 年版,第 195—310 页。

⑤ Asaf Goldsmit. The Evolution of Chinese Medicine: Song Dynasty, 960-1200. Routledge, 2009.

⑥ 陈元朋:《两宋的"尚医士人"与"儒医"——兼论其在金元的流变》,台湾大学出版委员会 1997 年版。

⑦ John W. Chaffee, The Thorny Gates of Learning in Sung China: A Social History of Examinations (Albany: State University of New York Press, 1995).

⑧ Reiko Shinno, "Medical schools and the temples of the three progenitors in Yuan China: A case of cross-cultural interactions," *Harvard Journal of Asiatic Studies*, 67.1 (2007): 89-133.

⑨ Angela Ki-che Leung, Medical learning from the Song to the Ming, in *The Song-Yuan-Ming Transition in Chinese History*, ed. Paul Smith and R. Von. Glahn (Harvard University Asia Center, 2003), pp. 374-398.

⑩ 马伯英:《中国医学文化史》,上海人民出版社 2010 年版,第 325—335 页;陈元朋:《两宋的"尚医士人"与"儒医"——兼论其在金元的流变》,台湾大学出版委员会 1997 年版。

⑪ 本文的历史分期采纳日本京都学派历史学家内藤湖南的"唐宋变革论"的观点,认为中国社会的中世阶段至唐代结束,近世阶段从宋代开始。有关这一观点见:内藤湖南著,马彪译,《中国史学史》(上海古籍出版社 2008 年版);张广达:《内藤湖南的"唐宋变革说"及其影响》,《唐研究》第 11 期,2005 年,第 5—71 页。

变入手,探讨儒医在这一时期兴起的思想脉络、动机和合法化路线。我们把儒医问题区分为两个方面。第一个方面是知识论,即儒家在进入医疗领域时怎样跨越知识的界限。第二个方面是伦理学,即儒家在进入医疗领域时怎样调整他们的价值观念。从哲学分析的角度,第二个方面或许是更基础的,因为只有当儒家进入医疗这个专门知识领域的正当性得到适当论证之后,儒家能否,以及以何种方式跨越知识的界限的问题,才浮出水面,成为严肃的讨论对象。具体地,我们将讨论,在近世儒学中,从儒家伦理到医学伦理的延伸,是怎样得到论证的。

一 行医的道义资本

中国医学传统可以追溯到公元前 5 世纪,但一种真正意义上被普遍接受的医学伦理学体系(medical ethics)的形成,是在 11 世纪即儒医兴起之后。"仁"是这种医学伦理的概念基础。[①] 尽管"仁术"一词的最初含义与医学无关[②],但从 11 世纪起,这个词逐渐被用来特指医学;医学被称为"仁术"。医学被认为是一项特别有助于"仁"的事业。

医学这种"术"与"仁"的联系,并非内在的。专门技能("术"或"技术")与"仁"的概念联系起来,始自孟子。《孟子·公孙丑上》

> 矢人岂不仁于函人哉?矢人唯恐不伤人,函人唯恐伤人。巫,匠亦然。故术不可不慎也。

这里孟子触及了"(技)术"背后的"技术"伦理和职业伦理。孟子的"仁",指对他人的普遍之爱(universal love),即"人皆有之"的"恻隐之心"(《孟子·告子上》);所以,以制箭为职业者("矢人"),与以制造箭匣为职业者("函人")——更确切地,所有人——同样地具有先天的"仁"性。这种普遍的爱,在实践(application)中跨越、但并不取消儒家在血缘即自然关系与非自然关系间的传统区分;它必须由家庭之爱("孝悌")开始,向家庭之外扩

---

① 范瑞平:《当代儒家生命伦理学》,北京大学出版社 2011 年版,第 20 页。
② "仁术"一词首次出现于《孟子·梁惠王上》:"无伤也,是乃仁术也。"

充,最终惠及所有人。① 在这个意义上,普遍之爱与差等之爱并不矛盾。

但在以上引文中,这并不是重点。重点是孟子认为,在特定的技术工种例如制箭,职业行为的可预见后果("伤人"),与从业者个体生而具有的情感-道德意识存在构成冲突。冲突的结果是,兹"术"虽小,却能妨害一个人的道德实践。所以他说"术不可不慎"。孟子没有提到医学;按他的思路,如果说制箭天然地属于"不仁"之"术",那么医学或许类似箭匣制造,是一种天然地"政治正确"的"术",即"仁术"。

从目前文献所见,"仁"的概念第一次与医生的职业伦理建立直接联系,可能是西晋的杨泉。杨泉《物理论》②:

> 夫医者,非仁爱之士不可托也,非聪明理达之士不可任也,非廉洁淳良不可信也。是以古之用医,必选名姓之后,其德能仁恕博爱,其智能宣畅曲解,能知天地神祇之次,能明性命吉凶之数,处虚实之分,定逆顺之节,原疾疹之轻重而量药剂之多少,贯微达幽,不失细微,如是乃谓良医。③

杨泉同时强调医学的技术和道德价值。前者要求从业者有才智;后者要求从业者有特定的道义资本(moral capital)。道义资本的概念源自法国社会学家布迪厄(Pierre Bourdieu)的资本(capital)理论④,指基于可感知的道德价值的象征资本⑤。在杨泉,行医所要求的道义资本包括两个层面:较低的层面是医生应抵制利益诱惑,"廉洁淳良";更高的层面是医生应追随儒家伦理,成为兼具"仁恕博爱"儒家美德的"仁爱之士"。我们特别要说明的是第二个层面:这种理解似乎把医生对患者的态度,归结为伦理学的一般性问题,即道德主体(moral agent)对待他人的态度。更确切地,医生对患者的关爱,被视为儒家所主张的、对他人的普遍之爱在医疗这个特定场域

---

① Irene Bloom, "Mencian arguments on human nature (jen-hsing)", *Philosophy East and West* 44.1(1994): 19-53.

② 《物理论》原书久佚。清代章逢之,孙星衍等人均有辑佚本。

③ 《物理论》收入王云五主编:《丛书集成初编》,中华书局 1985 年版,第 13 页。

④ [法]皮埃尔·布迪厄、[美]华康德著,李猛、李康译:《实践与反思:反思社会学导引》,中央编译出版社 1998 年版。

⑤ Jennifer Sherman, "Coping with rural poverty: Economic survival and moral capital in rural America." *Social Forces* 3(2006): 85.

(field)的表现(application)。

不过,杨泉在儒家伦理与医学之间搭建的联系,似乎是肤浅的和未经证成的(unjustified)。这并不是说,在儒家价值系统内,声称医生应该是"仁爱之士"的说法会遭到反对——相反,很大可能不会;问题在于杨泉并未说明,医学相比其他"(技)术"有什么特别之处,也没有说明,在儒家伦理和医学二者间的这种联系,对前者来说增添了什么新义。这种说法除反映杨泉对儒家思想的认同和对医学的重视外,并没有提供新的洞察;它在实际上没有超出《孟子》"术不可不慎"说的范围。声称医生应该是"仁爱之士",与声称人人都应该过一种有德性的生活一样,与其说是哲学思辨,不如说是一种道德训诫。

类似地,唐代名医孙思邈(?—约682①)在以"仁"(和"忠恕")作为评价世俗医生个体行为的道德标准时,似乎同样只是在表达对儒家思想的某种认同,而不是试图建立一种以儒家伦理为基础的医学伦理。《备急千金要方卷一·大医精诚》:

> 唯当审谛覃思,不得于性命之上,率尔自逞俊快,邀射名誉,甚不仁矣。……又不得以彼富贵,处以珍贵之药,令彼难求,自炫功能,谅非忠恕之道。②

事实上,孙思邈提出的是一种主要基于佛教伦理③的医学伦理主张:

> 若有疾厄来求救者,不得问其贵贱贫富,长幼妍媸,怨亲善友,华夷愚智,普同一等,皆如至亲之想。④

尽管这种主张常被现代中医和中国医学史研究者当作中国传统医德观的代表,但在历史上,它自提出后并未引起多少直接回应。相反,对宋及宋以后中国医学界的职业伦理观念施加了强大而且持久的影响的,不是佛教教义,而是儒家思想——更确切地,是儒学在这一时期发展的新形而上学-

---

① 孙思邈生卒年参看范家伟《孙思邈生年和传记考论》,收入范家伟,《中古时期的医者与病者》,复旦大学出版社2010年版,第92—112页。

②④ 〔唐〕孙思邈著,高文柱主编:《药王千金方》,华夏出版社2004年版,第16页。

③ 参看潘大为:《生意人,或圣徒? 宋以前儒家对医生的看法及佛教影响下的转变》,《中山大学学报(社会科学版)》2017年第4期,第115—121页。

伦理学。

二 "知医为孝"与推己及人

两宋理学家中最早对医学表现明确兴趣的是程颢和程颐。程氏兄弟站在一个历史性突破的节点：一方面，他们的"知医为孝"主张，延续了一种对医学价值的中古式理解；另一方面，他们对"仁"概念的诠释，是儒学对医学价值的新认识的开端。

二程的一个共同主张是"知医为孝"。其中，程颢（1032—1085）认为，通晓医学知识有助于保护家庭成员，特别是父母免受"庸医"荼毒。《二程外书》卷十二：

> 明道语云：病卧于床，委之庸医，比于不慈不孝。事亲者亦不可不知医。[1]

程颐（1033—1107）则给出一个更温和的解释，认为"知医"的目的不是与医生争驰，而是判断医生的职业水平，同时深度参与临床决策。《二程遗书》卷十八：

> 今人视父母疾，乃一任医者之手，岂不害事？必须识医药之道理，别病是如何，药当如何，故可任医者也。且如图画人，未必画得如画工，然他却识别得工拙。如自己曾学，令医者说道理，便自见得，或已有所见，亦可说与他商量。[2]

事实上，"知医为孝"的主张并非二程首倡。类似主张早在公元 3 世纪便已出现，在中古后期已经是一种士人流行的看法。[3] 我们以唐代王勃（约650—676）为例。王勃为医书《难经》作序，自称：

> 勃养于慈父之手，每承过庭之训，曰："人子不知医，古人以为不孝。"因窃求良师，阴访其道。[4]

---

[1] 〔宋〕程颐、程颢撰，王孝鱼点校：《二程集》，中华书局 1981 年版，第 428 页。
[2] 《二程集》，第 245 页。
[3] 参看潘大为：《儒家医学伦理的建立："技术"与人伦》，待刊稿。
[4] 〔清〕董诰等：《全唐文·卷第一百八十》，上海古籍出版社 1990 年版，第 807 页。

二程的主张与王勃并无实质不同。这种主张有两点值得注意：

第一，认为职业医生不可靠。程颢暗示，职业医生有相当一部分缺乏资质，患者遇到"庸医"是一个大概率事件。这种看法有一定的事实基础：从医学史的角度，在世界范围内，直至 20 世纪前期，人类对疾病的了解和控制整体而言相当有限，在第二次世界大战后（以抗生素类药物的普遍临床应用为标志）才出现飞跃；前现代时期各社会文化中医生的技术能力[1]，与现代医生无法相比[2]。但同时，作为一种社会评价，这种对医生的污名化（stigmatization），又与中国思想贬医学为"技/伎（术）"（与"道"相对），把医生归入地位低下的"伎流"的传统看法[3]一脉相承。事实与价值，在这种看法中难解难分。

第二，从维护血缘即自然关系（natural relations）的考虑出发，对医学的社会功能，予以有限度的肯定。

认为一个人如果"知医"则能更好地行孝，这种看法即使放在现代，也未必与现代家庭伦理观念扞格。但从逻辑上讲，从这种有限的肯定出发，很难发展出一种独立的医学伦理观念：医患关系不是一种自然关系。医生与患者间的互动机制，缺乏内在的血缘连结。医生应怎样对待患者，这一问题在以个体的自然关系为起点的儒家价值系统里本无位置。

早期儒家的推己及人原则，作为论证基础可能过于简略，不能很好地解决这一问题。我们以北宋医书《博济方》（1046）作者王衮的自序为例：

> 衮侍家君之任渭台，道次得疾，遇医之庸者，不究其脉理，妄投汤剂，而疾竟不瘳。……今之人有得一妙方，获一奇术，乃缄而秘之，惕惕然惟恐人之知也。是欲独善其身，而非仁人泛爱之心也。衮尝念人之有疾苦，若己父母有之，汲汲然欲其瘥也，故竭精研虑，编次成集，传诸

---

① 技术能力不等于治疗能力，后者是一个更综合的概念，也更难评估。

② 职业医生中"庸医"居多，这是宋明以降许多医者、特别是以"儒医"自命者的普遍看法。明代徐春甫（1520—1596）便引用程颢之语（徐春甫误作伊川先生即程颐之语），作为批评庸医的依据之一。《古今医统大全·卷三·翼医通考下·治病委之庸医比之不慈不孝》："是以至精至微之理，而出于至卑至贱之思，其不能起人之疾，反以夭其命者多矣。此范文正公所以自谓'不为良相，则为良医。'伊川先生有云：'治病而委之庸医，比之不慈不孝。'"〔明〕徐春甫编集，崔仲平、王耀廷主校：《古今医统大全》上册，人民卫生出版社 1991 年版，第 223 页。

③ 参看潘大为：《儒家医学伦理的建立："技术"与人伦》，待刊稿。

好事,斯亦博济之一端也。①

"博济"即"博施济众"的简称,典出《论语·雍也》:

> 子贡曰:"如有博施于民而能济众,何如?"子曰:"何事乎仁,必也圣乎! 尧舜其犹病诸! 夫仁者,己欲立而立人,己欲达而达人,能近取譬,可谓仁之方也。"

王衮的同时代人郎简(968—1056)为《博济方》作序也说:

> 博施济众,仁者之首善也。②

王衮和郎简对"仁(爱)"持一种中古式理解。特别地,借助"仁"的概念,王衮之父死于据信是庸医的医生之手。他从这个痛苦的个人经验和一种接近"知医为孝"的立场("汲汲然欲其瘥也")出发,推己及人,得出对医学价值的一般性理解:运用医学知识助人应对疾痛(illness),是一种利他性质的普遍之爱,"亦博济之一端"。

但是,王衮未能给出关于从家庭之爱"推"到对一般患者("人之有疾苦")的普遍之爱的详细论证。从对待"己父母"的疾痛的态度,如何"推"到对待"人"的疾痛态度,这个过程似乎完全付诸孟子式的"恻隐之心"或者说共情(empathy)观念。这作为一种关于医学的道德判断自然无可争辩;但作为一种医学伦理的基础则未免薄弱。一种基于儒家思想的医学伦理若要成立,一个必要条件,是"看到"并处理儒家传统在对待自然关系与对待非自然关系的态度上设立的区隔,使得一种对医患关系的普遍主义的(universalistic)理解成为可能。

三 形而上学的地面投影

处理包括两步。第一步由程氏兄弟做出:把医学引入对"仁"的概念辨析。程颢有一个著名的医学比喻。《二程遗书·卷二·上》:

---

① 〔宋〕王衮:《博济方》,上海科技出版社 2003 年版,第 2 页。
② 同上书,第 1 页。

医书言手足痿痹不仁,此言最善名状。仁者,以天地万物为一体,莫非己也。认得为己,何所不至? 若有不诸己,自不与己相干。如手足不仁,气已不贯,皆不属己。故"博施济众",乃圣之功用。仁,至难言,故止曰"己欲立而立人,己欲达而达人,能近取譬,可谓仁之方也"。欲令如是观仁,可以得仁之体。①

这里我们无意做疾病概念或文字学的专门探讨。我们要请读者注意的是,程颢对"仁"的理解,尽管并非专就医疗课题而发,但在概念上构成从儒家伦理到医学伦理的扩展的一个坚强基础。程颢对"仁"的理解是一种形而上学的理解。与早期儒家一样,程氏兄弟把"仁"与普遍之爱联系,但强调这种普遍之爱是"仁"的表现。更确切地,如程颐所说,"仁"不是深植人类个体心理中的、内化的道德观念,它就是人性(human nature)本身。②《二程遗书》卷第十八:

爱自是情,仁自是性,岂可专以爱为仁? ……退之言"博爱之谓仁",非也。仁者固博爱,然便以博爱为仁则不可。③

在程颢,普遍之爱比孟子设想的更加广大。它不仅惠及人,也惠及非人——佛教对这种理解的影响是明显的。这种爱从人类个体("己")发出,指向"万物"即一切有生命者和无生命者;它的范围是整个宇宙("天地")。因此,个体的道德意识的对象,不仅限于人类社会,而是整个宇宙,"仁者,以天地万物为一体,莫非己也"。

类似的理解也见于程颢著名的《识仁篇》:

学者需先识仁。仁者,浑然与物同体。④

这种理解在把儒家带到对形而上学和宇宙论课题的、前所未有的思考高度的同时,也带来了微妙的影响。逻辑上,这种理解对医疗场域的潜在影响体现在两个方面:

---

① 《二程集》,第 15 页。
② Wing-Tsit Chan, "The evolution of the Confucian concept of Jen", *Philosophy East and West* 4(1955):295—319.
③ 《二程集》,第 182 页。
④ 《二程集》,第 16—17 页。

第一，对医学的兴趣。宋代理学家群体的内向倾向①在多大程度上可以归结为理学本身特点的影响，超出本文的讨论范围。我们特别要说明的是，对"内圣"之学的普遍兴趣，可能以一种间接方式影响理学家对医学的看法：当个体与宇宙的关系在他的所有社会关系之上凸显，理学家"发现"自己以一己之身与世界赤裸相对，这是宋代儒学"哲学化"的开始；哲学是孤独者的事业。

特别地，由于在儒家传统和理学脉络下，这种相对并不指向一个外在于人间的超验世界，而是发生和实现于个体的一己之身内的内在超越（immanent transcendence），理学家的"存养"②功夫，必然以对自身体验的关注为重要内容。而围绕身体积累的经验，将很自然地把他们引向医学。③ 二程的医学兴趣——更一般地，宋代理学家的医学兴趣——除了医疗社会史学者业已指出的外部因素之外，或许部分地受到理学本身发展趋向的影响。④ 这已经超越了把医学视为个体维护自然关系的手段的中古观念。

第二，行医的道义资本。如上所述，中古时期杨泉和孙思邈都认为，行医者应是有"仁（爱）"美德的人；这一见解在试图抬高医学价值和医生地位的同时透露一种身份区隔的意图，即认为行医的道义资本并非人人具有，而是只属于特定个体或群体。但是，当"仁"的内涵发生改变，以道德水准作为身份区隔的做法便失去了概念基础：如果"仁"被认为是人人生而具有的本性，那么理论上，每个人都可以达到这种道德期待，从而获得作为"良医"（杨

① 尽管陈荣捷强调，这种对"仁"的形而上学理解并不必然滑向个体主义（individualism）和寂静主义（quietism），但我们在宋代理学家群体中可以很容易地察觉一种增长的、从国家政治生活撤出的倾向；即使是其中学力最富的集大成者如朱熹，也不能完全隔绝于这种倾向之外。参看 Wing-Tsit Chan, "The evolution of the Confucian concept of Jen", *Philosophy East and West* 4（1955）：295-319. 刘子健著，赵冬梅译：《中国转向内在：两宋之际的文化转向》，江苏人民出版社 2011 年版，第 138—153 页。余英时：《朱熹的历史世界：宋代士大夫政治文化的研究》，生活·读书·新知三联书店 2011 年版，第 396—407、861—905 页。

② 例如《近思录》专列"存养"条目，提示理学家的"内圣"之学的宗教实践面向。陈荣捷：《近思录详注集评》，华东师范大学出版社 2007 年版，第 140—174 页。

③ 二程的医学兴趣的表现，除著名的"切脉最可体仁"说（《二程遗书·卷三》）外，又如《二程遗书·卷二·下》："至如人为人问：'你身上有几条骨头，血脉如何行动，腹中有多少藏府？'皆冥然莫晓。……只道是皮包裹，不到少欠，大小大不察。近取诸身，一身之上，百理具备，甚物是没底？"

④ 值得一提的是，在宋明儒学中，心学一系的医学兴趣又明显地强于（狭义的）理学一系，例如心学文献中有大量"身病心医"的说法。这种对比或许与宋明儒学本身的演变脉络不无关系。深入的探讨超过了本文的容量，留待另文。

泉)或"大医"(孙思邈)的资格。

以上两方面构成使一种基于儒家伦理的医学伦理成为可能的条件。但是,这还不够;在它诞生前,医学的独立道德价值必须得到确认。

四 "生生"与"活人"

处理的第二步由程颢和朱熹共同完成。这并不是说他们主观上企图进行这样一个操作,而是指在二人对"仁"的新诠释中,行医作为一种社会活动,在理学价值系统内的特殊的道德属性得以树立,从而使一种基于儒家伦理的医学伦理在学理上最终实现。我们引入"道德病人(moral patient)"的概念,分析对"仁"的新诠释如何蕴含对医学价值的肯定。

"道德病人"一词并无贬义,不意味着道德低劣或有缺陷,而是指他们无法作为道德主体(moral agent)为自己的行为负责。"道德病人"的典型例子是人类儿童和精神疾病患者。"道德病人"的行为可能对他人造成良好或恶劣的影响,但这不意味着他们这样做是出于道德上的善(moral goodness)或道德上的恶(moral evil)。同时,保护"道德病人"免受痛苦,仍然被纳入人类的道德考量。在环境伦理学中,某些、甚至全部生命形式也被视为"道德病人",这是动物保护和素食主义运动的一大思想来源。

第一,按照这种对"仁"的新诠释,一切存在者都是"道德病人"。

程颢和朱熹对"仁"的诠释,共同反映一种新传统主义(neo-traditionalism)立场。新的诠释并不打破既有的传统看法,而是被整合进传统中;传统不是博物馆中供人凭吊的往昔时代的圣物,而是像一株植物一样生长变易的、活的有机体。

儒家传统的基本取向,余英时称为"内圣外王连续体"[①]:在个体层面,修身("内圣")与对国家事务与社会福祉的关切("外王")之间可能存在某种程度的紧张,但二者是循序关系,不是矛盾关系。宋代理学家对"内圣"之学的兴趣不意味着避世(escapism);相反,从"内圣"转向"外王",重建政治社

---

① 余英时:《朱熹的历史世界:宋代士大夫政治文化的研究》,生活·读书·新知三联书店 2011年版,第868页。

会秩序,被认为是"内圣"之学的究极目的。

程颢对"博施济众"的推崇(见上节的医学比喻),显示他完全忠于这一取向,同时又赋予它一种新意。陈荣捷把这种新意称为"生命力"(life force)[①]:正如在中国传统医学看来,个体的健康意味着"气"贯通周身,没有阻隔,在程颢看来,个体"仁"性的展现,意味着他/她与宇宙万物之间保持一种充满活力的连结。

这种诠释的源头可以追溯到《周易·系辞》:"天地之大德曰生。""生生之谓易。"在程颢,"生"在概念上充当形而上学与伦理学的连接。个体不是被留在人间、永恒渴慕理念世界或神爱(希腊文ἀγάπη,agape,一译博爱)的弃儿;相应地,自然的秩序即人间(社会)的秩序,社会与自然并不分离。这种连接阻止了自我关注的过度发展,阻止它蜕变成厌世(misanthropy)。

以"生生"为"仁",这种诠释也为一个世纪后的朱熹(1130—1200)共享。朱熹并对它作了进一步概括。朱熹著名的《仁说》:

> 盖仁之为道,乃天地生物之心。即物而在,情之未发,而此体已具;情之既发,而其用不穷。诚能体而存之,则众善之源,百行之本,莫不在是。此孔门之教,所以必使学者汲汲于求仁也。……此心何心也?在天地则块然生物之心,在人则温然爱人利物之心,包四德而贯四端者也。[②]

"仁"是宇宙间的创造和生产的力量,是"天地生物之心";这种力量在人身上的表现,即是人类个体的"爱人利物之心"。这种理解足以支持一种比最激进的环境伦理主张更包容(inclusive)的"道德病人"概念:由于一切存在者("天地万物")都被纳入个体("己")的道德关切的范围,它们都成为事实上的、或潜在的"道德病人"。在这个意义上,程颢和朱熹对"仁"的新诠释,体现一种相当彻底的普遍主义;"爱人利物之心",可以说是一种理学意义上的普遍之爱。有两点:

1) 这种普遍之爱并不构成对家庭之爱的否定,也不是家庭之爱的次等仿品或简单扩大。因此它不挑战儒家既有的、以个体的自然关系为起点的

---

① Wing-Tsit Chan, "The evolution of the Confucian concept of Jen", *Philosophy East and West* 4(1955):295-319.

② 《晦庵先生朱文公文集》卷六十七,朱杰人、严佐之、刘永翔主编:《朱子全书》,上海古籍出版社、安徽教育出版社 2002 年版,第 23 册,第 3279—3281 页。

价值系统。这是理学意义上的普遍之爱与佛教的"慈悲"或西方传统的神爱的关键差异。

2）它为儒家思想引入了新的形而上学-伦理学维度。在这一维度下，陌生人第一次被"看见"；更确切地，一般人，作为"仁"的施予对象，获得了一种独立于个体家庭成员的道德价值。也就是说，借助"仁"的新诠释，非自然关系在儒家价值系统中获得了一个合法的（legitimate）位置。

非常有趣的是，这个过程不是通过推翻自然关系，而是通过在一个更高和更一般的层面上"越过"它而实现的。与孙思邈的"普同一等"主张相比，这是一种更好地调和了佛教影响与儒家传统的伦理观念。

第二，按照这种对"仁"的新诠释，"仁"的"生生"之力，与医学固有的救死扶伤即"活人"作用具有同质性。患者、或者说"真正的"病人，乃是最典型的"道德病人"；相应地，对患者的关爱，乃是对一切"道德病人"的普遍之爱的最强烈的集中表现。

"仁"是"生生"之德，表现在社会行为层面即"博施济众"，所以程颢说"'博施济众'乃圣之功用"。如果以陈荣捷对"仁"的特点的概括——行动性（activity）和社会性（sociality）[①]衡量的话，那么，"施""济"体现"仁"的行动性，"博""众"则体现"仁"的社会性。

妙的是，医学一方面是理学家"独善其身"时的修行辅助，另一方面被认为是理学家"博施济众"的一个途径——事实上，几乎可以说是一个在入仕之外最符合"博施济众"价值追求的途径。从医学哲学角度，健康通常被认为是一种善（goodness）；健康的不足或丧失，则相应地被认为是一种恶（evil）。医学以治疗疾病、增进健康为目的，所以医疗活动先天地具有道德属性，这在现代研究者看来可能是一个超时间和跨文化的人类共识。例如，著名医学人类学家阿瑟·克莱曼（Arthur Kleinman）强调，医学的本质不像现代医生和医学科学家往往想当然地认为的那样是征服疾病，而是照护（caregiving），是面对人类苦难时进行帮助和干预。[②] 这种看法用中国传统

---

① Wing-Tsit Chan，"The evolution of the Confucian concept of Jen"，*Philosophy East and West* 4(1955)：295-319.

② Iain Wilkinson and Arthur Kleinman，A Passion for Society：How We Think about Human Suffering（University of California Press，2016）.

语言来说就是,医乃"活人"之术(这里"活"是动词,医学的"活人"性质详见下节)。特别地,前现代中国社会公共卫生意识不发达,一般医生的工作以服务个体患者的临床医学作为主要内容。由于医生的施为在个体患者身上可以得到即刻回应,所以,行医尽管不属于儒家"外王"理想的传统路线,却可以说是"博施济众"的一种最迅疾、最可视化的实现方式。医学自宋代起逐渐成为"儒者最看重的一种技艺"。① 中国文献对医学的"活人"作用的谈论,自 11 世纪起才大量出现。这可能是一个重要的观念基础。读者如果不了解理学观念在其中的影响,便无法理解,为什么中国人会在 11 世纪时突然"发现"医学的崇高道德价值。

五 技·艺·道

对医学的道德价值的谈论,自 11 世纪起,呈现一条明显的上升曲线。起初,医学仍然属于"技"的行列,但开始被认为是一种特殊的"技"。北宋林亿(鼎盛期 1068—1077)校订医书《针灸甲乙经》并作序:

> 通天地人曰儒,通天地不通人曰技。斯医者,虽曰方技,其实儒之事乎!②

这个说法的有趣之处在于,它一方面沿袭中国思想传统的"道""技"之分,另一方面又把医学置于这个二分法的一个中间位置,认为医学虽然在知识类型上属于"(方)技",但与以自然作为认知对象("通天地")的一般的"技"不同,是以人作为认知对象("通人")。更进一步地,医学与人有关,所以医学也应纳入儒家的涉猎范围。对比中古至近世前期论证医学价值的主流方式——"知医为孝",我们不难发现,这一时期医学的价值,已经不仅限于对个体的自然关系的维护层面,而扩大到对"人"的普遍关爱。以医生主体为中心的,与对象即个体患者的价值属性无关。

12 世纪,在士人作品中,医学的道德价值显著提升。以著名的"不为良

---

① 祝平一:《宋、明之际的医史与"儒医"》,"中研院"《历史语言研究所集刊》第 73 本第 3 分,2006 年,第 401—449 页。

② 〔西晋〕皇甫谧著,刘聪校注,《针灸甲乙经》,学苑出版社 2007 年版,第 ii 页。

相,便为良医"之说为例。南宋沈作喆《寓简》是这种说法的最早文献出处之一①(一般认为该说出自北宋范仲淹,但据余新忠考证,更可能是 12 世纪即南宋时人附会到范仲淹的一种说法②)。《寓简》卷五:

> 范文正公微时,尝慷慨语其友曰:"吾读书学道,要为宰辅,得时行道,可以活天下之命;时不我与,则当读黄帝书,深究医家奥旨,是亦可以活人也。"③

"相(宰辅)"象征对公共秩序直接负责者。"为相"是儒家"外王"理想的现实版本,代表儒家对国家事务和社会福祉的关切。"为医"之所以能充当政治追求的替代方案,是因为二者以"活人"为共同价值取向。在这个意义上,儒学从政治取向转为社会取向,在宋代儒家对医学的观感变化中已见端倪,并不是迟至明代才出现的现象④。

特别值得一提的是,南宋杨倓(约 1120—1185)甚至称医学为"艺"。《杨氏家藏方·序》(1178):

> 夫医之为艺,探天地清浊之源,察阴阳消息之机,顺四时之宜,藉百药之功,以治人之疾者也。⑤

"艺"指儒学"六艺",即礼、乐、射、御、书、和数。医学本不在其中。称医学为"艺"而不称"技",提升医学地位的意图是相当明显的。

也正是在这种背景下,我们看到 12 世纪人朱熹对医学价值的肯定。这种肯定包括两个层面。第一个层面是医学事关人生命,"医所以寄死生"⑥,

① 一条同时期的类似记录又见南宋吴曾(鼎盛期 1162)《能改斋漫录》卷十三:"公曰:'……既相为不可得矣,夫能行救人利物之心者,莫如良医。果能为良医也,上以疗君亲之疾,下以救贫民之厄,中以保身长生,在下而能及小大生民者,舍夫良医,则未之有也。'"吴曾:《能改斋漫录》,上海古籍出版社 1979 年版,第 831 页。
② 余新忠:《"良医良相"说源流考论——兼论宋至清医生的社会地位》,《天津社会科学》,2004 年第 4 期,第 120—131 页。
③ 任继愈、傅璇琮主编:《文津阁四库全书》第 866 册,商务印书馆 2006 年版,第 145 页。
④ 参见余英时:《士商互动与儒学转向》,《余英时文集》第 3 卷,第 192 页。余英时认为王阳明是这一转向的开创者。
⑤ 〔宋〕杨倓辑:《杨氏家藏方》,人民卫生出版社 1988 年版,第 1 页。
⑥ 《论语·子路》:"子曰:南人有言曰:'人而无恒,不可以作巫医。'善矣!"朱子《论语集注》:"巫所以交鬼神,医所以寄死生。故虽贱役,而尤不可以无常。"朱杰人、严佐之、刘永翔主编:《朱子全书》第 6 册,第 185 页。

这是这一时期的普遍看法。第二个层面是从理学视角，在理学价值系统内为医学确定位置。《朱子语类·卷四十九·虽小道必有可观章》：

> 小道不是异端，小道亦是道理，只是小。如农圃、医、卜、百公之类，却有道理在。只一向上面求道理，便不通了。若异端则是邪道，虽至近，却行不得。小道易行，易见效，汉文尚黄老，本朝李文靖便是以释氏之学致治。孔孟之道规模达，若有理会得者，其致治又当如何！①

以上言论并不专对医学而发。我们要说明的是，它不属于近世常见的、士人与医家往还之作中的虚比浮词。其中透露的对医学的看法当是朱熹的平心之论。称医学为"小道"，可能会使人误解朱熹对医学持鄙薄态度。例如明代张惟仁为医书《活人书》作序，称：

> 自朱紫阳训医为小道，儒者皆卑琐置之而不谈，不谈则不习。习医而获名称者，皆业儒不成者也。②

但这或许是一种望文生义的理解。事实上，在近世前期，医学由"技"，到特殊的"技"，到"艺"，再到"道"之"小"者，地位一路攀升，已经达到了中国思想的鄙薄"技（术）"传统所能容纳的最大限度。

到 13 世纪，在言说层面，士人和医生似乎已经达成了共识，认为医学是一种如此特殊的"技"，以至于必须与其他"技"划出明确界限。朱熹后学黄震（1213—1280）认为，医学是所有阴微鄙贱的"伎术"中唯一的例外。《黄氏文抄·赠台州薛大丞序》：

> 天下之伎术皆为民生蠹，惟医为有益。③

这一时期医生面对士人居高临下的揶揄，已经可以充满自信地予以回击。南宋周守忠《历代名医蒙求》（1220）"赵言沈羞"④故事：

---

① 黎靖德编：《朱子语类》，中华书局 1994 年版，第 1200 页。
② 〔宋〕朱肱：《活人书》，收入田思胜，《朱肱·庞安时医学全书》，中国中医药出版社 2006 年版，第 9 页。
③ 任继愈、傅璇琮主编：《文津阁四库全书》第 710 册，第 848 页。
④ 这个故事的背景被放在北宋庆历年间。但这个故事可能与"不为良相，便为良医"一样是南宋人的创作。

《名医录》①:"庆历中,有进士沈常……常愠色而曰:'吾然穷塞,乃自服儒,读孔孟之书,粗识历代君臣治之道,今屈志学之,伎术岂为高艺?'从古曰:'……吾闻儒识礼义,医知损益。礼义之不修,唯昧孔孟之教;损益之不分,最害命之至切。故晋有一才人,欲正周易及诸药方,先与祖讷共论。祖曰:辨释经典,纵有异同,不能以伤风教;祖至于汤药,小小不达,便至寿夭所由,则后人受弊不少。何可轻哉?'"②

故事中的医生断言,医学是性命攸关的事业,所以医学的现实影响甚至可能比对儒家经典的研习,来得更加迅速而且直接。这呼应了朱熹"小道易行,易见效"的说法。

13—14世纪,"仁心""仁术"已经成为指代医学的习语。我们举出几个例子。宋元间人陈栎(1252—1334):

> 盖以仁心行仁术,活人之功亚于医国相天下,惟儒者深知之,族庖未必知也。③

明代徐春甫《古今医统大全·卷九十八·仁道类第四》(1556):

> 医业曰仁术,以其有活人之心也。④

明代李时珍《重刻本草纲目序》(1578):

> 夫医之为道,君子用之于卫生,而推之以济世,故称仁术。⑤

我们要举的最后一个例子来自明代张介宾对医学的规定性定义。《类经图翼序》(1624):

---

① 《历代名医蒙求》称这个故事出自《名医录》。《名医录》即唐代甘伯宗《历代名医录》,今不传。余新忠认为,从《历代名医蒙求》收录的《名医录》内容看,《名医录》不可能是唐代人作品,而是北宋中期人托名甘伯宗所作。(余新忠:《"良医良相"说源流考论——兼论宋至清医生的社会地位》,《天津社会科学》2004年第4期,第122页,脚注6)
② 〔宋〕周守忠:《历代名医蒙求》,续四库全书第1030册,民国二十年故宫博物院影印宋刻本,第216页。
③ 陈栎:《送汪存耕之建宁医教序》,收入李修生主编:《全元文》,凤凰出版社2004年版,第570卷,第18册,第89页。
④ 〔明〕徐春甫编集,崔仲平、王耀廷主校:《古今医统大全》下册,第1329页。
⑤ 〔明〕李时珍著:《本草纲目》,人民卫生出版社2004年版,第3页。

夫生者,天地之大德也。医者,赞天地之生者也。人参两间,惟生而已。生而不有,他何计焉?故圣人体天地好生之心,阐明斯道,诚仁孝之大端。[1]

这个定义可能有医生自我标榜的成分,我们特别要请读者注意的是,这个定义完美地追随程颢和朱熹的理学观念。医者之心与"天地好生之心"相印。特别地,医生和医学,俨然象征了人类作为天、地、人三才之一的尊崇地位,"医者,赞天地之生者也。"它有力地提示,一种以儒家伦理为基础的医学伦理,在不迟于晚明(17世纪)时已为中国医学界普遍接受。

这并不意味着宋以后医学和医生在中国社会的地位得到了实质提升;在实际上,明清医者不厌其烦地强调医学和医生职业的价值,这个现象本身提示,在当时人的观念中,医学和医生的地位仍然是一个有待论证的问题。[2] 如上所述,理学正是这种论证的一大思想来源。在这个意义上,儒医现象的"内在理路"和"外在理路"绝非彼此隔绝,而是息息相关。

在当代中国的哲学学者中,有一种常见说法:研究哲学就是研究哲学史(思想史)。哲学家研究历史,与历史学家研究历史,有没有区别?什么是哲学史(思想史)研究的规范?如果说"内史"与"外史"的区别可以成立,那么二者是一种什么关系?在儒家医学伦理的问题上,我们可以看到的是,"内史""外史"之间并非互不相干,更不互相冲突,相反,二者互为补益,共同构成完整图景。本文尝试在已有的医学社会史研究基础上"接着讲",加上哲学角度的一点思考。当我们面对绵延千年的传统,开放性视野下的多角度探查使我们更好地理解这个传统,也更好地理解自身。

(本文原发表于《中国哲学史》2017年第2期。收入本书时略有修改)

---

[1] 〔明〕张介宾著,孙国中、方向红点校,《类经》,学苑出版社2005年版,第1563页。

[2] 祝平一和余新忠都指出这一点。参看祝平一:《宋、明之际的医史与"儒医"》,《中研院历史语言研究所集刊》第77卷第3期,2006年,第401—449页;余新忠:《"良医良相"说源流考论——兼论宋至清医生的社会地位》,《天津社会科学》2004年第4期,第120—131页。

医学哲学视角下的医学人文

尹 洁

　　医学人文最为人熟知的影响力集成在较为综合性的医学课程当中,尤其是以文学阅读和写作为主导的医学人文在临床医学相关课程中发挥了重要的作用。医学人文类课程的设置通常以提升医生和护士等临床医务人员的倾听和阐释能力作为培养目标,但这种职能会造成对医学人文的误解或至少是窄化,让人们以为医学人文仅在医学教育当中有一定作用而已。在叙事医学实践当中有不少涉及剧本创作、创意写作和对于电影等艺术形式的理解和感悟。类似的训练都可以作为一种自我表达的工具,鼓励医务人员描述并展开自身的体验,能够在一定程度上缓解其职业生活中的压力。对于其创意和想象力的培养,本身也有利于其精神健康。这些是医学人文的重要应用,但这些本身不能使得医学人文成为一个单独的、专门的研究领域。

　　医学人文至少包含几种不同的任务。首先,人们用医学人文实践的各种创造性的形式(例如写作、绘画)来为社区营造精神健康的氛围和环境是其中一个重要的任务,通过参与这样的人文和艺术实践,慢性病患者、阿尔茨海默症患者和癌症患者等能够赋予自己的症状和经验以特定的内涵和意义。其次,正如人们在最为常见的医学人文实践中看到的,医学人文精神也可以在医学教育活动当中以学习或实践的方式得以具体的呈现,在这些模块当中艺术和文学的创造性方式能为医生和医学生提供维护个人身心健康的资源,相较于其他专业而言,医学职业教育需要凸显其人文向度的独特意义和特殊要求,与之相关的课程在伦理和文化层面需要极为精细的设计。第三，由于医学人文注重对于医学和相关技术应用之局限性的批判性审视，相关的反思有助于推进人类关于人性的丰富理解。例如，医学技术的应用不可避免地影响我们关于身体的哲学性观念，以及神经科学的新发现不断影响我们关于自由意志和道德责任的看法。哲学在这一方面甚至可获得相对的独立性，以便将这一层次的医学人文作为哲学的专业研究内容而单独加以拓展。如果将医学人文的范围定位得足够广，那么哲学或医学哲学的推进也能反向地推进医学人文自身的进展。

类比于医学伦理的起源，被视为一种所谓"反叛"文化而出现的医学人文具备某种程度的相似气质，它质疑医学实践在工业化时代的机械和冰冷，也同样强调自身的批判性思维特质，但是否最终也能如医学伦理一样被社会广泛接受而推进医学实践的人文性则是另外一个问题。又或者如学者伊万斯[①]敏锐指出的那样，医学人文会不会如医学伦理一样容易被法治主义所吞噬？这多半不仅仅是因为法律界定的清晰和外部保障，而是医学人文自身的含糊不清。在一种与医学哲学的互动中医学人文是如何产生的？它又是否能从理论框架颇为固定的当代医学哲学中获取一些发展的灵感？

医学人文是具备高度交叉性质的学科，其主题涵盖范围相当广。对于它的理解和潜能挖掘往往是一个硬币的两面，鉴于医学哲学作为一门成熟、独立并在当今仍蓬勃发展的学科，将医学哲学作为切入点来理解其与医学人文的关系对于挖掘和阐释医学人文而言尤为重要。如果仅仅将医学人文看作是医学哲学、医学伦理、医学史等众多临近或相关学科的集合，恐怕无法将它的独特性凸显出来，也就难以使得其具备成为一门独立学科的正当化理由。由此关键的问题在于如何定位医学人文，不同进路会导向不同的结论。从医学哲学的角度来理解医学人文，相当于是在追问，哲学在医学人文当中究竟有什么样的地位。

然而，如果以当今最为主流的医学哲学体系来看，会发现当代医学哲学

[①] Evans, H. M. Medical humanities: stranger at the gate, or long-lost friend? Med Health Care and Philos 10, 363-372 (2007). https://doi.org/10.1007/s11019-007-9079-x.

的主流进路更为靠近（一般）科学哲学①的研究范式，它将医学形而上学和认识论作为最为主要的研究分支，侧重利用当代科学哲学的理论进展来推动医学实践当中问题的解释和解决。当代医学哲学则颇为面向临床实践，处理了很多需要哲学思维和概念框架来推动的医学问题，诸如医学诊断中的归纳推理、医学有效性的评价标准（包括对随机对照试验设计等的讨论）、当代医学虚无主义在观念或者实践上的影响及非西方医学哲学的认识论地位等一系列具备实践意蕴的话题。但总体而言，这种基于当代学科高度分化和设置而以科学哲学的基本范式主导的医学哲学，在整体上对于哲学的界定仍然太过于狭窄，使得医学哲学的呈现面向较为单一，以如此面貌呈现的医学哲学几乎很难与医学人文相关联。可以说，前者过于注重分析性且具备强烈的自然主义倾向，不仅难以与强调情感向度的医学人文关联，甚至可以说是泾渭分明、难以协调。

这使得主流医学哲学②之外的专业人士反而能从更为广义的哲学角度来审视其在医学人文当中的积极作用。斯坦普西③认为哲学最为本质的作用在于它能够整合医学人文的各个分支，但这一抽象的作用究竟是怎么得以实现的？或者说哲学的所谓整合作用具体而言是怎么实现的？一个可用的模型来自柏拉图的《理想国》，柏拉图在修辞学和医学之间做了一个有趣的类比，斯坦普西认为可用于理解医学人文学科。在一段对话当中，苏格拉底跟菲德鲁斯说，修辞学和医学是一样的。苏格拉底问费德鲁斯是否同意，费德鲁斯则颇为不解，进而追问怎会如此。苏格拉底是这样解释的：在这两种情况下，我们都必须确定一种性质，一种是身体的本性，而另外一种是灵魂的本性，我们希望理解身体的本性，是为了要用药物和饮食来诱导产生健康和力量，同样地，我们希望理解灵魂的本性是为了能够使得我们的言辞和行为规则来植入灵魂，能够把我们认同的理念、信念和美德植入灵魂

---

① 一般科学哲学，是相较于个别、特殊学科相关的科学哲学而言，如物理学哲学、生物学哲学、医学哲学等。一般科学哲学的研究主题相对而言更具备普适性，例如科学发现、因果推断等主题，而特殊学科相关的科学哲学则更有专业针对性，彼此之间话题差异较大。

② 当然所谓的主流医学哲学也是一个非常"小众"的领域，由于讨论的话题大多预设医学类的专业门槛，非专业人士，哪怕是受过专业训练的哲学家，也会发现参与这样的讨论常常较为困难。

③ Stempsey WE. Medical humanities and philosophy: is the universe expanding or contracting? Med Health Care Philos. 2007 Dec; 10(4): 373-83. doi: 10.1007/s11019-007-9080-4. Epub 2007 Jun 5. PMID: 17549604.

当中。

如同行医需要了解身体的本质一样,柏拉图意义上的这种"真"修辞,也预设了对于灵魂本质的理解。这种意义上的修辞很显然不同于智者学派的修辞法,真正的修辞学家在柏拉图看来必须得是他心目中配得上称为哲学家的人,而不是智者这样善于诡辩而不在乎真理的人。修辞的实践不能仅仅产生工具价值,而必须是触及真理的东西,所以医学实践本身要与整体关于医学实践的哲学性理解相一致。这种对于医学的理解和整合,恰好能够为医学理论和实践提供人性化的处理方式,哲学正是凭借其给予医学的这一实质性的处理,同时也提供了一种协调医学人文学当中所有分支学科的方式。换句话说,哲学可以起到整合医学人文的"粘合剂"作用,这样的观点显然来自一种西方哲学传统中关于哲学与灵魂关系的理解。

哲学正是在这个意义上有望凸显医学人文的本质意义。斯坦普西①的观点是,由于对医学的理解和实践涉及所有跟人相关的因素,我们有必要对这些人文因素做一个整合,他认为这种意义上的整合恰好也是医学人文学科给自身设定的核心目标。这一通过哲学来定义医学人文的做法在当代也与主流的医学人文定位相兼容,几乎所有主流的医学人文网站和组织都会声称自身是人文学科的一个跨学科的领域,文学、哲学、历史、宗教、社会科学、艺术、文学、戏剧、影视等这些学科在医学教育和实践中的应用都包含在内。

如果说以上是宏观层面对于哲学和医学人文关系的尝试解释或描述,那么具体而言哲学与医学人文的关联也许可借由**主体性**这一关键概念能得以理解。在哲学中主体性概念相对抽象,但在医学人文当中主体性可被作为主体经验来处理,显得更为具体和易接近。举例而言,自闭症的书写是一种相对而言比较特殊的文学类型,这个主题少有人写并不是因为人们不关注或者本身不重要,恰恰相反,这个主题既重要又难写,能够开启这一疾病经验的书写是相当有意义的。我们究竟能否从主体性的角度来切入一种疾病体验?尽管任何一种医学人文的尝试不能够仅仅停留于对于类似自闭症

---

① Stempsey WE. Medical humanities and philosophy: is the universe expanding or contracting? Med Health Care Philos. 2007 Dec; 10(4): 373-83. doi: 10.1007/s11019-007-9080-4. Epub 2007 Jun 5. PMID: 17549604.

等疾病体验的定性描述，但这样的作品提示了一种可能性，即，如果有一种体验可以在除了医生和患者之外的第三方之间传播，那么读者也可以传播这种第三方的经验。这意味着医学人文可以为传统、主流的临床医学思维模式提供别样的视角。临床医学长久以来将客观事实作为自身最为重要和核心的任务，但也许还有其他可关注的具体问题。医学人文学者会追问：除了科学性质的观察和干预之外，临床医学是否还需要关注疾病的体验、经验？临床医生为了能够体认到这些经验是否还需要接受特殊的训练？就像他们需要生活中的一些经验来理解科学知识一样。类似地，一些情感性的疾病、心理的疾病，并不仅仅是一种主观意义上面的情感缺陷，更为重要的是，我们能否真正理解一个人的主体性，一种无法被还原为科学意义上可概念化、可测量的质性体验。如果身体是被医学话语和实践塑造的，那么主体性就是医学最为核心的话题，而不是作为医学人文的分支或是医学的一个可有可无的补充。

换言之，在与哲学最为紧密结合的层面上，医学人文被视为着重处理"主体性"（subjectivity）这一核心议题。由于人文学科的目的不在于解释或解决问题而更多地在于理解，主体性对于人文学者和倡导医学人文视角的哲学家来说都很重要。相较而言，临床医生和其他更多从事生命科学等研究的专业人士的考虑重点和视角都会有所不同。但在一些特定领域如精神科的诊断或研究中，关于人类所谓正常认知的界定，很难说有没有社会要素的考虑在其中。科学到底主要地奠基于客观的生物性基础，还是很大程度上也来自主观层面的诸如审美、社会、道德的价值观所形塑？在一些医学人文学者看来，这些问题很明显应该是人文学科，尤其是医学哲学的议题，在这种相对广义的定位上来理解的医学哲学突破了当今主流的、英美分析哲学主导的医学哲学范式，使得其学科的任务定位更为靠近医学人文，这也意味着哲学自身的定位应当有所调整。哲学不仅仅包括专业哲学家所完成的工作，医学哲学也不应局限于学院派的那一部分。当然，医学哲学有其自身无可替代的方式来切近医学人文的重要议题，而不是仅仅作为灵感或视角消融在广义的医学人文当中。医学哲学嵌入更为广义的医学人文框架内有助于推进我们关于人性的理解，这是个非常艰难但鼓舞人心的目标。鉴于这些目标是值得追求的，医学人文学科可以被视为是在视角更广阔、层次更丰富的维度上来探寻医学哲学问题的。

进而,医学人文作为一种跨学科努力且能够持续性发展的话,这一学科究竟是如何被定义的? 这涉及我们怎么来理解跨学科概念本身。如果仅仅强调医学人文是一种跨学科且融入了几乎所有与人性相关的研究,这种过于宽泛的定位等同于实际上没有任何定位。需要确认的问题接踵而来,比如,参与的各个学科是否能够保持相互的独立? 如果说各学科必须结合在一起,又是用什么样的方式来完成的? 当人类学、哲学和社会学都关注疾病的诊断、疾病概念等议题时,这些不同的追问是不是能够以完全独立的方式进行? 如果不能够以完全独立的方式进行,那么它们又应该如何启发彼此? 所谓独立完成,是不是仅能够从各自学科的角度提出有意义的问题而已? 答案可能是确定的,但如果问的是单个学科的研究方式和研究工具能否解决这样一个问题,这恰好是跨学科的意义所在。正是因为无法单独靠一个学科解决医学人文问题,才需要用不同的学科来切入。类似于在应用伦理领域,现实中遭遇医学伦理问题的人士需要援引适当的行业政策和伦理指引,而政策制定者面对并无前例的复杂情境又需要去找寻从事实证研究的社会学家,社会学家则发现在面临文化、种族等要素的情境时需要历史学家和人类学家,进而发现借助于哲学伦理学才能使得针对现象的分析框架更为明晰,而医务人员作为真正面对患者的人在实践之时又需要更多的文学感受性训练、心理学和社会工作方面的技能训练。整个领域之所以成为一个新兴交叉领域,是因为在推进问题解决过程的每个阶段都会涌现新问题,而过去已有的学科皆不能单纯靠自身解决新问题。

由此可见,跨学科的一个迹象是任何单一的学科中都找不到解决问题的方法,医学人文正彰显了这一点,例如,在医学中加入创造性想象以推进对于疾病的理解正是来自医学人文的倡导。有人将音乐纳入其对于本体知觉的理解当中,神经病学家不再单纯用神经科学来理解神经疾病,而是引入关于音乐的知觉来理解,这种知觉本质上来说是一种主观的体验,会影响一个人的自我观念。这些跨学科的尝试是否成功是另外一回事,但医学人文也许可以作为一种旗帜鲜明的线索来推进这种探索,在这种意义上它承担多重任务,比如,用人文或社会科学的方式来探索医学实践对于人类社会生活的影响,这是医学伦理侧重的任务,或者用医学人文的方式带出在疾痛、残疾经验当中人性的一面,使得医学不必完全局限于客观的病理描述,将创造性的、艺术的体验和疾病的经历一起整合进来。医学人文尝试理解医学经验当中的主观性,通过一种跨学科的方式把其他学科当中精神相通但又角度迥异的见解带进来,以更为系统化的方式呈现疾病体验,哲学和文学的分析都能推动个人经验向他人的传递,使得对于健康状况的理解更为细致深刻。

然而,从哲学分析的角度看,跨学科的难题在于,这些不同的学科究竟怎么合作?哲学家会特别关注一些问题,比如医学人文的各个分支在使用类似概念的时候谈论的是一回事情吗?这是因为,在诸多学科都在谈论某一种功能性疾病的时候,能否以一种彼此相融的方式来谈论则决定了合作的可持续性。概念需要至少有一定的通约性,最起码需要达到一种最小化的内涵赋予,且这一内涵对于所有参与学科来说都是可接受或可理解的。各学科聚焦于同一个对象且使用的概念必须为所有参与的学科识别,最好还能有部分共同的外延。医学人文的长久发展,不能只是依赖于个别散在的、有洞察力的观察。这些观察尽管在个体层面上非常重要,但零碎且不成体系,就无法形成有优势的学科,也无法进一步传递这种跨学科的优势。医学人文的研究在现阶段仍然未成体系,它并不像医学伦理那样具有相对清晰的问题域,也不像医学哲学一样有基本的概念架构、研究方法和工具。但这种缺失基于其特殊的跨学科性质,如果能从(最为广义的)哲学角度来审视,医学人文的内涵就是从哲学角度去评价和反思人文学科视野当中的医学。哲学虽然并不能仅凭自身解决问题,但能鼓励、启发和尊重各种不同的学科,并且在必要的时候召集其他学科来做出相关的努力,这在某种程度上恰恰得益于本文前半段当中被批判的、当代高度专业化的医学哲学,正是因为当代医学哲学在概念和思维范式上与医学科学的高度协调和整合,使得其更容易被医学接受和理解,也使得其更容易作为桥梁来嫁接不同学科在医学人文框架内的努力。然而,在一种长远的意义上这一努力是否具备可行性,仍取决于人文自身的发展,依赖于一种不强求非黑即白的论断,无论是在健康或疾病、主观与客观、自然与文化、个人能动性与社会建构之间,还是自我与他者之间。[①]

---

① 〔美〕卢普顿著,苏静静译:《医学的文化研究:疾病与身体》,北京大学医学出版社 2016 年版,第 234 页。

医学的知识史

◎ 近世中国的医学与士人 ◎

医药擅能绘红妆

——中国传统化妆与医药关系琐谈

张苇航

追求美丽是人类的天性,通过化妆以修饰容颜的历史绝不短于人类的文明史,这从当今社会尚存的原始部落装饰面部的情况可见一斑。早期的化妆目的可能更多的是为了保护自己、吸引异性,或与巫觋祭祀相关,随着人类文明的发展,化妆逐渐成为大多数女性生活中不可缺少的部分。在中国传统文化中,美容化妆虽然未正式列入传统医学,但其确是传统医药文化的重要组成部分。不仅反映在各类大型医书如《千金要方》《外台秘要》《太平圣惠方》《普济方》中,皆有专篇记载了大量的美容医方和化妆品调制配方,还表现在化妆品的来源与成分基本皆属于医药的范畴。狭义的美容化妆作为一种治疗手段,用来掩饰容貌与外形的缺陷,成为了传统医疗方式的补充;而广义的美容化妆则作为一种为得到社会认同而采取的生活方式,广泛存在并影响着每个人的日常生活。

一、膏脂

膏脂是基本的润肤美容物品。"膏"本义当指动物的油脂,《说文》属肉部,释为"肥也",韦昭注《国语·晋语》称:"膏,肉之肥者。""脂"与"膏"含义近似,但二者形态有别,如《礼记·内则》"脂膏以膏之",疏曰:"凝者为脂,释者为膏。"[①]即凝固者称"脂",稀释者称"膏",例如《诗·卫风·硕人》之言

---

① 《礼记正义》,北京大学出版社 2000 年版,第 970 页。

"肤如凝脂";二者来源亦有别,如《说文》称"戴角者脂,无角者膏",即牛羊类油脂称"脂",猪的油脂称"膏"。但后世二字多混言不别,形态凝固者亦可称为"膏"。膏剂是常用的中药剂型之一,既可外用,又可内服。目前中医所称"膏方"即是呈稠厚状半流质或冻状的剂型。

膏脂的口感滑润,可用来调配食物,提升味道,如《礼记·内则》"沃之以膏,曰淳熬",即相当于现代的猪油盖饭;亦可作为药物的赋形剂,补充人体的营养,或降低药物的毒性,如出土的《马王堆帛书·五十二病方》的第一方即是以甘草、桂、姜、椒等药物调和在膏与酒中内服,用以治疗"诸伤"①。膏剂早期称为"煎剂",张仲景《伤寒杂病论》记载的大乌头煎、猪膏发煎,被认为是现代内服膏方的源头。

膏脂的手感亦滑润,可用来滋润头发和皮肤,并作为外用制剂治疗外伤及皮肤疾病。《灵枢·经筋》篇中,有用马膏、白酒和桂,按摩及热敷治疗口眼歪斜、类似面瘫的疾病,以及《痈疽》篇中用"豕膏"治疗发于咽喉部及腋下的恶疽等。《五十二病方》更是丰富了"膏"的外用方法,其中多处用"彘膏"或"方(肪)膏"等和药外敷,消除创瘢、治疗"金伤""大带""牡痔""烂疽""胻膫"(可能为小腿部烧伤)"加(痂)""虫蚀""干骚(瘙)""身疕""疕"等疾病,甚至作为洗浴药,治疗"婴儿病闲(痫)"。此外,膏脂亦被作为重要的防冻防皲剂,如《后汉书·东夷列传》记载:"挹娄,古肃慎之国也⋯⋯冬以豕膏涂身,厚数分,以御风寒。"②即近二千年前,现在东北地区的人们就常用猪脂肪外涂以御寒防冻。再追溯其源头,《庄子·逍遥游》中提到"宋人有善为不龟手之药者,世世以洴澼絖为事"③,该药原用来防治经常漂洗丝絮所造成的手部皲裂,后被有心之人以百金买去配方,献给吴王,使吴在与越的冬季水战中取得胜利。不论其药的组成究竟为何,但据其功效推测,膏脂定为其中不可缺少的重要成分及最终的赋形剂。可见在汉代甚至更早以前,各类动物的脂肪属于极常用的药物。

同时,"膏"不仅指动物脂肪,其含义很早就被引申代指一切感觉滑润、

---

① 马王堆汉墓帛书整理小组:《马王堆汉墓帛书(肆)·五十二病方》,文物出版社 1985 年版,第 26 页。
② 〔南朝宋〕范晔:《后汉书》(第 14 册),中华书局 1965 年版,第 2812 页。
③ 《庄子集释》,中华书局 2004 年版,第 37 页。

色白如脂之物。如《诗经·卫风·伯兮》有言"岂无膏沐，谁适为容"，此处的"膏"当不会是指动物的油脂，而应是指色白滑润如膏脂、可以用来沐头的米泔水。"膏淋"一病亦因小便类膏而命名。物体精粹甘美的部分亦可称膏，如"膏髓""膏壤""膏露"等，又引申为润泽滋养，如"膏泽"。很多药物经过炮制，其精华成分可形成"膏"一样的形态，如《神农本草经》中卷记载朴硝可"炼之如膏"。因此，用来润泽发肤的各类化妆品一方面由于其配方中多含有动物脂肪，一方面由于其外形凝白滑润，并有滋润作用，多以"膏"或"脂"为名。其中多加香料，或添加朱砂、红蓝花等染色剂，使之显现粉色或红色，以更好地修饰肌肤或用于唇妆。如南朝贾思勰的《齐民要术》就已记载有合香泽、面脂、手药诸法，香泽润发，面脂泽面，手药润手防皲。其"合面脂法"为："用牛髓、温酒浸丁香、藿香二种，煎法一同合泽，亦着青蒿以发色。绵滤着瓷、漆盏中令凝。若作唇脂者，以熟朱和之，青油裹之。"①《千金》《外台》中更是以专篇记载了大量的"面脂""面膏"及"面药"方，与《齐民要术》相比，配方更加丰富，也更强调其治疗作用。其成分大抵包括四类：动物脂肪，可来自猪、牛、羊、犬、熊、鹿、鹅等；各类香料，如麝香、沉香、丁香、木香、松香、零陵香及木兰皮、辛夷、栀子花等；有美容功效的药物，有些也属于香料，多以"白"来命名，如白芷、白敛、白芨、白术、白附子、白瓜子、白茯苓、白僵蚕等，亦有当归、芎䓖、细辛、藁本等活血通络祛风的药物；含有油脂较多的果仁类药物，如桃人、杏人、冬瓜人、栝蒌人、辛夷人，或直接使用麻油、酥油等。此外，还有部分方剂中含有猪胰、皂荚等碱性的有清洁作用的药物，或玉屑、寒水石，包括珍珠、珊瑚等传统上的矿物药。但是，也有少数方剂使用了含有铅、汞等有害重金属的物质，如《千金》玉屑面脂方中含胡粉、密陀僧；治疗面部黑斑黯沉、皮肤粗糙的一个方剂，主要由朱砂、雄黄、水银霜、胡粉组成，并且建议按摩后敷面过夜，五日一洗，可使皮肤"数倍少嫩"，其法类似今日的面膜。孙思邈亦认识到其副作用与毒性，提醒"一涂不过三遍"，但从其毒性来看，依然是得不偿失的。

口脂也是古时上层社会的必备用品，在唐时已得到较普遍的应用。《酉

---

① 〔北魏〕贾思勰：《齐民要术》，中华书局 1956 年版，第 73 页。

阳杂俎》卷一《忠志》记载:"腊日,赐北门学士口脂、蜡脂,盛以碧镂牙筒。"①
《备急千金要方·七窍病上》有"甲煎唇脂,治唇裂口臭方"②等,即是用各种
香料烧为香泽,再炼蜡相和,并用紫草调色。可见调制口脂的赋形剂主要是
蜡,且使用并不限于女性,一般在冬季时使用,可防止口唇开裂。因其有药
用效果,唐代尚药局编制中设有"合口脂匠四人"③,与按摩师、咒禁师同级
(《旧唐书·志第二十四·职官三》;《唐六典·殿中省》作"二人"④)。元稹
《莺莺传》中还有"口脂五寸"⑤之说,结合"盛以碧镂牙筒",当时已有管状口
红的雏形。

在后世文献中,膏脂主要用于面部、身体和手部的润泽,而头发的润泽
主要使用头油。与其他化妆品相比,膏脂与医药的关系更为密切,不仅可作
为化妆的基础用品,起到修饰作用,更可配合其他药物,治疗各类从头面部
到全身的外科与皮肤疾病。

二、妆粉

无论古今中外,妆粉都是化妆中不可或缺的材料。关于其起源,一说是
"禹造粉",一说是"纣烧铅锡作粉"(据《太平御览》卷七百一十九《服用部二
十一》引《墨子》及《博物志》⑥)。总之,在先秦时期,粉已经是上层社会妇女
非常普及的日常化妆用品。如《楚辞·大招》"粉白黛黑,施芳泽只",《韩非
子·显学》"善毛嫱、西施之美,无益吾面,用脂泽粉黛则倍其初"等记载,无
不说明了妇女用粉敷面以求白皙的目的。

古时的妆粉主要有两种成分来源。一种即米粉,如《释名·释首饰》所
言:"粉,分也,研米使分散也。"⑦《齐民要术》卷五中有"作米粉法"的详细记
载,指出首选粱米,其次粟米,水浸淘漉,滤取白汁,研捣澄清后成湿粉,再用

---

① 〔唐〕段成式:《酉阳杂俎》,中华书局1981年版,第2页。
② 〔唐〕孙思邈:《备急千金要方》,辽宁科学技术出版社1997年版,第100—101页。
③ 〔后晋〕刘昫等:《旧唐书》(第6册),中华书局1975年版,第1864页。
④ 〔唐〕李林甫:《唐六典》,中华书局1992年版,第325页。
⑤ 汪辟疆校录:《唐人小说》,上海古籍出版社1978年版,第138页。
⑥ 〔宋〕李昉:《太平御览》,中华书局1960年版,第3185页。
⑦ 〔东汉〕刘熙:《释名》,中华书局1985年版,第75页。

灰吸干水分,其中心部分洁白光润者为"粉英",最后铺晾晒干,并将粉裹在布内用手使劲揉搓,使之滑润。这样制成的米粉可"拟人客作饼,乃作香粉以供妆摩身体"①,既能用于制作食物,又可作为化妆用粉,且有止汗防风的作用。在《伤寒论》大青龙汤方后曾提到"汗出多者,温粉粉之",其"粉"当是这类研米而成的粉英;《备急千金要方》卷二十六《食治》亦有"大醉汗出当以粉粉身"②之说。作为妆粉,在米粉中可调入胡粉或丁香,以增加其颜色和香气,制成"紫粉"或"香粉"。作为药用制剂,亦可将相应药物研粉,调入米粉中,以加强治疗效果。如《肘后备急方》中用龙骨、牡蛎、麻黄根研末,杂以米粉粉身,治疗大病后多虚汗证;用芎䓖、白芷、藁本研粉,纳于米粉中,制成"姚大夫辟温病粉身方";《备急千金要方》中用黄连、牡蛎、贝母掺在粉中,合捣筛末粉身,治疗"少小盗汗";《千金翼方》用萹蓄、艾叶、瓜根、虎掌、菟丝、木防己、狐骨、矾石、大盐、马牙消等药捣筛为散,制成"十种粉",沐浴后粉身治疗癞病生疮等。

但由于单纯米粉的附着力较差,因此如《齐民要术》所言,更多的是用在"妆摩身体"上,用于面部妆饰的主要是"胡粉",即铅粉。铅粉的出现可能不会比米粉更晚,考古资料表明,夏代时先民已掌握了铅的冶炼技术,到殷商时期,已出现了大量的铅制品,如贮酒器。在保存不当的条件下,酒氧化变质成为醋,与铅发生反应,先生成铅霜(醋酸铅),再与空气中二氧化碳起反应生成铅粉(碱式碳酸铅)。据"纣烧铅锡作粉"的说法,铅粉最迟在殷商晚期就已用作面部的妆粉了。古时往往铅锡不分,至《宋史·食货志》还将铅称为"黑锡",锡为"白锡",因此铅粉也被称为"粉锡"或"锡粉"(唐代梅彪《石药尔雅·释诸药隐名》③)。直至宋明之时,如苏恭、朱震亨等医药学家还将胡粉误认为是锡粉。"胡粉"之名从文献看始于汉代。《释名·释首饰》称:"胡粉,胡,糊也,脂和以涂面也。"④但"胡"字更可能与东汉时从西域一带传入"密陀僧"有关。密陀僧为波斯语的音译,即汉代金丹家所称的"黄丹",成分为一氧化铅,是金属铅或铅粉在空气中加热而成。《抱朴子·内篇·论

① 〔北魏〕贾思勰:《齐民要术》,第 74 页。
② 〔唐〕孙思邈:《备急千金要方》,第 403 页。
③ 〔唐〕梅彪:《石药尔雅》,中华书局 1985 年版,第 2 页。
④ 〔东汉〕刘熙:《释名》,第 75—76 页。

仙》有言："愚人乃不信黄丹及胡粉,是化铅所作。"①汉代以后,随着炼丹术的兴起,胡粉的生产也逐渐成规模,不仅作为化妆用品,也是颜料、涂料和药物,如《汉官仪》记载："省中皆胡粉涂壁,画古烈士。"②敦煌壁画中的人物面庞与皮肤多为此类含铅颜料所绘就,原呈粉白或肉红色,但受光照、湿度、微生物等因素的影响,以及与空气中的二氧化碳、硫化氢等发生反应,后来才呈现棕黑色。因为胡粉白滑而细腻,附着力强,所以取代米粉作为面部妆饰的主要材料,文献中所记载的解锡、铅华、淀粉、瓦粉、光粉、水粉、白粉、官粉、宫粉等皆是此类物质。《博物志·药术》中还载有用胡粉、白石灰等涂染须鬓的方法。③ 又由于在铅粉制备的第一步,即铅霜的制备过程中,往往要先用汞剂处理铅板(唐《玄霜掌上录》④),因此铅粉中也会混有汞的化合物。

妆粉的使用在魏晋南朝时期达到了高峰。不仅女性使用,许多贵族男性也是粉不离身。代表性的如何晏,据《资治通鉴》卷七十五记载："何晏性自喜,粉白不去手,行步顾影。"⑤卷一百八十一亦称"江东诸帝多傅脂粉"⑥。当时的名士多以敷粉化妆、服五石散为时尚。铅汞等重金属化合物内服外用交攻人体,在一定人群中造成普遍的中毒,流弊无穷。虽然后来的妆粉中亦使用滑石粉、石膏粉、珍珠粉等,但由于铅粉上色和附着效果好,仍是妆粉中的主要成分之一。

古代医书的记载中,铅与汞的化合物(铅粉、密陀僧、轻粉或粉霜等)对一些皮肤病有相应疗效,也用来作为美容的药物,但同时对其副作用也有所认识。如《诸病源候论》卷二十七《面体病诸候》记载了因敷胡粉而多生粉刺(疱面)的现象⑦;《本草纲目》第八卷《金石部·粉锡》中,李时珍也告诫在炼制胡粉、黄丹和密陀僧的过程中,"其铅气有毒,工人必食肥猪犬肉、饮酒及铁浆以厌之。枵腹中其毒,辄病至死。长幼为毒熏蒸,多痿黄瘫挛而毙"⑧。但总体来说,传统医学对重金属的毒性认识还是不够的。铅汞的化合物能

① 《抱朴子内篇校释》,中华书局 1985 年版,第 22 页。
② 〔清〕孙星衍等辑:《汉官六种·汉官仪》,中华书局 1990 年版,第 115 页。
③ 〔西晋〕张华著,范宁校证:《博物志校证》,中华书局 1980 年版,第 49 页。
④ 《中华文化通志·科学技术典·化学与化工志》,上海人民出版社 1998 年版。
⑤ 〔宋〕司马光:《资治通鉴》,中华书局 1956 年版,第 2381 页。
⑥ 〔宋〕司马光:《资治通鉴》,第 5644 页。
⑦ 〔隋〕巢元方:《诸病源候论》,辽宁科学技术出版社 1997 年版,第 131 页。
⑧ 〔明〕李时珍:《本草纲目》,中国中医药出版社 1998 年版,第 200 页。

够较快速地使皮肤增白,这可能与其促进黑色素细胞的凋亡和对皮肤的漂白作用有关,但如长期使用,肯定会导致严重的后果,不仅会使皮肤加速衰老,出现黑斑,还会造成重金属在体内的蓄积,严重者出现铅汞中毒。因此,铅粉作为妆粉已被历史淘汰。但由于其短期效果明显,目前尤其在美白类化妆品和彩妆中,铅汞超标仍是一个重大的问题。

三、胭脂

红妆在中国古代盛行不衰,"红粉"也成为女性的代称,而绘就红妆,离不开胭脂。胭脂在古代化妆中的用途比较广泛,不仅用来添加面颊的红润,还用作口红,或者用来调和膏脂或妆粉擦在外露的肌肤上,使之显得红润健康。五代王仁裕的《开元天宝遗事》曾记载:"贵妃每至夏月,常衣轻绡,使侍儿交扇鼓风,犹不解其热。每有汗出,红腻而多香。或拭之于巾帕之上,其色如桃红也。"[①]杨贵妃的红汗即是由于脸部和身上都擦了红色的妆粉所致。关于此类红妆,汉至唐宋的文学作品中比比皆是。妆粉调和胭脂,可使得其颜色多样,涂敷效果也更加自然。

中国古代常用的"胭脂"主要是从菊科草本植物红花的筒状花序中提取出的染料。在汉代,这种红花称作"红蓝花"或"黄蓝",因其花色红,而叶子类"蓝"(即靛蓝类植物),初开时为黄色,后转为橙红色。如今在中药学上为了和藏红花区别,又称为草红花。"胭脂"二字的写法多样,如焉支、燕支、烟支、燕脂等。关于其起源,一说为商纣时产自燕国所得名,另一说为产于中国西北匈奴地区的焉支山,匈奴妇女有用红蓝花汁涂面的风俗,故藩王之妻称为"阏氏",即是"焉支"或"胭脂"的谐音。从文字音韵学和文献记载的角度看,后者的证据比较确凿。如《史记·匈奴列传》记载:"习凿齿与燕王书曰:'山下有红蓝,足下先知不?北方人探取其花染绯黄,挼取其上英鲜者作烟肢,妇人将用为颜色……'"[②]晋代崔豹《古今注·草木第六》:"燕支,叶似蓟,花似蒲公,出西方,土人以染,名为燕支。中国人谓之红蓝,以染粉为面

---

① 〔五代〕王仁裕:《开元天宝遗事》,中华书局1985年版,第24页。
② 〔西汉〕司马迁:《史记》,中华书局1959年版,第2889页。

色,谓为燕支粉。今人以重绛为燕支,非燕支花所染也,燕支花所染自为红蓝尔。旧谓赤白之间为红,即今所谓红蓝也。"①从此段记载可以看出,当时提取胭脂的植物,除红蓝花外,还有"重绛",即茜草所染就的织物。

关于胭脂的制作,《齐民要术》卷五"种红蓝花、栀子"下有较为详细的记载,包括杀花和作燕脂两个步骤。杀花时要用"粟饭浆"反复淘洗,并绞去黄汁,以去除花中的黄色素,而用有机酸将其中的红色素提取出来;作燕支法要经过烧灰淋取清汁,揉花滤汁,用醋石榴或酸浆水和花汁,下米粉搅和,最后沥至半干状态时捻作小瓣,阴干等多个步骤。②又据周汛、高春明《中国历代妇女妆饰》一书,妇人妆饰的胭脂一种是以丝绵浸渍花汁,称为"绵燕支",一种是加工成小而薄的花片,称为"金花燕支",用时皆需蘸水涂抹。后来,又在燕支中加入膏脂,才使之成为真正意义上的"胭脂"③。

制作胭脂的植物亦是重要的药物。可能因其红色色素的缘故,药用功效多以活血化瘀为主。红蓝花虽来自西域,但汉代已被广泛应用。张仲景《金匮要略》中,载有"红蓝花酒"一方,用红花和酒煮,治疗妇女由于风寒血瘀导致的腹痛。④另一种重要植物茜草古称"茹藘",是中国最早应用的红色染料之一。《诗经·郑风》中就有"缟衣茹藘,聊可与娱"⑤之句。《史记·货殖列传》称:"若千亩卮茜,千畦姜韭,此其人皆与千户侯等。"徐广注曰:"茜,音倩,一名红蓝,其花染缯赤黄也。"⑥其入药以往认为最早见于《素问·腹中论》"四乌贼骨一藘茹丸"⑦,其中的"藘茹"即是"茹藘"之倒。但《马王堆出土简帛·五十二病方》"干骚(瘙)方"一节中,有"取茹卢(芦)本,鏨之,以酒渍之,后日一夜,而以【涂】之,已"的记载⑧,将茜草的入药时代又作了提前,且明确指出其入药部位为其"本",即茜草根。此外,《五十二病方》中治疗"牡痔"有"菹茎"一药,后自注曰:"菹者,荆名曰卢茹,其叶可亨(烹)而酸,其茎有茸(刺)。"马王堆帛书整理小组认为,"卢茹"疑系"茹卢"之

①〔西晋〕崔豹:《古今注》,中华书局1985年版,第20页。
②〔北魏〕贾思勰:《齐民要术》,第72—73页。
③ 周汛、高春明:《中国历代妇女妆饰》,学林出版社1988年版,第119页。
④〔东汉〕张仲景撰,文棣校注:《金匮要略方论》,中国书店出版社1993年版,第125—126页。
⑤《十三经注疏整理本·毛诗正义》,北京大学出版社2000年版,第373页。
⑥〔西汉〕司马迁:《史记》,第3272—3273页。
⑦ 张志聪集注:《黄帝内经素问集注》,上海科学技术出版社1959年版,第155页。
⑧《马王堆汉墓帛书(肆)·五十二病方》,第71页。

倒,亦即茜草的别名①,但此说仍有争议。《金匮要略》中治疗"肝着"一病的旋覆花汤中,除旋覆花、葱外,有"新绛少许"②,当是新用茜草染就的绯帛,其有效成分易逸出,后世常用茜草代替。晋代之后,胭脂的主要材料还有苏木,唐代《新修本草》又称苏方木③,主要产自中国南方和印度、马来西亚一带。唐朝时主要从泉州一带进口,是用来染红色官服的主要原料,因此受到重视。入药多用酒煮,以加强破血逐瘀之效。另外,其他一些红色植物,如石榴花、蜀葵花、落葵等亦有类似作用。

但在中国古代,用来制作胭脂或点唇者除了植物提取物外,还有朱砂、铅丹等矿物材料。如《释名·释首饰》曰:"唇脂,以丹作之,象唇赤也。"④但是此类物质与胡粉一样,往往具有较大的毒性。朱砂又称辰砂、丹砂,为硫化汞的天然产物,是古代常用的颜料,也是常见的药物,更是金丹术中的大药。明人周嘉胄《香乘》"涂傅之香"一节中曾载"利汗红粉香"一方,即用滑石、心红、轻粉、麝香研细调粉如肉色,涂身体可香肌、利汗。⑤ 其中"心红"即上好的银朱(即朱砂),轻粉即甘汞(氯化亚汞)。铅丹主要成分为四氧化三铅,常温下为鲜橙红色粉末,又称"红丹",但有时也与"黄丹"(一氧化铅)相混。内服能镇心坠痰,外用可治疗疱疹、痱子等皮肤病。但无论朱砂或铅丹有多么好的染色效果,由于其毒性较大,20世纪已被禁用作为化妆品成分。

当前还有一种来自动物的天然无毒的红色染料,即从胭脂虫身体中提取出的胭脂红色素,被广泛用于食品和化妆品中,其原产于南美洲,亦有五百余年的应用历史,但对于我们来说是彻底的外来品了。

四、眉黛

眉是古代妇女脸上最能够发挥主动性修饰的部分,画眉是女性不可或

---

① 《马王堆汉墓帛书(肆)·五十二病方》,第55页。
② 〔东汉〕张仲景撰,文棣校注:《金匮要略方论》,第60页。
③ 尚志钧辑校:《新修本草(辑复本)》,安徽科学技术出版社1981年版,第356页。
④ 〔东汉〕刘熙:《释名》,第76页。
⑤ 永宁:《贵妇的红汗》,《读书》2007年第1期,第75页。

缺的技巧,也隐喻着古代家庭生活的意象。画眉之术当比敷粉妆红稍晚,但在战国后期应已出现,在秦汉时期开始流行。《说文·黑部》称:"黱,画眉也。"小徐本作"画眉墨也"[①]。"黱"即"黛"字。《释名·释首饰》中提到"黛,代也。灭眉毛去之,以此画代其处也"[②]。说明汉代妇女画眉可能是将原来的眉毛剃去,再用眉笔画上流行的式样。唐代妇女的画眉式样更是有近二十种之多,先后流行的有蛾眉、柳眉、却月眉、阔眉、八字眉等[③]。又有"粉白黛绿""红妆翠眉""眉若远山"之说,可见黛所画之眉非纯黑色,而是带有青绿色。

"黛"即古时的眉笔,后来引申为眉毛的代称。据文献记载,最早的"黛"是"石黛"。东汉服虔《通俗文》云"染青石谓之点黛"[④],徐陵《玉台新咏》的序中称:"南都石黛,最发双蛾。"[⑤]石黛似指天然的石墨或黑色的石脂。《名医别录·上品》记载:"黑石脂,味咸,平,无毒。主养肾气,强阴,治阴蚀疮,止肠澼泄痢,疗口疮、咽痛。久服益气,不饥,延年。一名石涅。一名石墨。出颍川阳城,采无时。"[⑥]李时珍《本草纲目·金石部》"五色石脂"条补充"黑石脂"云:"此乃石脂之黑者,亦可为墨,其性粘舌,与石炭不同,南人谓之画眉石。"[⑦]金代《帝京景物略》也有记载:"西堂村而北,曰画眉山,产石,墨色,浮质而腻理,入金宫为眉石,亦曰黛石也。"[⑧]按古本草中的"石炭"即是煤炭,可作为燃料,但无法用于画眉;而黑石脂质软性黏,颇似今日的石墨,应当是最早的眉笔。但其亦不适合直接用于画眉,必须在石砚上磨碾成为粉末,然后加水调和。在汉墓中多有磨石黛的黛砚发现,说明在汉代画眉以石黛为主。

除石黛外,古时常用的还有铜黛,又称铜青、铜绿,即孔雀石,主要成分为铜氧化生成的碱式碳酸铜。铜黛多呈粉状,用时亦须加水调和,其色更显

---

① 〔南唐〕徐锴:《说文解字系传》,中华书局 2002 年版。
② 〔东汉〕刘熙:《释名》,第 76 页。
③ 周汛、高春明:《中国历代妇女妆饰》,第 126—127 页。
④ 〔宋〕李昉等编:《太平御览》,中华书局 1960 年版,第 3185 页。
⑤ 〔南朝梁〕徐陵、吴兆宜注,程琰删补:《玉台新咏笺注》,中华书局 1985 年版,第 12 页。
⑥ 〔南朝梁〕陶弘景集,尚志均辑校:《名医别录》(辑校本),人民卫生出版社 1996 年版,第 11 页。
⑦ 〔明〕李时珍编纂,刘衡如、刘山永校注:《(新校注本)本草纲目》,华夏出版社 2001 年版,第 393 页。
⑧ 〔明〕刘侗、于奕正著,孙小力校注:《帝京景物略》,上海古籍出版社 2001 年版,第 329—330 页。

青绿。

与铜黛相比,更高级的画眉用品当属螺子黛。据称为唐代颜师古所撰的《大业拾遗记》(又称《隋遗录》,现普遍认为是成书于宋代的传奇小说)卷上记载"螺子黛出波斯国,每颗直十金,后征赋不足,杂以铜黛给之",唯有隋炀帝宠姬吴绛仙得赐螺子黛不绝。① 由于文献记载不多,螺子黛究竟为何种成分和样式至今仍无定论,确定的是其为加工成各种规定形状的黛块,使用时只需蘸水即可描画,使用方便而色泽匀净。多数人认为螺子黛属于矿物类,即石黛的一种,只是加工更为细致。但笔者认为,从其产地和用法看,螺子黛更像青黛的精制加工品。青黛与茜草一样,是我国应用较早的植物性染料,也是被广泛使用的药物,亦用来画眉。如白居易《上阳白发人》诗中曰"小头鞋履窄衣裳,青黛点眉眉细长"。青黛的来源为传统靛蓝类植物蓝(包括爵床科植物马蓝、蓼科植物蓼蓝,或十字花科植物菘蓝等植物)的叶或茎叶经加工制得的干燥粉末、团块或颗粒,呈深蓝色。《神农本草经》载有"蓝实",将其放在"上品",称其味苦寒,主解诸毒。② 虽然中原地区亦产蓝或青黛,但隋唐后医书中皆认为产自波斯者为上品。如《备急千金要方》卷第十《伤寒下》用治"热病后发豌豆疮"方中强调用"真波斯青黛"③;《本草纲目·草部》"青黛"条下引马志《开宝本草》亦称"青黛从波斯国来"④。这也反映了医药交流中人们对远方而来难得之物的崇尚。此外,《太平御览》卷七百一十九《服用部二十一》引《宋起居注》曰:"河西王沮渠蒙逊献青雀头黛百斤。"⑤此"青雀头黛"亦当为青黛的制成品,只是因其形色而得名。其实,用青黛染眉之法在西域地区一直广泛流传,绵延至今。维吾尔族世代相传用乌斯玛草汁涂抹眉毛,认为可以促进眉毛生长,现在还开发出了眉笔、睫毛膏等系列化妆品行销全国,此乌斯玛草为十字花科植物菘蓝,其叶即大青叶,是制造青黛的植物原料之一。因此,螺子黛无论从其产地、性状还是用法看,其原料都应是原产于波斯或西域一带的菘蓝,其提纯品仍属于青黛,与矿物性物质相比,更易上色,且不伤皮肤,还有清热解毒、活血化瘀的作

---

① 〔唐〕颜师古:《隋遗录》,中华书局 1991 年版,第 2 页。
② 尚志钧校注:《神农本草经校注》,学苑出版社 2008 年版,第 69 页。
③ 〔唐〕孙思邈撰:《备急千金要方》,第 158 页。
④ 〔明〕李时珍编纂,刘衡如、刘山永校注:《(新校注本)本草纲目》,第 750 页。
⑤ 〔宋〕李昉等编:《太平御览》,第 3160 页。

医学的知识史 | 101

用,只是制作得更加精细,又昂贵难得,因此被视为珍秘。

在宋元以后,女性用墨来画眉的记载更为多见,最常用的是松烟墨。如明代陆友《墨史》中记载:"张遇,易水人,遇墨有题'光启年'者,妙不减廷珪。宫中取其墨,烧去烟,用以画眉,谓之'画眉墨'。"①其法当是将墨烧成末状,调水后描画。松烟墨也可入药,性味辛温,主要用来止血。元好问有《赋南中杨生玉泉墨》诗,其注中称"宫中以张遇麝香小团为画眉墨"②,可见其中掺有名贵香料。民间更为流行的可能是用油灯烟煤来画眉,其色更为浓黑。《永乐大典》卷之六千五百二十三《十八阳·妆》引《事林广记》载有"画眉集香丸"一方:"真麻油一盏,多着灯心搓紧,将油盏置器水中焚之,覆以小器,令烟凝上,随得扫下。预于三日前,用脑麝别浸少油,倾入烟内和调匀,其黑可逾漆。"③即是用麻油所浸灯心烧成灰烟,再调以龙脑(冰片)与麝香,与现代的眉粉更为相似。

五、其他

古代妇女除膏泽粉黛等常用的化妆方式外,在不同时期、不同地域还流行过一些特殊的化妆形式,如额黄、花钿、面靥等,在面部或用颜料描绘花纹,或用金箔翠羽粘贴成花样。开始的目的可能是为了掩盖缺陷,后来逐渐成为一时风尚。

其中与医药有关者当属"佛妆",即以黄色颜料涂面。这种装饰据称始于南北朝,与佛教的兴盛相关,当时主要是额部涂黄,即"额黄",主要还是装饰作用。但在辽时,这种黄色化妆盛行一时,甚至扩展到整个面部,如《能改斋漫录》引张芸叟《使辽录》云:"北妇以黄物涂面如金,谓之佛妆。"④《永乐大典》卷之六千五百二十三《十八阳·妆》引《萍洲可谈》亦云:"先公言使北虏,见虏使耶律家,车马来迓。毡车中有妇人,面涂深黄,谓之佛妆。红眉黑吻,正如异物。"又引《彭汝砺鄱阳集》称:"妇人面涂黄,而吏告以为瘴病。问

---

① 〔元〕陆友纂:《墨史》,中华书局 1985 年版,第 23 页。
② 〔金〕元好问著,施国祁注:《元遗山诗集笺注》,人民文学出版社 1958 年版,第 428 页。
③ 萧源等辑:《永乐大典医药集》,人民卫生出版社 1983 年版,第 535 页。
④ 〔宋〕吴曾撰:《能改斋漫录》,中华书局 1985 年版,第 28 页。

云,谓佛妆也。"①可见这种特殊的化妆形式仅流行于北方,而宋朝人难以接受。其所用的黄色颜料即栝蒌汁,《鸡肋编》卷上有言:"燕地良家仕族女子……冬月以栝蒌涂面,谓之佛妆。但加傅而不洗,至春暖方涤去。久不为风日所侵,故洁白如玉也。"②《名医别录·中品》称栝蒌有"悦泽人面"之效③,为后世医药书因袭,但却并未明确指出是内服还是外用。而据上引文献,面涂栝蒌汁正是外用之例,可以起到防晒兼隔离的效果。也许由于北地气候干燥,日照较强,风沙较大,所以才造成了这种奇妆的流行。

① 《永乐大典》(第六二册),中华书局 1960 年版,第 1—2 页。
② 〔宋〕庄绰撰,萧鲁阳点校:《鸡肋编》,中华书局 1983 年版,第 15 页。
③ 〔南朝梁〕陶弘景集,尚志均辑校:《名医别录》(辑校本),第 124 页。

业儒、出家、行医[*]
——明末清初医家喻昌的人生与佛教

王大伟

  喻昌(1585 年—约 1683 年)①,字嘉言,江西新建县人,是明末清初的著名医家,也是清初三大名医之一(另两位是张璐、吴谦)。喻昌的著作主要有《尚论篇》《寓意草》《医门法律》等,被合称为《喻氏遗书三种》或《喻氏医书三种》②。喻昌逢值明末乱世,一生曾经历业儒、出家、行医等多个阶段,他留给后世的医学论著虽不特别多,但却在清代产生了重要影响。近现代以来的中国医学史著作,都要提到他,如陈邦贤称其:"对于《伤寒论》《金匮要略》极有研究。"③喻昌对《伤寒论》的整理很有影响,这主要体现在《尚论篇》一书中,"喻氏以此篇参与《伤寒论》学派争鸣,并成'错简重订'派主将"④。现代温病学的著作乃至教材中,又将其视为对中医温病学有所促进

  * 本文为教育部人文社会科学重点研究基地重大项目"中国佛教和道教中的礼制文化与中华文化认同研究"(22JJD730008)及四川省坚持我国宗教中国化方向研究基地 2024 年"四川佛教教育与中华优秀传统文化深度融合机制研究"阶段性成果。
  ① 关于喻昌的生平介绍中,几乎都未明确提及喻昌的生卒年,其生年的判断是根据其著作《医门法律·自序》中记有:"顺治十五年(1659)上元吉旦,南昌喻昌嘉言老人,时年七十有四序。"(见〔清〕喻昌著,赵俊峰点校:《医门法律》,中医古籍出版社 2002 年版,第 4 页。)以此推算他的生年为明万历十三年,即 1585 年。此说已获得了学界的公认,相关考察可参考陈克正《喻昌生卒代初考》(《江西中医药》1986 年第 4 期,第 60 页),虞胜清《喻昌年龄医事考》(《江西中医药》1988 年第 2 期,第 8 页)等。关于其卒年,有两种观点,下文会有讨论。

  ② 现代有蒋力生、叶明花编的《喻嘉言医学三书》(中医古籍出版社 2004 年版),陈熠编的《喻嘉言医学全书》(中国中医药出版社 2015 年版)等。

  ③ 陈邦贤著:《中国医学史》,团结出版社 2013 年版,第 176 页。

  ④ 李经纬、林昭庚主编:《中国医学通史》(古代卷),人民卫生出版社 1999 年版,第 667 页。

的医家之一。① 喻昌在中国医学史上,上承明代,下启清代。他生逢明季巨变,故有出家的经历,虽后来还俗,却未有子嗣。佛教的经历带给他的,不仅有出离现实的期望,还有医学上的影响以及与普通医生所不同的人生。②

一 喻昌的生平

文献中关于喻昌生平的记载并不丰富,以至于这和他在医学史的地位很不匹配,而且即使是他留下的著作,也几乎都是医学方面的内容,牵涉其人生方面的内容不多。相对较完整的,如《清史稿》中:

> 喻昌,字嘉言,江西新建人。幼能文,不羁,与陈际泰游。明崇祯中,以副榜贡生入都上书言事,寻诏征,不就,往来靖安间,披鬀为僧,复蓄发游江南。顺治中,侨居常熟,以医名,治疗多奇中。才辩纵横,不可一世。著《伤寒尚论篇》,谓林亿、成无己过于尊信王叔和,惟方有执作《条辨》,削去叔和序例,得尊经之旨;而犹有未达者,重为编订,其渊源虽出方氏,要多自抒所见。惟《温证论》中,以温药治温病。后尤怡陆懋修,并著论非之。
>
> 又著《医门法律》,取风、寒、暑、湿、燥火六气及诸杂证,分门著论,次法,次律。法者,治疗之术,运用之机;律者,明著医之所以失,而判定其罪,如折狱然。昌此书,专为庸医误人而作,分别疑似,使临诊者不敢轻尝,有功医术。
>
> 后附《寓意草》,皆其所治医案,凡诊病,先议病,后用药。又与门人定议病之式,至详审。所载治验,反覆推论,务阐审证用药之所以然,异于诸家医案但泛言某病用某药愈者,并为世所取法。
>
> 昌通禅理,其医往往出于妙悟。《尚论后篇》及《医门法律》,年七十

---

① 如彭胜权主编《温病学》中认为喻昌"在《伤寒论》基础上对温热病的证治提出许多新见解"(人民卫生出版社 2000 年版,第 635 页)。沈庆法主编《温病学说之研究》中也有类似的观点(上海中医药大学出版社,第 79—80 页)。

② 关于喻昌医学思想与佛教之关系的讨论,目前已有一些成果,且主要集中在中医史领域,如申俊龙《喻昌的医学思想与佛教》(《南京中医药大学学报》2000 年第 4 期)、龙奉玺《从喻昌著作探讨汉化佛教医药对中医学的影响》(《贵阳中医学院学报》2010 年第 5 期)邱玏、朱建平《儒、道、佛对喻昌医学品格及思想的影响》(《江西中医学院学报》2010 年第 5 期),柳亚平编著《喻昌》(中国中医药出版社 2017 年版,第 35—40 页)等。

后始成。昌既久居江南,从学者甚多。①

从中可见,喻昌早年业儒,列副榜贡生,可入国子监读书。他曾上书言事,但不受重视,这件事在多个方志中有记载,如(康熙)《常熟县志》卷二十二:"喻昌,字嘉言,选贡生,本江西人,与陈际泰为友。崇祯中入京,以书生上书,愤欲有为,卒无所就。"②其他如(雍正)《昭文县志》及(道光)《苏州府志》中也有记录。喻昌所处的时代,已是明末,内忧外患之下,其欲上书言政,但又不受重视,压抑愤懑之情可想而知。他在明末出家,应也是为了逃避清政府的征召,加入"逃禅"的行列。"(喻昌)顺治初寻诏征,力辞不就,佯狂披鬃,复蓄发游三吴,侨居常熟。"③有学者考察过喻昌出家的时间,认为他出家:"只能发生在清朝统治南昌,即 1645 年以后。喻昌已年逾花甲。当时,他和其他许多明朝儒生一样,拒绝应召,为此他削发为僧,遁入空门,故喻昌当和尚的时间应在 61 岁之后。"④喻昌以花甲之年出家,与时局的变化有非常大的关系,至于其出家的寺院,未见到相关传记记载,不过在同治年间刻印的江西《南城县志》收录的一位医家传记中,提到喻昌曾修禅于南昌白马庙:"曾鼎,字亦峦,号香田。工医,驰名京邑,王公争礼之。鼎幼习举艺,后以家贫理父业,旅豫章城之白马庙,庙故为喻嘉言禅栖所,鼎学宗嘉言,专精脉理。"⑤清代南昌及其周边白马庙颇多,康熙年间编的《南昌郡乘》中就收有:"白马庙,在府学左,祀旌阳部将际真护法白马忠懿侯王,甚著灵验。高士桥亦有白马庙,后毁,新建陈弘绪有重建募疏。"⑥白马庙很可能是一个祠庙,如果喻昌真的在此处出家修持,那么也印证了他其实正是借出家来躲避清政府的征召。

关于喻昌正式从医的时间,应是从其彻底放弃科举之后开始的,但其学医乃至零星进行医疗活动,恐怕是比较早的。喻昌的《寓意草》成书于崇祯癸未岁(1643),是受到胡卣臣的说服才作此著作,这其实也说明,喻昌实际

① 赵尔巽等撰:《清史稿》卷五百二十,中华书局 1977 年版,第 13868—13869 页。
② 〔清〕高士敩、杨振藻修,钱陆灿等纂:《常熟县志》卷二十二,见《中国地方志集成·江苏府县志辑》第二十一册,江苏古籍出版社 1991 年版,第 556 页。清康熙二十六年(1687)刻本。
③ 〔清〕承需修,杜友棠、杨兆崧纂:《新建县志》卷四十九,见《中国地方志集成·江西府县志辑》第五册,凤凰出版社 2013 年版,第 597 页。清同治十年(1871)刻本。
④ 虞胜清:《喻昌年龄医事考》,《江西中医药》1988 年第 2 期,第 9 页。
⑤ 〔清〕李人镜修,梅体萱纂:《南城县志》卷八之七,清同治十二年(1873)刻本。
⑥ 〔清〕叶舟修,陈弘绪纂:《南昌郡乘》卷八,见《北京图书馆藏古籍珍本丛刊·史部·地理类》第三十册,书目文献出版社 1987 年版,第 125 页。清康熙二年(1663)刻本。

还在追求科举仕途时，就已经行医了，如他说："不谓一身将老，时态日纷，三年之久，不鸣一邑。幸值谏议卣臣胡老先生建言归里，一切修举，悉从朝廷起见。即昌之一得微长，并蒙格外引契，参定俚案之近理者，命名《寓意草》。"①从喻昌的这段描述能看出，喻昌在撰写《寓意草》之前，实际依然在等待明廷的征召，在没办法的情况下，才彻底转入行医的行列。而且胡卣臣似乎对他有特殊的知遇之恩，故特别提到"格外引契"。笔者并未查到胡卣臣的具体生平，但从《寓意草》的内容来看，喻昌曾为他及其父亲治病，而且胡卣臣对《寓意草》有六十余则点评，似乎也说明他是懂些医理的。

喻昌后又蓄发，来到常熟行医，此时清政权已逐步稳定。喻昌也与钱谦益交好，这成为其人生中重要的人际关系之一。② 在一些地方志中，称喻昌是顺治初受钱谦益邀请来到江南，如(康熙)《常熟县志》卷二十二："顺治初，钱宗伯谦益重其术，邀至邑中，赠诗以汉高获为比。"③钱谦益的确曾赠诗给喻昌："公车不就幅巾征，有道通儒梵行僧。习观湛如盈室水，炼身枯比一枝藤。尝来草别君臣药，拈出花传佛祖灯。莫谓石城还遁迹，千秋高获是良朋。"④钱谦益的诗文实际在赞誉喻昌儒佛兼行，业医修禅的特色，同时还将其比作东汉时的方士高获，喻其德行正直，技艺超伦。钱谦益曾为喻昌的《尚论篇》《医门法律》作序，在《医门法律》序文中，钱谦益几乎整篇都是用佛教语言进行叙述，这一方面是对喻昌的推崇与尊重，也反映出两人之间良好的关系。如他说：

> 新建俞征君嘉言，发挥轩、岐、仲景不传之秘，著《尚论篇》，余为序其指要，推本巫医之道术，比于通天地人之儒。世之人河汉其言，惊而相告者多矣。越二载，征君年七十，始出其《尚论后篇》及《医门法律》教授学者，而复求正于余。
>
> 余读天台止观书，论四大五藏，增损得病，因起非一。病相众多，识因治病，举要言之，则有《瑜伽》四种善巧，《杂阿含》七十二种秘法。其

① 陈熠主编：《喻嘉言医学全书》之《寓意草·自序》，第 371 页。
② 关于喻昌与钱谦益的关系，医学史家范行准先生在民国时期就有专文论文，详见其《钱牧斋与喻嘉言》(《医文》1943 年第一卷第五期)。
③ 〔清〕高士敩、杨振藻修，钱陆灿等纂：《常熟县志》卷二十二，见《中国地方志集成·江苏府县志》第二十一册，第 556 页。
④ 〔清〕钱谦益著，钱曾笺注，钱仲联标校：《牧斋有学集》卷四，上海古籍出版社 1996 年版，第 135 页。

言精深奥妙，殊非世典医经、经方两家所可几及。当知我如来出世为大医王，五地菩萨，方便度生，以善方药疗治诸病，非积劫誓愿，用醍醐上药供养诸佛，教化众生，不能现药王身说法，岂特通天地人之儒也哉！征君外服儒行，内闇心宗，由曹洞五位，君臣旨诀，妙悟医理，用以判断君臣佐使之法。阴病一论，原本四大，广引三界，台宗地论之微言，一往参合，所谓如药树王遍体愈病者也。世人规规焉，量药于寸匕，程方于点墨，牛羊之眼，但别方隅。其惊而相告也，不亦宜乎？

然吾观如来之论医，盖莫精于《大涅槃经》旧医客医之说。夫旧医之治病，不别风热寒温，悉令服乳，客医之厉禁之者宜也。厉禁行而王病愈，国无横死，禁乳之效，可见于前矣。迨王之热病作也，非乳不起，而客医之所以除病者，即禁旧医之乳药而已。舍旧医之乳药，而求客医之乳药，虽谒大自在天而请之，岂可得哉？由此观之，病因弘多，病相颇异。古方新病，有不相能。察传变，判死生，在乎三指之间，一息之内。譬如两军相对，决胜负于呼吸。必欲学古兵法，按图列阵，而后从事，良将所不与也。曹洞之宗曰：动成窠臼，荦落顾伫，背触俱非，如大火聚。征君之著书，其殆有得于此者乎？佛言客医别药，如虫食木。知者终不唱言，是虫解字。今《尚论》诸书具在，皆客医之乳药也。学者神而明之，无若虫之解字，为智人所笑，庶不负征君方便苦心矣。①

钱氏与喻昌的关系很紧密，范行准先生曾评述："象钱牧斋、喻嘉言两人，他们于自己的学业上，都有很深的造诣，而两人的交往却又很深。而喻氏晚年思想有一部受牧斋影响。"②喻昌不仅医术精湛，而且高寿，关于其卒年，有 1664 年（康熙三年）和 1683 年（康熙二十二年）两种说法。1664 年的说法，主要是根据清代南昌地方文献《江城旧事》中记载，钱谦益曾为喻昌置办坐化龛，且钱氏于 1664 年去世，故喻昌不可能晚于 1664 年去世。③ 1683 年的说法，主要依据是王翃在《握灵本草》的《自序》中记载："是编也，始于丙

① 〔清〕钱谦益撰，钱曾笺注，钱仲联标校：《牧斋有学集》卷十五，第 718—719 页。
② 范行准：《钱牧斋与喻嘉言》，《医文》1943 年第一卷第五期，第 40 页。
③ 《江城旧事》卷十四"俞先生见形"条中记有："《耻夫纪闻》：新建喻嘉言殁于钱牧斋家，牧斋以为坐化龛奉之。康熙间，甥某迎归靖安。"（〔清〕朱桑撰，周子翼、戴一璇点校，江西人民出版社 2016 年版，第 349 页）。相关考证可参考虞胜清《喻昌年龄医事考》（《江西中医药》1988 年第 2 期，第 6 页）

甲,迄于壬戌,凡四易稿而成……是编初稿成,西昌喻嘉言先生适馆余舍,曾出以示先生,先生喟然曰:雷、桐不作,斯道晦塞久矣,君其手握灵珠,以烛照千古乎。《握灵本草》者,喻先生之言也。"①这篇序文作于康熙二十二年,文中提到的壬戌年是康熙二十一年(1682)。也就是说,起码在康熙二十一年时,喻昌依然是健在的。从文献的准确度来说,《江城旧事》中的典故,应不如《握灵本草》的作者自序可信,但喻昌是不是一定在1683年去世,实际还没那么确定,但可以肯定的是,喻昌应该活到了近百岁的高龄。②

二 喻昌的人生与佛教

喻昌因医闻名,但其人生轨迹中最特别的阶段,却可能与其曾出家有关。从某个角度来说,喻昌是一位亦儒亦佛的医生。

喻昌的人生颇多神秘色彩,如:"少遇异人,授内养法,终身不卧,倦则依蒲团小憩。"③"少得疾,遇异人授内养法而愈,遂终身不卧,倦则倚蒲团小憩而已。"④另有方志又称其自幼就有"诡异之迹",如(同治)《南昌府志》和(光绪)《江西通志》都记载喻昌:"自幼读书,多诡异之迹。"⑤在这些标签之下,似乎喻昌从少年起,就因特殊的机缘获得了某种修行法门,而这也成为其精于医术的起点性事件。不仅如此,这种获得秘密传授内养法门的机会,也类似某种预言一般,说明他必然走向有别于传统儒生的道路。

喻昌的后事,也是以僧人丧葬的模式进行的,除上文提到《江城旧事》关于喻昌坐化龛的典故,在相关方志中,还记载他去世前曾与李元兆对弈三日夜:"(喻昌)又好弈,与国手李元兆对弈三日夜,敛子而逝。"⑥另还有:"年八

① 〔清〕王翃辑,叶新苗校注:《握灵本草·自序》,中国中医药出版社2012年版,第2页。
② 相关考证可参考陈克正《喻昌生卒年代初考》(《江西中医药》1986年第4期,第60页)、张志远《中医源流与著名人物考》(中国医药科技出版社2015年版,第394页)。
③ 〔清〕赵宏恩等修,黄之隽等纂:《江南通志》卷一百七十二,《景印文渊阁四库全书》第511册,台湾商务印书馆股份有限公司2008年版,第894页。
④ 〔清〕高士钥、杨振藻修,钱陆灿等纂:《常熟县志》卷二十二,见《中国地方志集成·江苏府县志辑》第二十一册,第556页。
⑤ 〔清〕许应鑅、王之藩修,曾作舟、杜防纂:《南昌府志》卷五十三,见《中国地方志集成·江西府县志辑》第三册,第225页。清同治十二年刻本。
⑥ 〔清〕劳必达修、陈祖范纂:《昭文县志》卷九,见见《中国地方志集成·江苏府县志辑》第十九册,第320页。清雍正九年(1731)刻本。

十,预知时至,坐论而化。"①无论喻昌是以何种状态去世,都带着浓厚的佛教色彩,这明显与其人生经历有直接关系。他去世后,其遗骨曾以骸龛的方式被安置在寺院中,后又被安葬,这依然是僧侣才会使用的丧葬仪轨。如(光绪)《江西通志》卷一百七十中记载:"昌无后,其甥负遗骸归,过左蠡,舟遭风浪,首尾尽毁,折独骸龛一舱无恙,屹然湖中。后寄于靖安萧寺,有盗其旁铜环者,立中颠毙。今遗骸尚不坏,郡人募立祠祀之,布政使李兰有题辞。"②(乾隆)《南昌县志》的记载与之相似,但也有不同:"新建喻嘉言,坐化龛奉之,康熙间其甥某迎归靖安。雍正中,南昌医士金曰:'先生明处士,隐于医,奈何辱遗骸而佛法祀之?'因迎至南昌徐孺子墓侧葬焉,龛初至,寄城南百福寺,日暮先生形见,僧怖,请祀之,今百福寺有喻先生祠。"③这些方志中的记载大致可拼合出喻昌逝后的遗骨安置状况,他在常熟去世后,由其外甥护送回靖安,但估计此时都未下葬,可能依然是以坐化龛的方式供养在寺中。

(同治)《新建县志》中,将喻昌去世后的安葬的过程有所整合:"昌无后,其甥负遗骸归,过左蠡,舟遭风浪,首尾尽毁折,独骸龛一舱无恙,屹然湖中。后寄靖安萧寺,有盗其旁铜环者,立中疯毙,今遗骸尚不坏。《绎堂杂识》云,诸生曹必聘与众医舁昌遗骸于城南百福寺傍,塑像寺中。"④改葬之后,当时的江西布政使李兰曾作《募建喻征君祠序》,李兰是在雍正六年(1728)任的江西布政使⑤,从康熙二十二年左右喻昌逝世,到雍正初年改葬至南昌,跨越了近五十年的时间。在这篇序中,李兰将喻昌与扁鹊作比,夸赞喻昌因修

① 〔清〕许应鑅、王之藩修,曾作舟、杜防纂:《南昌府志》卷五十三,见《中国地方志集成·江西府县志辑》第三册,凤凰出版社 2009 年版,第 225 页。清同治十二年刻本。

② 〔清〕刘坤一等修,刘铎、赵之谦等纂:《江西通志》卷一百七十,见《中国地方志集成·省志辑·江西》第七册,第 480 页。清光绪七年(1881)刻本。《释氏要览》卷一:"今多称僧居为萧寺者。必因梁武造寺以姓为题也。唐李约自宫淮南买得梁武寺额,萧子云飞帛大书'萧'字将归洛下宅中匣于小亭,号萧齐也。博知君更为正之。"《大正藏》第 54 册,第 263 页下。

③ 〔清〕徐午修,万廷兰纂:《南昌县志》卷三十二,清乾隆五十九年(1794)刻本。

④ 〔清〕承霈修,杜友棠、杨兆崧纂:《新建县志》卷四十九,见《中国地方志集成·江西府县志辑》第五册,第 597 页。清同治十年刻。曹必聘也是新建人,对喻昌非常推崇:"曹必聘,字次尹,新建人。十岁入庠,称神童,累试高等,尤精岐黄术,名闻齐楚燕赵间。巡抚迈柱试阖郡医家《素问》诸书,惟必聘条对详明,授医学正,部文檄取喻嘉言事迹、著述,必聘实左右之,同时有曹山级,亦以儒家得喻氏秘传,医人多奇中。"(〔清〕许应鑅、王之藩修,曾作舟、杜防纂:《南昌府志》卷五十三,见《中国地方志集成·江西府县志辑》第三册,第 227—228 页。清同治十二年刻)

⑤ 据(雍正)《江西通志》卷四十八的记载:"李兰,字汀伯,直隶乐亭人,由解元登戊戌(康熙五十七年,1718)进士,雍正六年任(布政使)。"(〔清〕谢旻等修:《景印文渊阁四库全书》第 514 册,第 556 页。)

佛而境界更高：

> 史称越人获长桑君之药，饮以上池之水，三十日而视见垣一方人，以此视病，尽见五脏症结。人隔于垣，与夫腠理、血脉、肠胃、骨髓之隐于重膜，虽圣人有所不能阚，越人何独能之？盖越人非以目视目见也，明之，发于形器者有限，而妙于神智者，无穷也。新建喻征君嘉言，自少读书，多诡异之迹，为儒而能超然不苟于禄仕，已而逃诸禅，由禅而妙悟于医理。其治疗多奇中，著书发轩、岐以来不传之秘，以妙明虚湛之心，为一体呼喁之应。征君之于病，其诸越人见垣之视软然。吾怪越人能以其道，嘘枯吹生于一世，而不能自改于殃祸，见人之五脏症结而不能察人心怅触忌害伤贼之情，岂非明限于其术而莫能自致其用，与征君抱异术以游于世，祛物之病而能不为物病，殆庶几于道者既没，又保其身以无腐坏败裂。颠风恶浪，帆倾舟折，漂流之时能自安其遗骸以无恙。其神明永固，足以自存于世，而遗书定以开后人之祠而祀之。谁曰不宜吾见邦人之踊跃，不转盼而观厥成也。①

将喻昌与扁鹊的对比，并称其"妙明虚湛"，依然是突出喻昌曾入佛习禅的特殊生活经历。喻昌的祠堂极可能是乾隆十年(1745)才建成。"喻征士祠，在进贤门外百福寺内，乾隆十年南昌知县钱志遥建，祀明新建征士喻嘉言。"②喻昌遗骸安置在百福寺后，应就在此设置了祠堂。但之后，喻昌的遗骨可能又被重新入土安葬，"门下生奉其遗骸归庄严于城南百福寺，后数十年，众医士瘗于近山纯阳观侧，今惟塑像，存一龛香火，祷祀者，岁时犹不绝"③。可见，喻昌遗骸安置在南昌百福寺后，又曾有一次重新安葬的过程。清代文人蒋士铨曾撰有《喻嘉言先生改葬告词》，其中记有："金身入弥勒之龛，含贞体固；素旐压彭蠡之浪，藏瘗舟完。既归常熟，遗骸暂寄靖安萧寺，盗环者毙，请祷者生。既而移祀会城，栖神净域，寺名百福，灵庇千人……囊

---

① 〔清〕许应鑅、王之藩修，曾作舟、杜防纂：《南昌府志》卷十三，见《中国地方志集成·江西府县志辑》第一册，凤凰出版社2013年版，第316—317页。清同治十二年刻本。
② 〔清〕承霈修，杜友棠、杨兆崧纂：《新建县志》卷二十二，见《中国地方志集成·江西府县志辑》第五册，第237页。
③ 〔清〕许应鑅、王之藩修，曾作舟、杜防纂：《南昌府志》卷六十六，见《中国地方志集成·江西府县志辑》第三册，第607页。清同治十二年刻本。

者聚徒卜葬,瘗公于孺子坟边,累土成丘,树表在纯阳观侧……某昔萌改葬之志,曾输负土之诚。忽忽十年,硁硁此念。"①蒋士铨记载的,应就是此次改葬的过程,而且从中可见,喻昌遗骸入百福寺后,就有当地医家、士绅等谋划改葬,但居然谋划了十年之久才成。百福寺和纯阳观都在进贤门外,应也相距不远:"百福寺,在绳金塔之东,宋时建,国朝乾隆十年知县钱志遥增修,东建文昌阁,西建春秋阁。"②"纯阳观,在进贤门外,宋建,岁久倾圮,为居民盘踞,□□孙霖于乾隆壬子年(1792),求知县顾,出示驱逐,复旧基重建门殿。"③喻昌在逝世后经历了从靖安到南昌百福寺,再到纯阳观外安葬的过程。喻昌的遗骸在入土之前,粗略计算起来,可能有近六十年的时间是在寺中安置的。而且即使其已入土安葬,但依然在百福寺有祠堂,这也说明喻昌即使去世乃至入土安葬,世人依然认为其为佛门中人,与佛教有千丝万缕的联系。

上文已提到,喻昌少年读书时就多"诡异之迹",在一些野史文献中,喻昌人生中的神异色彩更著,如《牧斋遗事》的记载中,更有身为明宗室的传说:"嘉言,本姓朱,江西人,明之宗室也。鼎革后,讳其姓,加朱以捺,为余。后又易木以刂为俞。向往来牧斋之门,结庐城北之麓。少遇异人,授以秘方,兼善黄白之术。弟子有祈其术者,辄语曰:我誓以济世,不以似。先师强授我,然尚不免大谴二:一夭殇;一无后。汝愿天殇乎?无后乎?……人或疑惑其托词以拒,然嘉言实无后。"④此类文献的记载,多有后人附会的成分,不过也从侧面证实了关于喻昌的神异故事,是其在世乃至去世不久时,都在流传。

喻昌人生中展现出的宗教情结,也的确在其行医过程中有所体现,如他曾为胡卣臣治痰症:"娄东胡卣臣先生,昌所为贤士大夫也。凤苦痰饮为恙,夏月地气上升,痰即内动,设小有外感,膈间痰即不行。两三日瘥后,当膺尚结小瘥,无医不询,无方不考,乃至梦寐恳求大士救疗。因尔闻疾思苦,深入三摩地位,荐分治病手眼,今且仁智兼成矣。昌昔谓膀胱之气化大行,地气不升则天气常朗,其偶受外感,则仲景之小青龙一方与大士水月光中大圆镜

---

① 〔清〕蒋士铨著,邵海清校,李梦生笺:《忠雅堂集校笺》第四册,上海古籍出版社1993年版,第2424—2425页。

②③ 〔清〕徐午修,万廷兰纂:《南昌县志》卷十一,清乾隆五十九年刻本。

④ 见《中国野史集成》编委会、四川大学图书馆编:《中国野史集成》第39册,巴蜀书社2000年版,第263页。

智无以异也。盖无形之感挟有形之痰互为胶漆,其当胸窟宅,适在太阳经位,惟于麻桂方中倍加半夏五味以涤饮而收阴,加干姜、细辛以散结而分邪,合而用之令药力适在痰邪绾结之处,攻击片时,则无形之感从肌肤出,有形之痰从水道出。顷刻分解无余,而膺胸空旷,不复丛生小痊矣。"①喻昌在医疗活动中掺杂宗教性的描述非此一类,他有时面对疑难重症,还要静坐思考,颇有老僧入定,观察因果的色彩:"袁仲卿乃郎入水捉蜻蜓为戏,偶仆水中,家人救出,少顷大热呻吟。诸小儿医以镇惊清热合成丸、散与服,二日遂至昏迷不醒,胸高三寸,颈软,头往侧倒,气已垂绝,万无生理……余曰:'此儿受症何至此极,主人及客俱请稍远,待吾一人独坐静筹其故。'良久曰:得之矣!"②喻昌在面临重症时,从容的观察和分析病情的举措,颇有一些禅意,在其著作中特意描述此类行医细节,恐怕也是佛教修行留给他的烙印。

关于喻昌行医的记录中,某些故事堪称神迹,如:"北门外多败屋,居民多停棺其中,嘉言偶见一棺似新厝者,而底□中流血若滴,惊问旁邻,训曰:顷某邻妇死,厝棺于此。嘉言急觅其人,为语之曰:汝妇未死,凡人死者血□,生者血鲜。吾见汝妇棺底血流甚鲜,可启棺速救也。盖妇实以临产昏迷一日夜,夫以为死,故殡焉。闻此言,速启棺。诊妇之脉未绝心胸间,针之,针未起,而下已呱呱作声,儿产,妇亦起矣,夫乃负妇抱儿而归。"③此类故事在中医史和佛教史中并不少见,某些医生或僧人往往能看出一些病人实际还未死亡,且他们多有起死回生的手段,不过将此类故事附加于喻昌的行医事迹中,却显得比较特殊,因为《牧斋遗事》的成书时间与喻昌应属同一时代,而在当时就在喻昌的医疗事迹中增添此类故事,足以说明喻昌在行医过程中,其诊疗水平恐怕已超出一般医术的范畴,更有近乎"神效"的医疗特色。

在上文叙述中,已见到喻昌去世后,其骸龛遇风浪而不沉,盗贼因窃其龛上铜环而暴亡,僧人见喻昌形现而恐怖等"诡异之事"。而关于喻昌的神迹还不止如此,其他如:"乾隆二年(1737),南昌医士高世铨往靖安求其书,归至牛头岭,夜黑误入箐中,辗转不得出,遇持弓矢者数人,叱曰:'若人也?

---

① 〔清〕喻昌著:《尚论篇》卷一,见陈熠主编:《喻嘉言医学全书》,第49—50页。
② 同上书,第378页。
③ 《牧斋遗事》,见《中国野史集成》编委会、四川大学图书馆编:《中国野史集成》第39册,第264页。

鬼也?'世铨惊询之,则捕虎者还。迹之,虎方食遁于箐,而世铨向来径无所见。夜宿山店,微雨,缚竹为扉,世铨惧不敢安寝,忽有巾服老人抚之曰:'吾在此,无惧虎也。'明日起,视虎迹环户外,老人貌类喻嘉言,盖阴护之云。"[①]可见,即使喻昌去世后,关于他的神异故事依然有流传,乃至成为具有"阴护"医生的神灵,喻昌被神化与其曾有的宗教身份实际是分不开的,也与其长达几十年的遗骸在寺中安置分不开。喻昌不仅生前与佛教有极深渊源,其逝世后,更是以出家人的方式安置遗骨,乃至祠堂就设在寺中。喻昌虽先出家,而后又在家,但其明显比一般在家居士更有出家的味道,他也的确因其在世时出色的医术及特殊的人生经历,更被赋予一层神圣性。

三 余论

喻昌一生经历业儒、出家、行医三个阶段,用现代医学社会史的观点来看,他是一个典型的儒医。但同时,他却又有出家的经历,一生的行止保留了浓厚的佛教味道,他终生未婚,没有子嗣,乃至后事都由其外甥办理。他去世后,依然接受世人的供奉祭拜,家乡为其立祠堂,后代医家视其为前辈名医而求学于他,以他的著作为圭臬。其逝后诸多神异的出现,说明他的影响乃至其生前就带有的某种"诡异"色彩,在其去世后被放大,他甚至被列入"圣人"行列,如"《潜邱札记》有《与戴唐器书》云:十二圣人者,钱牧斋、冯定远、黄南雷、吕晚村、魏叔子、汪苕文、朱锡鬯、顾梁汾、顾甯人、杜于皇、程子上、郑汝器。《戴唐器书》更增喻嘉言、黄龙士,凡十四人谓之圣人,乃唐人以萧统为圣人之圣,非周孔也"[②]。所谓"十四圣人",实际是当时之人,对同时代知名人物的评价,喻昌能进入这个行列,也说明其才能和地位,得到了同代人的认可。作为"复合型"人物的喻昌,他与传统儒医相比,有着更特殊的身份,他的宗教标签,是有别于其他医生的重要因素。当世之人,也更愿意用佛教语言对他进行描述。如此背景下的喻昌,其多重的身份中,佛教徒始终占有一席之地的,他也是一个真正践行着佛教思想的、居士式的医生。

---

① 〔清〕徐午修,万廷兰纂:《南昌县志》卷三十二,清乾隆五十九年刻本。
② 〔清〕张穆撰:《顾亭林先生年谱》,见《续修四库全书》第 553 册,上海古籍出版社 2002 年版,第 589 页。

冯一梅校勘医书事迹钩沉

于业礼

冯一梅(1849—1907),字梦香(又作孟香、梦芗),浙江慈溪人。曾入杭州诂经精舍,游学于俞樾门下,为曲园先生推重。光绪三年(1877)中举后,赴会试,不第。即入浙江书局,任分校官,光绪五年(1879)升任总校。后又为各地书院聘请,历任教习、总纂等职。

慈溪冯氏乃清末大族,著名版本目录学家冯贞群先生即是冯一梅后人。对于这位先辈,冯贞群先生的儿子冯昭适(衷博)曾为之作《冯梦香先生传》,论其生平甚详。该传曾经章太炎先生审定,发表于太炎先生创办的《华国月刊》上,是研究冯一梅的重要材料。为省检索,今录其主要内容如下:

> 先生讳一梅,字梦香,慈溪冯氏。父镕,官广东肇罗道。先生幼颖异,八岁能文,下笔立就,长老皆奇之。既长,补诸生。旋食饩,侨寓杭州,读书诂经精舍,受知德清俞荫甫先生。俞先生故名宿,先生事之久,一切经说史义,往复辨难,恒得奥妙。巡抚杨昌濬闻其名,辟为浙江官书局总校,上刻古书诸议,为时所重。光绪二年举于乡,一赴会试,不中式,即绝意进取,专心著述,以奖诱后进为己任。历主衢州正谊、西安鹿鸣、镇海鲲池、余姚龙山、新昌鼓山诸书院讲(席)、宁波辨志精舍舆地斋长凡三十年,尽心评骘,士论推服。中间并就杭州求是书院、绍兴府学堂总教习、龙游志局总纂。尝为山阴徐氏编定绍兴先正遗书,订藏书楼约。性好蓄书,脩脯所入,见书尽鬻之。其学经史而外,九流百氏,靡不

综览。讲学不立门户，以实践为归。研经之余，尤喜治《老子》《黄帝内经》、算术，多所心得。著有《老子校勘记》二卷、《老子释文校勘记》一卷、《内经校勘记》四卷、《述古堂经说》三十卷、《诗》十卷、《制艺》二卷、《译学刍论》一卷、《续修龙游县志稿》五十卷、《古越藏书楼书目》二十卷。光绪三十二年，以疾归里。明年春，病剧。得俞先生赴(讣)告，悲甚，犹强起，手撰祭文挽联，望空遥祭之。三月十七日卒，春秋五十有九。子四：玉崐(诸生)、玉崧、玉崙、玉崇。①

从传文中所录冯一梅著作可以看出，冯先生长于校勘之学，有"校勘记"多部。这当然是与其曾任浙江书局分校、总校有关，也与其深受其师曲园先生影响有关。如冯一梅自题书室名为"述古堂"，就是志其尊圣人述而不作之义。冯一梅著作大多未刊，以稿本形式存世。除传中所录诸种外，尚有《鸡跖赋续集》二卷、《辨韵课儿诗》不分卷、《辨韵诗》不分卷、《太素》不分卷、《西方子明堂灸经校勘记》一卷等，并辑有《冯氏五家诗钞》一卷，校订《批选直省闱墨》十三卷等。

正如传中所说，冯一梅"研经之余，尤喜治《老子》《黄帝内经》、算术"，所著校勘学著作中，就有数部为医书类的校勘著作，涉及《黄帝内经》《太素》《西方子明堂灸经》等医学经典著作。清代经史学家校勘、辑佚医学经典著作者颇有其人，但像冯一梅这样参与多部医书校勘、并著校勘记者，实为不多。只是目前学界对冯一梅校勘医书之功，尚未有人注目，无相关研究成果，实为可惜。② 本文拟就冯一梅校勘医书事迹稍作钩沉，并对其现存数部医书校勘记予以介绍，不致埋没架尘，徒付蠹鱼。

一、冯一梅校勘二十二子本《黄帝内经》事迹

冯一梅最初对医书进行校勘，应是在浙江书局任职期间。

浙江书局，或称"浙江官书局"，是清末浙江府署建立的官办刻书

---

① 冯昭适：《冯梦香先生传》，《华国月刊》1924年第12期，第2—3页。本文后又经《宁波旅沪同乡会月刊》(1927年第48期)转载，部分文字有改动。

② 杨东方先生《清代整理中医药文献研究》第四章第二节有部分关于冯一梅的研究，只是杨先生书新出，本文仓促不及补入，读者可互参。

机构,于同治六年(1867)开办,至民国二年(1913)并入浙江图书馆,历时四十五年。[1] 作为官方刻书机构,浙江书局在建设之初,就设有详细的章程与规条。在人员组织方面,设总办二人,襄办和驻局正、负提调各一人,负责日常事务。首任总办是名士薛时雨和长孙依言两人,两人离职后,改设总办和坐办各一人。总办由浙江学使兼任,坐办则聘请俞樾长期担任。[2] 襄办是浙江书局根据自身特点所设的专门职位,由丁丙担任。不过仅一个月,丁丙就辞去该职,后不再设襄办。[3] 具体的书籍校刻方面,则设总校四人、分校八人以及助校、缮录若干,另聘有刻匠、印工、司阍、杂役等人。历任总校及分校中,不乏著名学者,如李慈铭、谭献、黄以周、汪康年、张鸣珂等。

对于冯一梅在浙江书局任职之事,《冯梦香先生传》仅说"巡抚杨昌濬闻其名,辟为浙江官书局总校",较为简略。经考,冯一梅入职浙江书局,是在光绪三年(1877)。《申报》1877 年 7 月 2 日第 5 版《浙省抚辕事宜》载曰:"举人冯福宽、冯一梅俱由京会试回禀,安山阴县附生谢租渊禀知,奉宪委书局分校差禀谢。"[4] 升任总校是在光绪五年(1879),《申报》1879 年 1 月 4 日第 5 版《浙省抚辕事宜》:"慈溪举人冯一梅禀谢书局分校改为总校差。"[5] 所载甚详。

冯一梅能够进入浙江书局,应与俞樾的推荐有关。在与杨昌濬讨论《二

① 有关浙江书局的相关研究,学界已十分丰富。较具代表性的成果有夏定域《浙江官书局史料》(《图书馆研究与工作》1980 年第 3 期)、顾志兴《浙江书局始末及其所刊书》(《文献》1990 年第 1 期,后全文收入《浙江印刷出版史》第六章第三节中,杭州出版社 2011 年版)、潘猛补《浙江书局史略》(《图书馆研究与工作》1991 年第 1 期)、隗静秋、董强《"顺势而行"的晚清官书局创置与衍变——以浙江官书局为中心的考察》(《中国出版》,2013 年第 12 期)等,柳爱群硕士学位论文《晚清官书局刻书研究》(北京师范大学 2006 年)和宋立硕士学位论文《浙江官书局研究》(河南大学 2010 年)总结相关研究资料甚详,可以参考。其他相关研究还可参考王晓霞:《纲维国本——晚清官书局研究》(江西高校出版社 2018 年版)等。既往研究中,对浙江书局的创办与结束时间有所争议,本文主要参考顾志兴先生观点。

② 该观点是参考潘猛补《浙江书局史略》而得,如潘先生云:"当时杭州大书院山长四人,而书局总办却只有两名,由谁兼任总办难以平衡。于是决定由浙江学使来兼任总办,而改设坐办一员。"不过《清史稿·儒林三》云"东南遭赭寇之乱,典籍荡然,樾总办浙江书局"等,使得后来研究者多以俞樾为浙江书局总办,不十分准确。

③ 丁立中《先考松生府君年谱》(收入《北京图书馆珍藏本年谱丛刊》第 172 册,北京图书馆出版社 1999 年版,第 184 页)中云"府君襄办一月,开办各事毕,然后辞之",即是其事。

④ 《浙省抚辕事宜》,《申报》1877 年 7 月 2 日。

⑤ 《浙省抚辕事宜》,《申报》1879 年 1 月 4 日。

十二子》刊刻事宜的信札中，俞樾云："都下榜后不第诸君子即可南旋，如黄以周、潘鸿皆局中知名士，想可蝉联，将来校勘子书，亦必得力。此外如尚须罗致，则冯一梅、徐琪均其人也。孙瑛才气殊佳，或传其灌夫骂坐，然实不饮酒，并以附陈。"①作为《二十二子》的校勘者，俞樾向杨昌濬共推荐五人。黄以周、潘鸿已在书局，另有冯一梅、徐琪和孙瑛。除徐琪外，其他四人都出现在《二十二子》校勘者名录中，可见杨昌濬对俞樾的意见十分重视。从冯一梅尚未回南来看，此时当是在光绪三年（1877），结合俞樾信中"而良辰恰近天中"之语，可考知此时的具体日期是农历四月底或五月初。据上引《申报》所载，冯一梅进入浙江书局是在 1877 年 7 月 2 日，即农历五月廿二，也就是说，冯一梅回南后，很快就被聘入浙江书局。

自然，冯一梅入浙江书局后，所参与校勘的第一部书籍就是《二十二子》。《二十二子》共收录子书二十二种，冯一梅参与校勘的，有《管子》和《黄帝内经》等，皆任分校。冯一梅为何会成为《黄帝内经》这样一部医书的主要校勘者？

一个可能的原因，是受到其师俞樾的影响。其实，《黄帝内经》选入《二十二子》，正是俞樾的主意。在写给杨昌濬的另一封信中，曲园先生曰：

> 又按《四库全书》中子书莫古于《黄帝内经》，而外间所有不过马元台注本，于古义未通，故于经旨多谬。此书以王冰注为最古，而宋林亿、孙奇、高保衡等校正者为最善，鄂局未刻。窃思医学不明为日已久，江浙间往往执不服药为中医之说，以免于庸医之刃，亦无如何之下策也。若刊刻此书，使群士得以研求医理，或可出一二名医，补救扶偏。②

可以想见，杨昌濬和浙江书局其他主事者，在采纳曲园先生意见，于《二十二子》中收录《黄帝内经》之时，所选定总校、分校诸人，或者也会参考曲园先生意见。但不管冯一梅参与《黄帝内经》校勘的动机如何，此次校勘工作，为其以后的医书校勘事业奠定了基础，当是毫无疑问的。

《黄帝内经》一书，含《黄帝内经素问》（附《黄帝内经素问遗篇》）和《黄帝内经灵枢》两部分，《黄帝内经素问》的总校由余肇钧和黄以周两人共同担

---

① 〔清〕俞樾著，汪少华整理：《俞樾书信集》，上海人民出版社 2020 年版，第 757 页。
② 《俞樾书信集》，第 757 页。

任,每人负责不同卷数。分校有冯一梅、朱昌寿、孙瑛、吴凤阶、陈铦五人,每两人负责一卷。《灵枢》的总校为黄以周,分校也是由以上五人担任。经统计,除《黄帝内经灵枢》卷四至六外,冯一梅参与了《黄帝内经》其余各章节的校勘,是主要的校勘者。章太炎曾在写给冯衷博的信中说:"再闻梦翁素邃医事,浙局《素问》,即其所手校者。"①可见《黄帝内经》虽然是众手校成,但冯一梅居功至伟,甚至被章太炎认为是主要完成人。

冯一梅校书,有撰写《校勘记》的习惯,这些校勘记都有较高的学术价值。田晋藩《内经素问校正》中曾引冯一梅校勘《素问》的成果,称出自《疾医九脏考》一书。今未查见该书,不过宁波市图书馆藏有冯一梅《素问校勘记》稿本一种,即是当时校勘《黄帝内经》时所留。

经调研可知,宁波市图书馆所藏《素问校勘记》稿本,封面题"冯一梅素问校勘记稿后附吴越杂事及文稿"字样,馆藏著其名为"素问校勘记",应是据此而来。

仔细考察该书,是以行楷写于小幅白纸上,朱笔大字写《素问》经文,墨笔大字或小字双行写校记。书写较随意,每叶行字数不等。多则半叶十余行,少仅数行。全书四十三叶,前二十七叶为《校勘记》,二十八至三十四叶为杂抄诗文,含《吴越杂事诗》六十一首,又《挽罗节母诗吴恭人》《题族侄吴卿孝廉小影》《题郭梓生太亲为翁画》《题袁敦初四十小影》等诗及《洪吾山五旬寿序》等文数篇。三十五至三十七叶又抄《校勘记》,三十八叶及以后为字书,但文字方向倒置。推测原册应是装订后用于抄写字书,抄有六叶,后利用此册反过来写《素问校勘记》诗文等,故抄写字书部分文字方向倒置。诗文及字书部分,其上也偶有校勘医书的条文。《校勘记》内容不仅包括《素问》,也包括《灵枢》,故宜称为"黄帝内经校勘记"或"内经校勘记"更为合适。

该书最后有一段关于《音释》的按语,其中有"又因此书已据吴本付梓将竣,故篇中音释,右及此重复者亦不复删去"等语,可知该《校勘记》的成书时间,当在浙江书局本《二十二子》将成之际,或即光绪三年(1877)。

"右及此重复者亦不复删去"是指冯一梅校勘《灵枢》,最初所据是吴勉学本,后又得"宋本及明赵府本校读一过"。吴勉学本是将音释的内容置于

---

① 章太炎:《致冯衷博》,《章太炎全集·书信集》,上海人民出版社,第1048页。

篇中,而宋本及赵府本是将音释置于每卷之后,冯一梅据宋本及赵府本于每卷后补入音释内容,与篇中音释内容重复,但《灵枢》已"付梓将竣",故重复内容未再删去。今浙江书局刻二十二子本《黄帝内经灵枢》,篇中及卷末皆有音释,与该《校勘记》所记正合,可证该《校勘记》是冯一梅校勘二十二子本《黄帝内经》时所留无疑。

该《校勘记》的内容,可反映冯一梅校勘《黄帝内经》的成绩。从中可窥,冯一梅校勘《黄帝内经》时,一是搜集版本甚为详备,如校勘《素问》,除底本顾从德本外,用于校本的尚有丁本、吴本、赵本、刘本、甲乙、影宋本、医统本、汪机《读素问钞》、洋本、姚绍虞节解本等。二是于校勘中每有创见,如校《素问·平人气象论》"尺脉缓濇"条,云:"'侪'不可名,赵'侪'作'懔',并加音释于此后云'音能,困弱也'。影宋本、医统本并作'侪'。然据音释有'懔字,女耕反',则林亿校本作'懔'无疑也。"又如校《素问·五常政大论》"帝曰气始"条,云:"经络亟于收藏之用也。收,吴作'物'。梅按并疑有误,当作'终',谓极于收藏之用也,是谓气之终极。"等等。对今日《黄帝内经》的整理来说仍具重要参考价值。另外,《校勘记》中所载内容,除"校记"外,还有注释。如《上古天真论》篇,冯一梅每引《老子》为注。可惜冯一梅这些注释内容及部分校勘内容,在二十二子本《素问》中并未能完全体现,故仍需对冯一梅该《校勘记》作详细研究。

二、冯一梅校勘《当归草堂医学丛书》补刻医书事迹

冯一梅升任总校后,曾在光绪九年(1883)向浙江书局提出重刻医学丛书的建议。该建议以书信形式写就,在民国期间,作为章太炎向冯衰博征求所得的冯一梅遗稿之一,以"拟重刻古医书目"为题,发表于《华国月刊》。[①]

在该书目中,冯一梅拟重刻的医书丛书,子目有《圣济总录》二百卷、《大观证类本草》三十一卷、《甲乙经》十二卷、《肘后备急方》八卷、巢氏《诸病源候论》五十卷、《难经集注》五卷等十余种,分为"四库未著录"和"四库已著录"两类。另附古医书备采目八种(详见表1)。

---

① 冯一梅:《拟重刻古医书目》,《华国月刊》1924 年第 7 期,第 1—8 页。

表1　冯一梅拟重刻医书书目

序号	书 名 卷 数	拟重刻版本	备 注
1	圣济总录二百卷	东洋刻本	
2	大观证类本草三十一卷	东洋刻本	
3	甲乙经十二卷	古今医统正脉本	
4	肘后备急方八卷	道藏本	
5	巢氏诸病源候论五十卷		
6	难经集注五卷	东洋佚存丛书本	
7	伤寒总病论九卷附音训一卷修治药法一卷	士礼居本	
8	太平惠民合剂局方十卷总论三卷	学津讨原本	
9	刘涓子鬼遗方五卷	读书斋丛书本	
10	素女方一卷	平津馆丛书本	
11	素问六气元珠密语十七卷	抄本	
12	元和纯(纪)用经一卷	六醴斋本	
13	南阳活人书二十一卷	东洋刻本	访医统本合校
14	续本事方十卷	东洋刻本	
15	神农本草经三卷	抄孙冯翼辑佚本	冯一梅抄
16	中藏经三卷	抄平津馆本	冯一梅抄
17	宋本伤寒论十卷	东洋刻成注本	以上皆四库未著录
18	难经本义二卷	东洋刻本	
19	褚氏遗书一卷	六醴斋本	
20	苏沈良方八卷	艺海珠尘本	
21	旅舍备用方一卷	墨海金壶本	

序号	书 名 卷 数	拟重刻版本	备　注
22	素问入式运气论奥三卷	东洋刻本	
23	伤寒微旨论二卷	墨海金壶本	
24	三因极一病证方论十八卷	东洋刻本	
25	儒门事亲十五卷	东洋刻本	以上八种皆四库已著录，备采

试分析此书目，冯一梅拟重刻的医书是据四库有无（或有而非全本）为准，也就是说，是出于读书实用的目的。所以在选择版本上，在保证质量的同时，是以容易得到的版本为主。而且在提出这个建议之时，冯一梅已经做了大量的工作，如查阅书目、搜集版本等，还抄写了数部医书，作为备刻之用。

冯一梅为何提出要刊刻这么一套医学丛书？一个原因出于读书的需要，还有一个可能，是受到其师俞樾的影响。

在《拟重刻古医书目》"难经集注"条后，冯一梅有按语曰："以上六种，除《圣济总录》须购致，余皆梅所自有。然梅意以《圣济总录》与《大观本草》为最要，录此二书，卷帙繁重，必不能以私刻自任也。"其中，"以《圣济总录》与《大观本草》为最要"等观点，就是曲园先生的观点。如在《致刘秉璋》中，曲园先生曾道："浙局所刻子书，外间颇称善本。此外诸子驳杂者多，不必一一刊刻。窃谓诸子中其有益民生日用者，莫切于医家。宋元后，诸家师心自用，变更古义，立说愈多，流弊愈甚，宜多刻古本医书，如《难经》《甲乙经》《巢氏诸病源候论》《圣济总录》等书，俾学者得以略闻周秦以上之绪言，推求黄炎以来之遗法。"[①]曲园先生所举诸医书，与冯一梅所列各书，除《大观本草》外，余皆相同。曲园先生该信中有"见在议刻续三通"等语，浙江书局刻成"续三通"是在光绪八年（1882），可知此信当写于此前不久。冯一梅于光绪九年（1883）向书局建言刊刻医学丛书，从时间上来说，甚至不能排除是曲园先生的授意，或者是冯一梅对其师意见的领会贯彻。

---

① 汪少华整理：《俞樾书信集》，第292页。

从现有材料来看,冯一梅该建言并未被浙江书局采纳,重刻医学丛书之事未见施行。不过冯一梅在建言之时,似乎就已经意识到重刻医学丛书之事并非那么容易,如在《谨拟浙江书局重刻古医书目毕附记一诗》中,他写道:"救时自有返魂丹,当轴何心冷眼看。献策都门虽倦往,栖身天禄忍偷安。矧劳下问垂青盼,倘展微长免素餐。但恨小臣精力薄,受知深恐践言难。"①仔细揣摩诗中意思,似乎冯一梅虽意识到自己的建言可能不会被采纳,但身在其位,还是不得不为。上文推测冯一梅的建言,可能是俞樾的授意,此亦可证。

不过值得一提的是,1924年《华国月刊》刊登冯一梅此稿时,前面附有章太炎写为民国十二年(1923)的小序一篇,似有重刻该医学丛书之意,只可惜亦未能成行。1935年,《中医新生命》杂志于第五号转载冯一梅该书目及章太炎小序,末附谢诵穆跋。谢诵穆有语云:"冯氏拟刻之书,仅数种未刻。而此数种者,或非医者所必须,不刻亦无碍。"②或是导致该丛书在民国时仍未能刻成的原因。

冯一梅向浙江书局建言重刻医学丛书之事虽然流产,但并非完全没有引起相关人员的注意。丁丙、丁申兄弟重印《当归草堂医学丛书》,补刻入《铜人针灸经》(光绪九年十月,1883)和《西方子明堂灸经》(光绪十年三月,1884)两书,皆是由冯一梅担任校勘者,并各著《校勘记》一卷,附于书后。丁氏兄弟之所以聘请冯一梅担任校勘,很可能就是因为冯氏光绪九年建言的结果。

之所以作这样的推测,是出于以下几方面原因:

首先,《当归草堂医学丛书》所署刊刻者虽为丁丙、丁申兄弟,但丁申年事已高,该丛书主要是丁丙主持完成。上文已言及,丁丙曾在浙江书局创办之初,任襄办之职,一月后即辞去。不过在这之后,丁丙并非完全不再过问书局之事,反而是不断提供家藏八千卷楼之书给书局供刊刻之用。③ 在这种情况下,冯一梅向书局建言重刻医学丛书之事,丁丙自然也会知道。丁丙

① 〔清〕董沛、忻江明辑,袁元龙点校:《四明清诗略》,宁波出版社2015年版,第1989—1990页。
② 冯一梅:《拟重刻古医书目》,《中医新生命》1935年第5期,第11页。
③ 如胡凤丹《嘉惠堂藏书目序》中曾称:"浙省奏开书局,多借君家藏本备校勘。"《浙江省立图书馆月刊》载《丁公与浙江图书馆关系简表》一文中亦曰:"浙江刻书多藉八千卷楼之珍本互校,故浙局本得以精好著闻于海内。"顾志兴《浙江印刷出版史》(杭州出版社2011年版)第六章第三节中有详细论述,可参。

曾于光绪四年(1878)刊刻《当归草堂医学丛书》,封面题书名为"当归草堂医学丛书初编",显然是有续刻"二编""三编"的打算。冯一梅的建言,虽未得到书局重视,但于丁丙来说,应是正搔在痒处。

其次,光绪四年刊刻《当归草堂医学丛书初编》时,丁氏兄弟选择的校勘之人为李芝绶。

李芝绶(1813—1893),原名蔚宗,字缄庵,字升兰(或作申兰),常熟人。道光十九年(1839)举人,后赴会试不第,回乡任游文书院教习。富于藏书,是清末著名藏书家,其藏书处名"静补斋",著有《静补斋书目》。李芝绶藏书之余,还精于校书和鉴别版本。清末诸多学者均与之交游,载其校书事迹。经李氏手校之书,传之于今者亦有不少。① 以李芝绶如此学术背景,丁氏兄弟选其作为丛书的校勘者,自然不能排除朋友交情的因素,不过也可据此看出丁氏兄弟对校勘之人的选择标准很高。不过李芝绶不通医学,在所作《医学丛书序》中称:"余于斯道素未究心,扣盘扪烛,莫得指归。"不过丁氏兄弟刊刻《铜人针灸经》和《西方子明堂灸经》之时,李芝绶年事已高,已无法再承校勘之役。冯一梅此时虽任浙江书局总校之职,但与李芝绶相比,不管是声名还是学识,都还有所差别。丁氏兄弟选择由他校勘二书,除年富力强外,应该还与他熟悉医书的校勘有关。

再者,从时间上来说,冯一梅向书局建言刊刻医学丛书的时间是在光绪九年,《铜人针灸经》的刊刻是在光绪九年十月,很难说两者之间完全没有关系。《西方子明堂灸经》的刊刻是在光绪十年三月,距离前书刻成时间为五个月,去除工人刻板的时间,冯一梅校勘该书,所用的时间应在三个月左右。两书大小相若,则冯一梅校勘《铜人针灸经》,所费时间应也是三个月左右。现虽不可考知冯一梅向书局建言的具体月份,但将两件事联系起来,从时间上来说,是有可能的。另外,在《铜人针灸经》和《西方子明堂灸经》刻成之前,未见冯一梅与丁氏兄弟交游的记载;而此之后,则多见。可证丁氏兄弟与冯一梅的结识,正是由于《铜人针灸经》和《西方子明堂灸经》两书的刊刻。至于这其中是否有曲园先生或他人的推荐,由于缺乏更多材料,目前尚不能遽作判断。

光绪九年、十年的冯一梅,方三十余岁,声望、学术地位或不如前辈李芝

---

① 樊宁:《常熟李芝绶藏书校书事略考述》,《图书馆建设》2018 年第 11 期,第 86—90 页。

绥,但对于《铜人针灸经》《西方子明堂灸经》两书的校勘工作,却完成得很好。杨东方先生在《典籍文化与中医学》一书中曾评曰:"冯一梅襄助刊刻这两本书时,进行了仔细地校勘,并撰写了校勘记。这些校勘记资料翔实,具有很高的学术价值。"①

三、冯一梅校勘其他医书事迹

除《二十二子》外,冯一梅在浙江书局期间,自然还参与过其他书籍的校勘,如李焘《续资治通鉴长编》等。但就医书而言,目前却未查见相关记载。

对于浙江书局刊印书籍的情况,既往如潘猛补②、顾志兴③、柳爱群④、宋立⑤等先生都有较多研究,且列有详表。不过仍存在不少争议,如总数量就有288种、141种、164种和175种等多种说法。⑥ 虽然总数差异,大多是因计数方法不同而导致的(如《二十二子》作1种计,还是22种计等)。但梳理后发现,以上各说法或均有不妥。如就医书来说,许多就都没有被既往诸家注意到。反而是像《中国中医古籍总目》等医学书目著作中,有更为详细的记载。结合既往诸家研究成果及《中国中医古籍总目》,初步统计浙江书局刊刻(含重印)医书,计有14种(详见表2)。

表2　浙江书局刊印医书简表

序号	书　　名	作　　者	底　　本	时　　代
1	重广补注黄帝内经素问二十四卷黄帝内经灵枢十二卷附素问遗篇		嘉靖翻宋本	光绪三年
2	重刊补注洗冤录集证八卷			光绪五年

---

① 杨东方、李良松:《典籍文化与中医学》,中国中医药出版社2017年版,第212页。
② 潘猛补:《浙江官书局刊书编年辑目》,《图书馆研究与工作》1992年第3期,第42—46页。
③ 顾志兴:《浙江印刷出版史》,杭州出版社2011年版,第342—358页。
④ 柳爱群:《晚清书局刻书研究》,北京师范大学2006年硕士学位论文。
⑤ 宋立:《浙江官书局研究》,河南大学2010年硕士学位论文。
⑥ 以上四说分别为:潘猛补(288种)、顾志兴(141种)、柳爱群(164种)和宋立(175种)。

序号	书　　　名	作　者	底　　本	时　代
3	黄帝素问直解九卷	高世栻（士宗）	康熙三十四年侣山堂本	光绪十三年
4	瘟疫条辨摘要附风温简便方、金疮铁扇散药方	陈良佐（愚山）	光绪十一年刻本	光绪十五年
5	温病条辨六卷卷首一卷	吴瑭（鞠通）		光绪十五年
6	黄帝内经素问集注九卷黄帝内经灵枢集注九卷	张志聪（隐庵）		光绪十六年
7	吊脚痧方论	徐子默		光绪十六年
8	古今医统正脉全书	王肯堂（宇泰）		光绪十八年
9	伤寒舌鉴	张登（诞先）	日本刻本	光绪二十五年
10	张氏医通十六卷	张璐（路玉）	日本文化元年思德堂刻本	光绪二十五年
11	治喉捷要一卷附各种经验良方一卷	张绍修（善吾）		光绪三十年
12	伤寒论三注十八卷附伤寒医方歌诀一卷	周扬俊（禹载）编；刘宏璧（廷实）删补		
13	备用药物 经验简便良方			光绪
14	保婴易知录二卷	吴溶堂（宁澜）		道光十六年（当误）

据表 2,也可以看出一个很奇怪的现象,即光绪三年二十二子本《黄帝内经》刻成以后,除光绪五年刊刻过《重刊补注洗冤录集证》八卷外,在光绪十三年之前,都没有再刊刻过其他医书。《黄帝内经》是由于曲园先生的推荐,才被选入《二十二子》。而《重刊补注洗冤录集证》一书,目前虽从法医学角度,将其纳入医学著作研究范畴,但在清末,并不是这样。从这个现象,就可以看出,浙江书局在创办之初,对医书是很不重视的。故冯一梅在光绪九

年提出刊刻医学丛书的建议不被采纳，也是很容易理解的。至于光绪十三年以后，浙江书局开始刊刻医书，也很难说是对医书的重视度有所提高。从作者分析，就很容易看出，浙江书局刊刻医书，大多为浙江地方医家的著作，书局刊刻这些医书，更多应是从地方文献的角度考虑，而非这些医书的价值。且光绪十三年后，浙江书局刊刻医书，有不少是由章炳森任校勘之职。章炳森是章太炎先生之兄，对医书很有兴趣，且研究颇深，也不能不考虑他带给书局的影响。

据上表也可看出，光绪十三年以后，浙江书局刊刻的医书中，《黄帝内经》相关医书有高世栻《黄帝素问直接》和张志聪《黄帝内经素问集注》《黄帝内经灵枢集注》。这几部书的校勘工作，除《黄帝内经素问集注》有程文敏参与外，其余都是由章炳森担任。几部书中，都没有冯一梅的名字。① 冯一梅校勘过《黄帝内经素问》，有一定的基础，而完全没有参与到这几部书的校勘中来，一个很大的可能，就是此时他已离开浙江书局。冯一梅的后半生，辗转江、浙各地书院授课，很少再回到杭州。

不过据曲园先生书信中的一些记载考察，冯一梅在离开杭州后，仍然从事着浙江书局的校书工作。如《致吴昌硕》一信中，曲园先生提道："局闻开雕《通鉴后编》，叔衡太守属梦香赴局校对，但梦香适患湿气，两脚肿痛，不能举步，一时未能来杭。"又云："再者，局中刻《绎史》及梦香校对，由刻字匠寄越中，梦香即在家校对，并可取徐氏藏书楼书籍考证异同，转似较在杭为胜。未识刻《通鉴后编》可仿照否？"② 此信未署年月，信中提到的"徐氏藏书楼"当是指绍兴官绅徐树兰创建的古越藏书楼，此藏书楼建成于光绪二十八年（1902），则此信的书写时代应在此后。③ 徐树兰在光绪二十三年（1989）创

---

① 光绪十年（1884）京口文成堂本《重广补注黄帝内经素问》二十四卷《黄帝内经灵枢十二卷》附《素问遗篇》中的《灵枢》十二卷及所附《素问遗篇》，每卷末均题主校、分校人名，与浙江书局本《灵枢》完全相同，亦有冯一梅姓名。文成堂本《灵枢》封面题云"重摩古本"，并有柯腹子李若愚序，只是序中未交代具体所据底本为何。今考文成堂本《灵枢》版式为十行廿字，浙江书局本为九行廿一字，版式不一，而内容完全相同，故推测文成堂本《灵枢》或是据浙江书局本重刻而成。且在重刻时，将卷末校勘者名姓也一并刻入。不能据此认为冯一梅也参与了文成堂本《灵枢》的刊刻。

② 汪少华整理：《俞樾书信集》，第 579 页。

③ 宋立先生著录浙江书局刻《资治通鉴后编》是在光绪二十四年（1898），但著录《绎史》的刊刻年代是在光绪三十年（1904），而据曲园先生信中所及，《绎史》应是刻于《资治通鉴后编》之前，则宋立之著录当有误。或有著录《绎史》的刊刻年代是在光绪十三年者，当亦不妥。宋立先生之著录见《浙江官书局研究》第 61、63 页。

建过中西学堂,后更名为绍兴府学堂。① 冯一梅曾被聘为绍兴府学堂总教习,在光绪三十年(1904)年为徐氏编过《古越藏书楼书目》。冯一梅应是因为在浙江书局时校勘过《续资治通鉴长编》,已有经验,故浙江书局拟刻《资治通鉴后编》时又想到了他。不过不知道为何校勘医书的工作没有找到他。也许是因为有了章炳森这个重要人物参与,已无须他人插手。

不过,冯一梅在他的后半生中,仍未停止医书校勘事业。天一阁博物馆所藏的批注本《太素》(存四卷),就是冯一梅分别完成于光绪二十七年(1901)四月和五月。《太素》是由杨守敬最早带回中国,共二十三卷,袁昶于1897年刊刻成书,国内始有刻本流传。不过此时国内也有其他自日本传入的抄本同时流行。袁昶刻本未加校勘,文字舛误较多,冯一梅于董镜湖处获见洋抄本,与袁刻本不同,于是加以校勘。洋抄本仅有卷四、五和二十六、二十七四卷,故冯一梅批校本《太素》,也仅有该四卷。书后跋语可知,冯一梅对该四卷《太素》的校勘,主要是以袁昶刻本为主校本,不过据书中校语可知,冯一梅同时还利用了《素问》《灵枢》《甲乙经》等医书,不可谓不备。观其校语,亦颇有可取之处。钱超尘先生《黄帝内经太素研究》②详细罗列清末民国时期《太素》相关著作,而未及冯一梅批注本,可为之补充。

在批校《太素》的跋语中,冯一梅交代了该书的校勘完成时间。但书中朱笔、蓝笔、墨笔等色校语,充斥天头地脚及字里行间,显然非是一时完成。从中也可窥见冯一梅沉耽医书校勘的兴趣。

四、小结

作为俞樾的学生、清末著名学者,冯一梅对江、浙地区书院的发展功不可没,相关研究亦多。不过他早年加入浙江书局,于多部书籍的刊刻有校勘之功,却很少有人道及。尤其是他在医书校勘方面的功绩,更是鲜为人知。本文结合冯一梅生平,考证其校勘医书相关事迹,就是希望能够引起学界注意,不致埋没架尘。

---

① 徐明浩:《古越藏书楼创办人徐树兰先生》,载政协绍兴市文史资料研究委员会编:《绍兴文史资料(第3辑)》,浙江人民出版社1987年版,第53—54页。
② 钱超尘:《黄帝内经太素研究》,人民卫生出版社1998年版,第151—156页。

总结起来，冯一梅校勘医书的事迹，主要是在浙江书局期间校勘过《二十二子》本《黄帝内经》，并撰《素问校勘记》一卷。于光绪九年(1893)向浙江书局建言刊刻医学丛书，但未能为书局采纳。又在丁丙、丁申兄弟的主持下，校勘过《铜人针灸经》和《西方子明堂灸经》，并各撰有《校勘记》一卷。除此外，还在晚年校勘过《太素》(卷四、五和卷二十五、二十六)，今存批校稿本。冯一梅深受其师影响，学问精审，所校各医书及撰写《校勘记》，都有较高的学术价值，值得深入挖掘。不过到现在为止，不管是《素问校勘记》还是批校《太素》的稿本，都尚未为学界重视，不能不称之为遗憾。

值得一说的是，冯一梅校勘医书还有一个特色，是十分注重日本传入医书版本的利用。在校勘二十二子本《黄帝内经素问》时，所用校本中，就有"洋本"。在光绪九年向浙江书局建言刊刻医学丛书时，冯一梅所列目录版本，就有不少是由日本传入之本。后亲自对日本传入之《太素》残卷进行校勘，更是可见一斑。俞樾的学术研究，在日本影响很大，得到很多日本学者推崇。在俞樾的影响下，冯一梅与日本学者之间，自然也会保持一定的学术关系。

如鲁迅先生《皇汉医学》一文中曾引录过冈千仞《观光游记》(1884)中与冯一梅的一段对话，其文作：

> 二十三日，梦香、竹孙来访。……梦香盛称多纪氏医书。余曰："敝邦西洋医学盛开，无复手多纪氏书者，故贩原板上海书肆，无用陈余之刍狗也。"曰："多纪氏书，发仲景氏微旨，他年日人必悔此事。"曰："敝邦医术大开，译书续出，十年之后，中人争购敝邦译书，亦不可知。"梦香默然。余因以为合信氏医书，刻于宁波，宁波距此咫尺，而梦香满口称多纪氏，无一语及合信氏者，何故也？……(卷三《苏杭日记》下二页)[①]

此段文中的"多纪氏书，发仲景氏微旨"应是指丹波父子(后改姓多纪)研究《伤寒论》的著作，具体不明。清末时期，日本著作多传入中国，尤其以丹波父子著作最为人重视。冈千仞与冯一梅这段谈话是发生在光绪十年(1884)，此前一年，正是冯一梅向浙江书局提议刊印医学丛书之事。冯一梅

---

① 鲁迅：《皇汉医学》，收入鲁迅纪念委员会编：《鲁迅全集》第4卷，花城出版社2021年版，第78页。

建议刊印的医书中，有不少是日本传入之本，应是对当时能搜集到的日本传入医书作过一番研究。故见到冈千仞时，聊到此事。不过当时正值明治维新，日本学者于旧籍不屑一顾，而多崇尚西方医学。故冈千仞对于冯一梅盛称丹波父子(即多纪氏)，而不推崇合信著作，以为怪事。丹波父子为日本江户时期医学考证学派的著名人物，受乾嘉学派影响，对中国古典医书的研究多集中于文字校正、义理笺疏等。冯一梅为曲园先生弟子，乾嘉正统，与丹波父子在学术旨趣上相同，故推崇他们，这是冈千仞不能了解的。

冯一梅与内藤湖南也曾有所接触。光绪二十八年，冯一梅在绍兴期间，内藤湖南与他有过数面之交。如《禹域鸿爪后记》载："(明治三十五年，1902)十六日……徐氏即作介绍书致冯梦香，辞归。"[1]又："(三十五年，1902)廿二日……晤冯一梅氏，冯氏乃徐氏藏书之古越藏书楼掌管也。"[2]两人见面，自然少不了会有学术上的交流与探讨，是否谈及医学就不得而知了。

冯一梅身处清末民初时代大变革的背景下，难免不被裹挟其中，且他作为一个"旧人"，在维新的时代里，也显得落落不合。其盛赞多纪氏的思想，不仅被日本学者冈千仞嘲笑，更是被鲁迅先生拿来当"反面教材"。不过这并没有影响他的医书校勘事业。而且他能不拘泥于旧习，在医书校勘与出版中，务求多备版本的学术思想，也很值得今日学者借鉴。

---

[1] ［日］内藤湖南著，李振声译：《禹域鸿爪》，浙江文艺出版社 2018 年版，第 236 页。
[2] 同上书，第 237 页。

陈其昌居士生平及其医事活动考述

李铁华

　　民国时期有多位名叫陈其昌的男性公民，其中两位与中医有关，一位是河南省获嘉县后寺村人陈其昌（1855—1938，字兆隆），著有《湿症发微》一书，对湿症一门独有研究。① 另一位即为本文所述及的民国江苏（今上海）松江人陈其昌。陈其昌（1889—1968）②，号惟心，晚署独龙老人，佛教居士，出身中医世家，是民国时期佛教社会医疗救济事业的重要推动者。新中国成立后，致力于推广新中医教育，编辑推广姚心源氏《三部脉法》，晚年

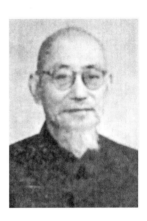

被聘为上海市中医文献研究馆馆员。近年来，吴平③、李铁华④、何昭旭⑤、明成满⑥等学者，对陈氏创办的佛教组织及其参与的佛教医药慈善等事迹进行了较深入的研究。尽管医药学界的相关辞书、文献考证中也对陈氏有所提及，但对他所从事的医事活动及对中医学发展的贡献却考证不多⑦，而

　　① 毛开颜：《陈其昌及其〈湿症发微〉》，《河南中医》2005 年第 5 期。
　　② 郑雪君、郭天玲：《上海市中医文献馆馆员志》，《中医文献杂志》2008 年第 2 期。
　　③ 吴平：《民国时期上海地区的佛教医院诊所》，《法音》2003 年第 5 期。
　　④ 李铁华：《民国都市佛教的医药慈善事业》，《中医药文化》2013 年第 2 期。
　　⑤ 何昭旭：《民国时期的观音信仰研究》，山东师范大学历史与社会发展学院 2013 年硕士学位论文，第 115—122 页。
　　⑥ 明成满：《民国佛教的医药慈善研究》，《中国社会历史评论》（第十六卷上），天津古籍出版社 2015 年版，第 45 页。
　　⑦ 周信文：《实用中医推拿学》，上海科学技术出版社 2002 年版，第 30 页。

且其中还有错讹①,如有一些中医辞书和文献研究类的著作将《肺病根治原理》一书的编著者张冠李戴为撰著《湿症发微》的河南中医陈其昌②。鉴于此,本文综合各方面史料,力图对陈氏的生平和医事活动进行考述,在尽可能还原历史真实的同时,揭示一个并不显名于 20 世纪中医界的医者对推动中医发展的努力。

一、陈其昌居士生平述略

依据目前掌握的相关文献资料,陈其昌一生的经历大致分为三个时期,第一时期,热心革命,力倡实业救国;第二时期,实业遇挫,求革心之道于佛教;第三时期致力于改进中医,研究和发扬中国传统医学。现分别将陈氏人生的三个阶段做简要考述。

1. 热心革命,力倡实业救国

曾任民国初徐海淮扬道尹的王曜在《陈惟心居士略史》一文中云:"幼怀大志,慷慨不群。逊清之季,居士弱冠,愤国事日非,外侮频促,慨然有澄清天下之志。时革命之说沸腾全国,辛亥岁,钮惕生先生于松江设军政分府,以抗清庭,居士佐助之,并任沪宁北伐义勇军司令。家故饶裕,军费皆自己出,毁家救国,豪侠足风。"③由此可见,陈氏虽出身于中医家庭,青少年时期的志向却并不在行医济世。1911 年反清革命情势高涨,正在学校读书的陈氏,20 岁左右,怀济世救国之志,与宰忠汉等热心革命事业之青年人发起组织沪宁北伐义勇军。④ 民国成立后,陈氏曾留学日本,不久即回国参加全国工商会议,立志实业救国。先后在上海等地参与或发起组织五族少年保国会⑤、民业银行、民业锡湖铁路⑥,但终因时局动荡、经费困难、他人诽谤⑦、列强干

---

① 裘沛然:《中国医籍大辞典》,上海科技出版社 2002 年版,第 793 页。
② 陈荣:《中医文献》,中医古籍出版社 2007 年版,第 770 页。
③ 王曜:《陈惟心居士略史》,《大生报》1936 年第 6、7、8 期合刊。
④ 《张兴庠等来函》,《申报》1916 年 11 月 15 日。
⑤ 《筹备戒烟会开会记》,《申报》1912 年 12 月 21 日。
⑥ 《民业锡湖铁路创立会议纪事》,《申报》1912 年 12 月 21 日。
⑦ 《陈其昌来函》,《申报》1916 年 11 月 14 日。

预和官府不信任①等，先后皆以失败或短命告终②。后曾任职于厦门运副公署，但因眼疾而去职。③

2. 实业遇挫，求革心之道于佛教

陈氏出身的家庭不仅有习医传统，而且有浓厚的佛教信仰氛围。他的祖母和父亲都是虔诚的佛教信徒。陈氏曾自述信佛机缘道："幼时尝见先祖母庄太夫人供奉观音，长斋念佛，心窃喜之，时常伴同先祖母礼佛念佛，遇有疾病，辄求炉丹，一服而愈。早知菩萨之有求必应，不可思议矣。及长，肄业学校，从事革命，奔走南北，无暇及此。然敬佛信佛之心，未尝一日少衰也。"④陈氏自小受祖母和父亲影响，对佛教本就有好感，但因青年时期热心革命，并无专心事佛之举。后来，"居士感世风日下，人心浇漓，怒焉伤之，深悟中山先生革命须先革心之言，进求革心之道于佛法。息影旧都，致心佛法，遂皈依现明、光明、印光三法师，精进修持，自行利他，一以净土为指归。去秋于沪上创办观音救苦会，发刊《大生报》，劝人戒杀放生，持斋念佛，向化者颇众"⑤。辛亥革命后因立志实业救国而屡遇挫折，无端遭人猜疑，加之身患眼疾等原因，于1926年起正式皈信佛教，1929年依北平广济寺现明和尚受菩萨戒，正式成为佛教居士。⑥ 1935年后，组织创立观音救苦会、上海佛化医院、大生书药局、大生报等事业，对佛教弘法利生事业的发展多有推动。⑦

3. 改进中医，研究和发扬中国传统医学

陈氏出身医学家庭，其父陈叔廉（1866—1932，字铭，号九峰樵子），曾患肺病近二十年，屡投中西医药无效，时愈时发，因之披阅《黄帝内经》，总结出一套预防治疗肺病之经验。民国九年（1920）在上海英租界爱文义路创办中国肺病医院并任院长，著有《灵素肺病通论》一书。⑧ 陈氏受其父影响，自幼本即习医，后因实业救国之志受挫，遂立志以医济世。1917年前后，陈氏始寻师访友，切磋揣摩，曾先后跟随前清太医院院判王汉臣，天津名医张锡纯，

---

① 《字林报之北京政闻》，《申报》1916年12月5日。
②④ 王曜：《陈惟心居士略史》，《大生报》1936年第6、7、8期合刊。
③⑤ 陈其昌：《观音救苦编序》，《大生报》1936年第2期。
⑥ 陈其昌：《观音救苦丹》，《医药常识病家福音合刊》，1933年。
⑦ 李铁华：《观音救苦会与上海佛化医院》，《当代宗教研究》，2017年第3、4期。
⑧ 陈其昌：《九峰公生西记》，《肺病根治原理》（中医防痨运动专刊第一辑），1947年。

上海和平医社社长姚心源等学习中医。此后,陈氏即委身于中医学的研究和诊疗实践,曾先后充任平汉铁路中医科主任、平绥铁路居士林卫生部主任、中国肺病医院院长、中国经济信用合作社医药顾问、上海市中学校医药顾问等职,在松江、上海开办诊所,创办上海佛化医院。①

"八一三"上海沦陷后,陈氏不与日伪合作,停办上海佛化医院,避难苏州,与姚心源医师一起精研医学,编著医书。② 抗战胜利后,陈氏返回上海,除继续编著医书,还力图复兴上海佛化医院及中国脉学改进会;亦曾尝试编辑医学期刊、创建药厂、举办新中医讲座等推动中医学发展之活动③。新中国成立后,陈氏继续编辑刊印中医书籍,实践推广姚心源氏三部脉法,1962年被聘为上海中医文献馆馆员,直至1968年在上海去世。④

二、陈其昌居士医事活动考述

纵观陈氏一生,早年热心革命和实业救国,也曾致力于佛教弘法事业多年,但就其一生的主要社会活动和贡献而言,还是在研究和实践中国传统医学。下面笔者就其所从事的主要医事活动进行分类考述。

1. 精研医学、著书立说,阐述医理

陈其昌曾在《陈编姚氏汉医三部脉法·跋》中云:"吾以家学渊源,自幼知医,及长,复游于北京前清太医左判王汉臣御医之门,并问业于天津衷中参西医学社社长张寿甫老夫子等处。"⑤陈氏本即出身医学世家,后经多年的游访学习和诊疗实践,至1933年始有《民间医药常识》等著述之发表。八年抗战期间,陈氏曾避难苏州,"日与姚心源氏,埋头苦干,精研医学,风雨一灯,艰苦备尝。所幸八年抗战期中,已将《脉理三部比拟论》《病理脾胃三焦论》《药理变质染色论》,以及《叶天士未竟之空窦(即脑病)学说》,均已完成,对于中医前途,殊有光明","愿将继古开来综集大成之伟大工作,贡

---

① 《佛医陈唯心居士敬告》,《申报》1931年10月20日。
② 陈其昌:《中医考试进修必读》(上),上海和平医社1946年。
③ 陈其昌:《新中医研究院缘起》,《新中医世界》1948年。
④ 郑雪君、郭天玲:《上海市中医文献馆员志》,《中医文献杂志》2008年第2期。
⑤ 陈其昌:《陈编姚氏汉医三部脉法》,上海陈氏实用新中医学专修馆,1955年,第82页。

献于世"①。

他亦在《中医考试进修必读·自序》中云:"其昌对于医学,寻师访友,切磋揣摩,垂三十年矣,乃荟萃中医五千年之精华,融通一己三十年之心得,编成《新中医丛书》二十四种。"也就是说,截至 1936 年,陈氏编著各种医学论著达二十四种之多,不过这些著述现多已不存,能够见到的多是刊载在陈氏所编印的医药期刊中,且篇幅多很简短。姚心源于 1942 年去世②,抗战胜利后,陈氏继承姚氏之遗志,先后编有《汉医三部脉法》《陈编姚氏汉医三部脉法议程》《中国科学脉法》等,对姚氏学说广为宣传和推广。姚氏三部脉法"悉佐之以近代物理学,苟不能与物理学相通者,皆不采用。章句文法,取撰于《素问》《灵枢》,力避新式名词,所以示中医固有之学术也。"③由此可见,陈氏之医学理论受姚心源影响较大,后来之著述多承继姚氏之学说。姚氏之脉学乃是引入现代科学理论,以改造中医学传统脉理学说。陈氏编著的脉学著作,既遵循姚氏既有之学说,亦有陈氏自身诊疗实践经验的思考和总结。如陈氏认为:"考人身之脉,中医以为血巷、气街之合也。换言之,中医之所为脉,亦即神经与血管之合也。"④这些认识就是陈氏结合近代西医学说对脉学的进一步理解和阐释,受到丁福保的认同和赞扬。

陈氏除了编辑校订刊刻姚氏著作外,亦曾编辑出版其父陈九峰之遗稿《灵素肺病通论》,结合其父的著作专门针对肺病问题进行了讨论,保存了民国时期民间中医治疗肺病的经验。

2. 创办诊所、医院、药厂等医药组织,积极服务社会

陈氏业医之后,除在平汉铁路医院、平绥铁路居士林卫生部短暂任职外,大部分时间都在上海和苏州从事诊疗活动。他曾于 1931 年在松江开办诊所,宣称善治内外妇幼眼科疑难险症,外科不用刀针。1935 年陈氏联合上海佛教界法师居士筹划在上海创办佛化医院。在李慧澄居士等佛教界人

---

① 陈其昌:《筹办复兴上海佛化医院启》,《肺病根治原理》(中医防痨运动专刊第一辑),1947 年。

② 张子英:《恸姚心源君之死》,张子英:《脉学丛书》(第 4 集),现代医药杂志社 1953 年版,第 20 页。

③ 陈其昌:《中医考试进修必读》(上),上海和平医社,1946 年,第 30—32 页。

④ 丁福保:《陈编姚氏汉医三部脉法·序》,上海陈氏实用新中医学专修馆,1955 年,第 1—2 页。

士的支持下,在先期开办诊所的基础上,经过近半年的准备,上海佛化医院于 1936 年 12 月 16 日[1]在上海霞飞路金神父路(今淮海中路瑞金二路)北口乐善堂旧址正式开业[2]。该院除设有董事会和住院部及各科室外,还设有念佛堂,吉祥室等部门。主要职员除正副董事长和董事外,有常住医师、特约医师、药剂员、看护员、办事员若干人。经费主要来源于陈氏自筹及佛教界居士的捐助。[3] 医院开办将近一年,后因抗战爆发,上海沦陷而停办。抗战胜利后,陈其昌又在佛教界的支持下,在上海南市大南门外灵山寺重新复办上海佛化医院。该院除面对社会开展诊疗活动外,还举办中医讲座,宣传中医知识。因陈其昌为佛教居士,创办医院又得佛教界之支持,因此医院"以佛学治人心病,医术疗人身病,身心兼治"为办院理念,在积极治疗身病的同时,融入了佛教的心理疗法、信仰疗法,推行临终助念等宗教心灵疗法。

除此之外,陈氏还曾在苏州观前街,上海牯岭路、仁和街、林森中路恒德堂等地开设诊所。还曾发起创办其灵制药厂,研制有防疫治病特效药其灵丹(曾名观音救苦丹),外科伤科、花柳科皮肤科外治特效药其灵膏,小儿特效药快活灵及拟发行之退热特效药等二十余种。

3. 编辑医刊,举办讲座,创办医学院,力倡建设新中医

陈氏先后编辑出版多种医学报刊,如《医药常识病家福音合刊》《中医防痨运动专刊》《新中医世界》《和平医药报》等,还在《申报》《大生报》《丹方杂志》《现代医学杂志》等期刊上阐述其对疾病、药才、中医发展的认识和理解。如陈氏所编辑之《医药常识病家福音合刊》,有一"医药常识专栏",通过对话的形式,论述了民间医药知识的重要性,认为中医应重视对民间实用医药经验的挖掘整理。[4] 又如其编辑发行的《新中医世界》,宣称要"改进中国医药成为科学化,发扬中国医药广为世界用","纳世界知识于中医,广中医学术于世界","以期完成中医建设之新局面,深入民间,推行世界"[5]。

陈氏还举办中医讲座,创办新中医学院,复办姚心源氏所创办之中医脉

① 《上海佛化医院成立》,《海潮音》,1937 年 18 卷,第 1 期。
② 《佛化医院成立》,《申报》1936 年 12 月 8 日。
③ 陈其昌:《上海佛化医院住院章程》,《大生报》1936 年第 6、7、8 期合刊。
④ 陈其昌:《医药常识》,《医药常识病家福音合刊》,1933 年。
⑤ 陈其昌:《新中医世界主编人陈其昌敬告二》,《新中医世界》,1948 创刊号。

学促进会,编印中医考试进修教材,传业授徒,号召中医界共同研究,以期推动中医革新。20世纪30年代,他即在上海佛化医院举办中医讲座,邀请龚醒斋讲《中国按摩术在医学上之地位》,姚心源讲《三部脉学》。陈氏多年学医行医后,对中医界的现状及面临的困境,有着自己的认识和理解。他在《中医考试进修必读·自序》中云:"近来中医,水准不一,高者固有而低者亦多,新者太新而旧者仍旧,其故大都由于师传其弟,父传其子,苦无标准教本耳。""乃将标准原则,临床认识,三焦通义,诊断学,方剂学、药物学,六种。并附以考试须知,临时约法等类,先行出版,聊作考试之津梁,进修之门径,庶几温故者既可以知新,浅尝者亦可以深造。"抗战胜利后,他返回上海创办新中医学院,举办新中医科学脉法讲座,吸引了全国各地一批医学爱好者跟随其学习中医学和三部脉法,如高邮陶秀之、上海张云谊、定海周大成、绛县胡福海等。解放后,仍不遗余力在上海开办"陈其昌中国哲学医学讲座",宣传推广三部脉法,培植医学人才。[1]

4. 施诊送药,热心社会医药慈善

陈氏在《佛医新建设创刊宣言》中云:"佛、医两大因缘,本为我家世世相传之秘宝,而亦为救世救人之大道也。其昌负此佛、医两大使命,卅余年于兹矣。"陈家世代信佛从医,受佛教慈悲救世和福田思想影响较大,其父九峰老人在世时,即"勇于仁济",在其创办的中国肺病医院中,对赤贫之人"送诊给药"[2]。陈其昌继承乃父之志,早在民初(1912)担任上海五族少年保国会会长时,就与同人筹设戒烟会,对贫民实行免费。后来从事医学研究与诊疗实践,更在其创办的诊所、医院中为贫病之人送诊给药,尤其是对于佛教信徒则给予完全免费。[3] 如1935年前后不到一年时间里,曾向玉佛寺、国恩寺、极乐阁的法师施诊送药一百多次,向其他会员送诊一百多次等。[4] 他亦曾与崇信观音同志会、中国放生基金会合作,共同捐出药资和诊金,以优待券的形式向社会上招募或赠送,以达到为贫病人员送诊施药之目的。《申报》上更是多次登载有陈氏向灾区和战事受伤人

---

① 陈其昌:《汉医三部脉法》,《陈其昌中国哲学医学讲座印本》,1959年。
② 《民九创办中国肺病医院缘起》,肺病根治原理(中医防疠运动专刊第一辑),1947年。
③ 《国医陈其昌供养四众》,《佛学半月刊》1935年第5期。
④ 陈其昌:《观音救苦会会务纪要》,《大生报》1936年第1期。

员、捐药捐款的事迹。[①] 他还通过多种方式向全国各地赠送其自制之其灵丹、救苦水等药物。

三、陈其昌居士医事活动的特征与局限

陈氏出生于清末,成长于社会大变革时期,中年生活于战乱频仍时期,晚年又经历了新旧社会的转换。与同时期的其他文化人一样,他接受的是传统教育,但又深受西方科技文化的冲击和洗礼,一方面保持着传统士人的济世救国情怀,另一方面个人的理想和追求又常常被激烈动荡的时局粉碎。只有不断调整自我,适应社会变迁,才能够跟上时代步伐,并实现自身的价值。陈氏由于家世关系,由革命、政治而转向佛教和医学,并最终把自身的价值追求落实在了推动中医的传承和发展上,当然这种传承和发展有其自身的局限性。

1. 兼采诸说,民间医学色彩浓厚

从陈氏自述的学医经历看,他的医学知识和临床实践经验主要受其父陈叔廉(九峰)的肺病理论和民间医学思想、王汉臣的宫廷医学观念、张锡纯(寿甫)之中西医融汇理论和姚心源氏之复古脉学理论影响较大。加之陈氏一生笃信佛教,亦常把佛教的"身心兼治"思想和持咒治病观念融入其医学思想和实践中。因此,他的不少医学著述,常将中西医学、民间医学和佛教医学、宫廷医学等杂糅在一起,显得十分驳杂,且带有较强的民间医学色彩。

2. 钻研脉学,保存和发展了姚氏脉学理论

就陈氏的医学研究而言,他在脉学方面钻研最勤,对姚心源氏《三部脉法》的编辑校订和刊印为后世保存了医籍。姚心源针对西医对中医脉法的质疑,经过近二十年研究后于30年代提出"三部脉法"理论,后由陈其昌、张子英各自于30年代到50年代开展了相关的研究与推广,后被称作脉学复古运动。[②] 比较陈、张二人对姚氏脉学理论的继承和发展情况,可以看出,陈氏对姚氏脉学理论的保存更为完整和系统,但在传承创新方面则略逊于

---

① 《华洋义赈会运药拨款筹募寒衣》,《申报》1935 年 9 月 16 日。
② 韩素杰、胡晓锋:《从〈脉学丛书〉看民国时期脉学复古运动》,《中华医学会医史学分会第十四届一次学术年会论文集》,2014 年。

张子英。这大概是因为陈氏后来一直跟随在姚氏身边，直至姚心源去世，与姚氏有更多的切磋琢磨，而张子英则于抗战爆发后一直辗转于湖南、贵州等地与姚氏的联系完全中断。因而，陈氏先后编辑出版的关于姚氏的脉学及其他著作较好的保存了姚心源的论著，对我们研究姚心源的医学理论和实践及脉学复古运动有重要参考价值。

3. 才高意广，各类医事活动缺乏持久性

从陈氏的相关著述和友人的评价看，陈氏具有较深厚的中国传统文化根基，对医学的研究和实践也较有热情，相关著作中对中医学的认识和理解也确有独见，但其行事过于铺张，又困于时局之乱，诸多医事活动都难以持久。就医事活动而言，其曾倡办过医院、诊所、医馆、药厂、学校、杂志、报刊等诸多事项，但大多是只停留于书面上的缘起、简章，往往维持时间较短，其较长者一年有余，短者则不足两月。陈氏的做事风格受到了当时著名的佛教法师印光的批评："尚有父母妻子，而又遍医各证，请无不应。只此一事，尚难应付，况朝午晚之功课乎？阁下与光，完全异趣。光一味简略，阁下一味铺张，祈勿来为妙。"[①]这种过于铺张的做事风格，也是导致陈氏一生在医学上并无重大突破的一大原因。

4. 医佛互融，借医弘教与借教扬医并重

近代以来，作为传统文化重要组成部分的佛教和医学，同样受到西来文化的冲击，面临诸多挑战。清末"庙产兴学"运动兴起，佛教遭受沉重打击；而"废止中医"思潮自清末至民国亦甚嚣尘上，而终至发展成为"取消中医""限制中医"的运动。而与此同时，佛教界和中医界皆奋起抗争，在此过程中，既有佛教界借医弘教情况，亦有中医界人士借佛教而扬名于社会的现象。如佛教界的太虚法师、印光法师、道生法师、弘明法师、王一亭、聂云台居士等号召或支持佛教界通过创办医院诊所、施医送药以扩大佛教在社会上之影响，促进佛教改革。而中医界则如丁福保、马问我、邹代权、唐吉父、陈其昌等，他们创办或参与佛教界开办的医院诊所，或在佛教界创办的佛教期刊上发表医学见解、发布送诊施药信息以扩大自己在社会上的影响。陈

---

① 释印光：《复陈其昌居士书》，释印光著，张育英校著：《印光法师文钞》，宗教文化出版社2008年版，第232页。

其昌作为他们中有代表性的一位，把以医弘教与借教扬医有机结合起来，成为民国佛教和中医两界共谋发展的典型代表，并对后世产生了重要影响。如抗战期间和抗战胜利后，全国各地佛教界与中医界联合开办了许多慈善医院、诊所，改革开放后广东等地出现的佛教出资、中医界出人才的慈善医疗模式等，都是这种影响的重要体现。

《军门秘传》略论

徐　双

　　《军门秘传》是我国明代晚期的一部军用外科医学专著,著者为医家吴文炳。这部著作篇幅简短,世所罕见。近年来,国内学者从邻国日本引入了晚明福建刻本,为学界提供了一份较为独特的军事医学资料。

　　《军门秘传》共计四卷,原序缺佚不可见。正文第一卷之初,记述了伤损用药法则、折伤形症辨、跌打金疮诸症脉法等,相当于治疗准则,其余部分记载了具体方药疗法。经考,该书在明代万历年间成书后于福建建阳刊刻,刻本保存在日本国立公文图书馆内阁文库。其版式较为特殊,为"二层楼"本。二层楼本是"多层楼本"中最为常见一种版式,即书版分为上下两栏。有些情况下,上下两栏存在一定关系,如上下栏分为图表与正文,或者是注释、按语与正文等;另一些情况则是上下两栏毫无关系,完全是两部不同的独立著作,同时刊印于同一册书中。①《军门秘传》的版式属于后一种情形,与之合刊的是一部名为《太医院纂急救仙方》的著作。由于两书合刻为一,且《太医院纂急救仙方》位于二层楼本的上层,加上书商刻意的杜撰增损,《军门秘传》在很长时段内遭到了人们的忽视。经中日两国学界共同努力,由现代学者整理点校,两书得以分别成篇,收入《海外回归中医善本古籍丛书》(第十二册)。②

　　军事医学著作在我国历史上较为罕见,且《军门秘传》流传状况不佳,对

---

①　张灿玾编著:《中医古籍文献学》,人民卫生出版社 1998 年版,第 382、382 页。
②　郑金生主编:《海外回归中医善本古籍丛书》(十二),人民卫生出版社 2003 年版,第300 页。

于相关问题的研究较为单薄。目前除了若干目录学著作收录词条、解题外，其他相关论著较少，这里试作介绍。

一、吴文炳其人

吴文炳，字绍轩。《军门秘传》的现代点校者杨梅香，根据吴氏的另一部著作《明医校正参补难经脉诀合编》（此书刊刻于万历四十五年，1617）等书的序言，介绍了其人又字沛泉、文甫，大约生活在明末的万历年间，具体年代不详。另外，杨氏又据吴文炳自称籍贯为盱江，判断作者为江西南城、南丰一带人士。[①] 据明《正德建昌府志·沿革》，盱水（自南向北）流经大半建昌府辖区，故民间俗称建昌府为盱江郡。明代建昌府，原本辖有南城、南丰、新城、广昌四县，万历六年（1578）在南城县东北又析出泸溪县，至明末共辖五县。由此可见，吴氏自称"盱江"，采用了民间对建昌府的俗称。事实上，吴文炳还有一部辑佚著作，即《医家赤帜益辨全书》。现代整理者郑金生根据此书序言引用吴文炳族兄吴思学介绍，吴文炳则是南城县人，与前述信息相合。[②]

虽然吴文炳生平事迹的资料十分稀见，不过从有限信息中，依然可以判断，这是一位终生未入宦海的普通医者。更甚而言，吴文炳一生的踪迹，可能仅局限于建昌府以及周边的若干府县。考虑到十六、十七世纪之交的万历年间（1573—1620），明后期的江西地区尚未遭受大规模战乱、疾病的侵袭，整体上"衰而未败"，意味着吴文炳及许多与他同时代的人一样，似乎还可以享受到夕阳落日前的一抹余晖，这从反面暗示了他很难接触到真正的戎马生涯。

吴文炳撰写《军门秘传》的目的为何？目前来看，这个问题很难直接回答，因为可能涉及这些信息的原书序跋等都已不可见，这里仅仅根据有限的信息略作一些推测。我们注意到，在《军门秘传》四卷的每卷之处，有"盱江后学绍轩吴文炳 辑"和"闽建书林冲宇熊成冶 梓"的字样。其中，吴文炳用

---

① 郑金生主编：《海外回归中医善本古籍丛书》，第 301 页。
② 李鸿涛、张华敏主编：《孤本医籍序录集》，中医古籍出版社 2016 年版，第 714 页。

了"辑"字,意味着作者无意追求艰深的医理探索,而是注重日常医学知识的普及与传播,该书的内容浅近易懂可以印证。当然,医学知识的深度并不是评判一部医籍价值的唯一标准,我们并不能因为吴文炳其人默默无闻,其理论或方药方面的原创贡献有限而轻视。相反,历史上不同层次的医人、医籍,因其所处的环境不同,各自在特定社会背景下的贡献不同而存在区别。具体到晚明时期的赣省山区,在整体医疗资源有限、社会积弊日益深重的条件下,吴文炳及邻近的建阳书坊能够贡献一份力量,这一行为本身就显得难能可贵,从中折射出的医者仁心可见一斑。

另一个让人感兴趣、也令人困惑的是,吴文炳一介布衣,万历年间的江西也不曾经历明显战乱,他为何会关注涉军医学? 坦率地说,笔者也难以给出非常明确的答案。我们不妨从时代背景来作一些推测。在明末的士大夫中,随着经世致用思想的流布,伴随着早期来华的传教士影响,加上常年对北境的蒙古、满族政权的抗衡,文人谈兵的现象较为受人关注。著名军事著作《武备志》的作者茅元仪(1594—1640)便是其中之一。当然,茅元仪出生于官宦世家,兼有跟随孙承宗经略辽东的特殊经历,这些因素都是吴文炳完全不具备的。此外,诸如徐光启、孙元化、李之藻等人向传教士学习西法火器练兵的,也出现在这一时期。① 我们很难断言吴文炳也一定受到了时风的影响,但至少可以说他汇辑《军门秘传》的原因是极具个性化的,其行医经验、对时局的观察,抑或是对于军事方面存在特殊兴趣,都可以作为考察的线索,有待于后续更多资料的补充挖掘。

二、《军门秘传》内容辨析

如本文开篇所述,《军门秘传》共计四卷,内容则分为三大部分。卷一的前三篇,分别为"伤损用药法则""折伤形症辨"与"跌打金疮诸症脉法",相当于治伤的总体原则与方法;卷一的剩余部分以及卷二至卷四,一共记载了"得效良方"125首;卷四的末尾,附有"汤火伤效验方""脚皴疮冻疮"与"经验膏药方"29首。

---

① 冯震宇:《明末西方传华火器技术研究》,山西经济出版社 2016 年版,第 116 页。

如点校者所言,前三篇内容并非高谈阔论,论述非常朴实。既包括了作者的核心主题思想,如"但伤损,妙在补气血";也包括了一些常见的禁忌与误诊提示,如辨别患者是否存在瘀血("死血已固,当疏通水道"),忌着凉与冷食、油腻("切忌当风处及地下坐卧,并忌一切冷水、细茶、冷酒之类,油腻毒素食物")。另外,在前三篇中,还有许多辨别不治之症的论述,包括判断阴囊是否萎缩、外伤是否牵连脏腑破裂、损伤是否导致呕血内出血或便血、命门脉象是否缓实等。尤其是第三篇"跌打金疮诸症脉法",全部都是以脉象来判断患者预后状况的叙述。应当承认,我国历史上治疗金疮、折损类的医疗经验,至晚明时期已经是非常成熟了。但以论述简要明确,易于操作,特别是便于日常或军事救济所需而言,这些编纂的信息依然显得非常宝贵。除去脉象方面可能需要施救者掌握一定的医学知识,一般的读者,也能够结合日常生活经验加以利用。这对于一部旨在知识普及与传播的医籍而言,恰如其分地契合了撰述目的,其定位极为准确而清晰。

《军门秘传》的主体部分是125首药方。作为一部以知识普及传播为特色的医籍而言,用博采众长来评价该书不为过。在校后记中,杨梅香将吴文炳的医学知识来源,概括为先贤医书和民间医学两大类。例如,元明之际的著名医者危亦林就出自南丰县,是为江西本地的前代名医。而时代略早、著有《医学入门》的李梴,被《军门秘传》继承了为数可观的方剂。[①] 实际上,吴文炳收集的资料来源非常丰富,远不止此。

《军门秘传》第一卷第一方是"通导散"。提及此方,我们很容易想到与吴文炳大约同时代的著名医者龚廷贤,其所著《万病回春》卷八的《折伤篇》中就记载了这个药方。龚廷贤出身于明代医学世家,其父龚信曾在明廷太医院任职,由于治愈了鲁王妃的宿疾,而名声大噪,被誉为"医林状元"。留下了包括《万病回春》《种杏仙方》《鲁府禁方》等多部医籍。尤为特殊的是,龚廷贤是江西金溪县人,金溪县属于抚州府,与吴文炳所居的建昌府,仅仅是一水之隔(盱江支流清江水)。另外,《万病回春》刊刻于万历十五年(1587),流传非常广泛。事实上,除了配伍一致的"通导散",例如温服童子便、黄酒而散瘀消滞的做法,"鸡鸣散"(卷一中有两方同名,此为后一方)、

---

① 郑金生主编:《海外回归中医善本古籍丛书》,第301、302页。

"麦斗散""天灵盖散""接骨效方"（卷一）、"小曲散""接骨紫金丹""斗齿方""接指方"（卷二）同样两见于《万病回春》与《军门秘传》。当然，从理论上说，我们也不能排除另一种可能，即吴文炳的小结归纳在前，而龚廷贤使之发扬光大。不过，无论何种情形，抑或者两人各自拥有互相独立的知识来源，都在相当程度上表明了民间医学知识传播与分享的活跃情形。

《军门秘传》从第一卷第二方开始，即"返魂夺命丹""棱莪散""通经活血止痛散""仙传火龙行气法"等以下，直至"敌杖散""回生再遗散"为止，共计18方，与王文谟的《济世碎金方》卷三的相关章节，完全一致。另外一些散落的条文，如"军门秘授桃花散""铁布衫方"等，同样可以在《济世碎金方》中找到文句大致相同的对应部分。据郑金生介绍，作者王文谟为江西南城人，其书撰成于万历二十一年（1593），并于次年在福建建阳积善堂刊刻。① 吴文炳、王文谟两人生活年代、籍贯都很接近，而且刊刻地点又都在邻近赣东南的闽省建阳，众多方药的内容甚至是局部篇幅的编排次序都高度吻合，而且书中都包括了一些当时的江湖方术（详见后），很难让人相信这是一种巧合。

自卷二"没药降圣丹"以下，包括"接骨散""补损当归散""淋泄顽荆散""没药乳香散""加味芎荂汤""鸡鸣散""紫金散"连续八首方，与明代中叶熊宗立所辑的《名方类证医书大全》卷二十的折伤部分高度吻合。而卷二紧接着的部分，从"内托黄芪丸"始，包括"治打损接骨方""治打扑内损筋骨疼痛""夺命散""治打扑伤损骨折""治坠马落车"，共六条资料，也见诸《名方类证医书大全》的同卷，编排次序都是完全一致的。

《军门秘传》卷三连续记载了"伯颜丞相军中方""洪宝丹""麝香轻粉散""神异四七膏""一黑散""索血散""葛根汤""散血散""通血散"九首医方。这些条文的出处，可以上溯至明代前期著名净明派道士赵宜真著录的《仙传外科集验方》。从"洪宝丹"一条非常冗长的说明文字全文摘录来看，吴文炳直接照样抄录是可以确定的。如所周知，赵宜真本是宋代皇室后裔，生活在元明之际，为吉安府安福县人。安福县地处赣省西部，与建昌府并非毗连。不过赵氏久负盛名，门下弟子众多，且云游四方，至明中叶景泰六年（1455）受

---

① 李鸿涛、张华敏主编：《孤本医籍序录集》，第158、159页。

封"崇文广道纯德原阳真人"。与前述略有不同的是,这九条文字的编排顺序,与《仙传外科集验方》并不相同,说明吴文炳在摘抄的过程中作了一定的重排。

其下,卷三从"热粘皮""军中一捻金""出箭方""止痛生肌散"为止,则对应了《万病回春》卷八《金疮篇》,仅有略微的文字差异。而"内托十宣散"条,为破伤风治疗的诸多情形。这段材料内容比较复杂,部分内容可以从《万病回春》卷八的《破伤风篇》对应,但也存在较多溢出这篇文字的其他材料,其具体来源目前尚不明确,待续考。

卷四的正文部分非常简短,从"鱼胶散"至正文末的"灸法"13 条文字,接续前一卷末尾,都是治疗破伤风的方药。这些信息同样是转引摘抄而来。主要内容来自李梴的《医学入门》,间有部分信息取自王文谟《济世碎金方》("金刀如圣散"条)。

最后,卷四还有三篇附文,分别是"汤火伤效验方""脚皴疮冻方"与"经验膏药方"。据笔者考察,第一篇的文字,与《万病回春》卷八《汤火篇》高度一致,可以确定其引述的源头;第二篇有关冻疮的内容,共计六条。笔者检阅明代医籍,发现这部分内容可以与方广所著《丹溪心法附余》卷十六《疥疮篇》相关部分一致。当然,就此论定吴文炳直接引述方广的著作,略显不足,这里可能还需要更多的线索才能作出明确结论。至于末篇文字,记载了 12 方膏药,可以从李梴的《医学入门》卷八中找到一致的信息。

综上所述,除去极个别条文的来源难以确定,我们可以确定吴文炳的撰述,参考了《万病回春》《济世碎金方》《仙传外科集验方》《名方类证医书大全》《医学入门》《丹溪心法附余》这六本著作。需要注意的是,这六本医籍都是综合性的著作。而吴文炳的辑录,几乎是对照着诸如"疮伤""折伤""汤火"等关键字词,整段地引入,其原创性不消多言。清代四库馆臣在《四库全书总目》子部医家类门下,按照全书通例,将重要的医籍置前,并将那些不重要的医籍置于存目之下。例如明代张时彻的《急救良方》两卷之下,云:"专为荒村僻壤之中不谙医术者而设,故药取易求,方皆简易,不甚推究脉证也。"[①]又如明代徐用宣《袖珍小儿方》十卷,被认为"汇采颇备,惟论断多袭

---

① 《四库全书总目提要》卷一〇五子部医家类存目,中华书局 1965 年版,第 885 页。

旧文,无所发明耳"①。又如明代张三锡《医学六要》十九卷,云:"自谓博采群书,各汇其要。然杂录旧文,无所折衷。"②诸如此类,可谓不一而足。由此可见,即便《军门秘传》流传至清代尚能被采进,按照当时主流文人士大夫的评价标准来看,至多只能侧身于医家存目一类。更大的可能是,此书只能在民间自生自灭,与当时默默无闻的绝大多数印刷品一样,慢慢地消失在历史长河中。

三、刊刻流传情形

我们知道,建昌府地处闽赣两省交界的山区,地理位置相对闭塞。不过,正是在这样一处偏僻之地,恰好邻近邻省福建建阳,而后者则是自南宋以来即享誉全国的一大书籍出版中心。在我国印刷史上,目前已知的最早记载是在九世纪末的晚唐时期。宋代《爱日斋丛抄》引唐代柳玭《家训序》云"中和三年(883)癸卯夏,銮舆在蜀之三年也。余为中书舍人,旬休,阅书于重城之东南。其书多阴阳杂记、占梦相宅、九宫五纬之流,又有字书小学。率雕版印纸,浸染不可晓"③。需要注意的是,柳玭所见并非某种珍贵奢侈品,而是散见于民间的各类通俗读物。换言之,在雕版印刷技术出现并发展成熟到一定阶段的时候,还未曾用于官方或文化主流的经史文献(我国最早的官方刻印是历史上著名的"五代监本"),这是一个典型的民间技术发明反哺上层社会的案例。显然,柳玭在成都见到的各种刻印书(小册子),就是伴随民间实际需求应运而生的,是唐末民间社会文娱风貌的一个缩影。

之所以回溯晚唐的情形,就是想借此说明,在我国古代传统士大夫眼中属于"小道末技"的知识传播,自有其市场需求,并不因为主流文化界的轻视而不存在。相反,这些不绝如缕的民间活力,在很大程度上维持了各种技艺的传承与发展,其中必定包括了医学。由于传世文史资料以及话语权存在一定的偏向性,这些"沉默的大多数"往往很难直接为人所知,我们只能通过零星的个案,从侧面间接地进行一些粗线条的勾勒。从这个意义上说,《军

---

① 《四库全书总目提要》卷一〇五子部医家类存目,第884页。
② 同上书,第886页。
③ 宿白:《唐宋时期的雕版印刷》,生活·读书·新知三联书店2020年版,第3页。

门秘传》能够在当时刊刻传布，乃至远渡重洋至日本，并在数个世纪后的当代回归我国，恰恰证明了其医学知识的实用性以及民间社会的活力。

当然，明末刊刻书籍的成本或许也是一个重要支撑因素。晚唐时期成都的书市，完全是民间自发形成的，看不到一点官方参与的因素。一方面来看，这意味着许多书籍难登大雅之堂，也就是如柳批概括的那样，呈现出十足的"下里巴人"气息；另一方面，民间市场必定是紧紧跟随普通民众日常所需而形成的，或者说那些充满了阴阳五行之术的方技类读物，必定是在商贾自负盈亏、可以持续稳定经营的情况下才会出现的，即不依赖于官府资助而能够自我生存。

晚唐如是，晚明的建阳亦如是。据清末民初的著名版本目录学者叶德辉梳理，明代中后期的刻工非常廉价，例如嘉靖年间福建沙县的谢鸾请张泰刊刻宋代罗从彦的《豫章罗先生文集》，在目录后的木记中留下了刻工价格，该书有 83 片刻板，分为上下两帙，为 161 叶，用工价格为 24 两白银。折算下来，大约是 0.15 两白银/单叶。清人徐康在《前尘梦影录》中记载明末毛氏汲古阁的刻书情形时，提到了明末白银铜钱比例约为一两兑换七百文。那么 0.15 两白银相当于 10 或 11 文铜钱。叶德辉进而提到"每百字仅二十文矣"，简单换算可知约为两叶纸的刻价。当然，不同地区、不同时代的实际价格必定存在差异，上述的计算只能作为一定的参考。不过从趋势上来看，叶德辉认为明代中后期恰好是一个价格低谷期，进入清代以后呈现逐渐增长的态势，到了清末宣统年间，刻书价格已较明末翻了一倍。当然，一些使用廉价劳动力（包括女性刻工）的地区，如湖南永州、江西、广东等地，尚能维持着较为低的价格。[①] 笔者无意在此详细考证书籍刊刻以及书坊书商运营成本，而是想说明，在明末刻书尚属廉价的情况下，对于吴文炳这样的民间学者刻印书籍，是一件非常有力的支持因素。

四、《军门秘传》的性质再探

或许读到这里，有些读者会由此产生另一个疑惑：吴文炳所参照的上

---

① 叶德辉：《书林清话》，上海古籍出版社 2012 年版，第 153 页。

述诸多资料,都是元明以来较为普通的医家著作,如何判定《军门秘传》的文献属性呢?确实,由于原书经过书商的删改,可能包含有著作信息的部分已经缺佚,我们不太容易找到直接的理由。不过,至少从《军门秘传》这个书名来看,"望文生义"在一定程度上是存在的。毕竟,我们不妨作另一种假设,即吴文炳最终将此书命名为"外科治法汇编"或类似称谓,恐怕今人将其定性为军事医学文献的可能较小。当然,循名还需责实,从内容上来看,还是可以从此书中找到一些涉及军事的元素,这里提供两点意见以供参考。

其一,本书提到相关的医学知识,诸如跌打损伤、刀斧斫伤等,并非军事领域独有。此类知识,同样可以为民间所用。或者说,这方面的医学知识(技能)原本就是"军民两用"的,两者之间并不存在什么泾渭分明的知识壁垒。我们还可以做一个假设,若是一个有心之人,将这类"军民两用"的医学知识搜罗汇编,撰成一书,就可以归为军医著作。换一种说法,在中国古代,并不存在只能用于军事领域,且对民间医学完全禁绝或保密的部分。

另外,我们不妨简要回顾一下古代军事类著作。在纪传体的正史类中,《汉书·艺文志》将军事类著作分为兵权谋家、兵形势家、阴阳家、技巧家四类。当然,由于刘向、班固时代,文献分类法是为六艺七略,与后世的经史子集差异显著。不过,由于兵(学)家领域较为独特,很难与其他门类混置,因此可以直接对应着后世历代史志中的子部兵家类。对此,李零总结为权谋类兵书最尊,后世保存最多;形势类虽然重要,但不如前者,且大多亡佚;阴阳、技巧类随作随弃,后世保存最少。① 考虑到医学部分更多地与阴阳、技巧相关,而与权谋、形势关系疏远,其传世情况不佳是可以想见的。如北宋初年许洞所著《虎钤经》,仅有一卷内容为医学。简言之,兵学文献本来就是子部中较小的门类,如南梁时期阮孝绪在《七录序》中,就提到"兵书既少,不足别录",故而"附于子,总以子兵为称"②,那么其中涉医部分更是小众中的小众。至清代中叶,《四库全书总目提要》中的兵家类文献仅有 20 部 153卷,存目也不过 47 部 388 卷。可见,医学知识仅仅是可有可无的少数附庸。更为重要的是,没有一部完整的、纯粹的军事医学著作。换言之,假如没有

---

① 李零:《兵以诈立》,中华书局 2006 年版,第 15 页。
② 〔唐〕释道宣:《广弘明集》,上海古籍出版社 1992 年版,第 97 页。

《军门秘传》的传世,单单就我国古代而言,军事医学这一细分的门类本身并不成熟。换言之,如果此书传播范围更广一些的话,即便进入四库馆臣的视野,恐怕它被纳入医家类而非兵学类的可能更大。

事实上,从全世界的范围来看,专门的军事医学文献也是相当晚近才出现的。当代学者在整理相关史事的时候发现,"在19世纪各国军队开始记录军事医疗事件前,绝大多数有益的信息(指与军事医学相关的资料)都隐藏在非医学著作中,比如战争实录、个人日记、战史以及对古代英雄冒险的经典描述。"欧洲各国出现专业的军事医学著作,至多只能上推至18世纪后期。① 这一情况似乎表明,冷兵器时代的军事医学难以独立成类,应该不是个别现象。由此,点校者称之为军阵外科性质,这一定性是非常审慎而恰当的。

其二,《军门秘传》中还有一部分内容,不妨概括为"刑事医学"。其第二卷的后半部分,从"乌龙解毒散"至"止刑不痛丹",共计16首医方,可以确定来自《万病回春》卷八的《杖疮篇》。说句题外话,这段文字,除了向世人介绍了明代有关创伤医学的技术能力,还是能充分反应明代刑法黑暗的生动史料。例如在"秘传鬼代丹"条下,记载着"任官府打,不痛。此方不怕远年疯损等症,有千金不传之妙,宜珍重之"。然而事实上,这条记载之下仅仅是一首附有若干药物的打油诗:

> 不救诸般只救刑,乳香没药与细辛;
> 归尾去土木鳖子,烧红研细自然铜;
> 苦参当归无名异,烂药为丸弹子形;
> 见官细嚼三杯酒,不怕黄昏打至明。

最后,著者还不忘加上一条嘱咐,"上药用天灵盖烧灰存性为衣。若见官之时,细嚼一丸,酒下"。上述打油诗中的若干药物,确实在治疗跌打折损方面具有一定的功效。不过,只要具备一定的生活常识(不论古今),都不会认为这个所谓有"千金不传"之妙的"秘传鬼代丹"拥有奇效。当然,这个已经被编为民间打油诗的方剂,在可能有限的疗效以外,更多的还有一些来自心里暗示的安慰,并暗示这一情形在民间社会已有一定的普遍性。

---

① [美] Richard A. Gabriel & Karen S. Metz 著,王松俊等译:《军事医学史》,军事医学科学出版社2011年版,简介。

此外，还有更为俚俗的两条信息，也一并被吴文炳收入在内，分别是"隔杖法符"与"符式"。这两条目下，已经没有一丝医药的踪迹。前者云：

> 如出官有打，先将此符咒，白蜡三分调酒服。咒曰：吾奉铁山铁和尚，铁衣铁郎君，常在九天驾雷霆，飞沙走石收邪精。骑山拔树镇乾坤。不怕华光亲自战，那怕二郎去出征。若有闲邪违吾者，飞刀寸斩不留停。

不消说，这条资料的内容按照当代人观念来看，不能称之为"方药"或"方剂"。将吞咽用酒调服、写有咒语物什的做法，很容易让人联想到，这是一种民间泛化地使用符箓派道教的仪式。只不过这里吞服的并不是道教仪式所用的符箓，而是自我安慰的"止疼剂"。显然，这一民间流传着的、非常鄙俚的歌谣，本身就是道教与民间怪力乱神的混合体。郑金生曾发现王文谟的《济世碎金方》的卷四附录为《秘传神仙巧术各色奇方》，其中多为江湖方术，也不乏咒禁术等内容。事实上，在我国古代，由于阴阳五行学说渗透于各种方技、术数类之中，因此在医籍中出现类似的情形是丝毫不奇怪的。我们还可以举一例，明代万表编、万邦孚辑的《万氏家钞济世良方》，同样在其中载入"吕仙降乩赠诗"，被四库馆臣认为"语怪而不可训"，乃至这本"颇有可用之方"的医籍被归为存目条下。[1]

笔者以为，一个合理的推测为"兵刑不分"。《汉书·刑法志》记载有"大刑用甲兵，其次用斧钺；中刑用刀锯，其次用镔凿"[2]。或许对于古人来说，"兵"与"刑"并无本质区别，"兵"是针对一个群体的"用刑"；而"刑"则是针对个人的缩小版"用兵"。我们不妨说"刑事医学"就是"军事医学"的简化、日用版本。至于这些鄙俚的内容，一方面表明古人对于医学与咒禁的区分远不如现代人那么分明；另一方面则提示我们，在医疗资源整体比较匮乏且医者本人素养并不高的情况下，民间存在着不少因地制宜的"土法"，以至于令后人产生"眉毛胡子一把抓"的感觉。

如果我们不纠结于唯一的定性，不妨说《军门秘传》是一部可以用于军事领域、反应了明代外科疮伤诊疗技术水平，对于医学知识传播颇为有益的小册子。它向后人展现了一位民间医者，以及一部通俗医学读物从生产到

---

① 《四库全书总目提要》，卷一〇五子部医家类存目，第 885 页。
② 〔东汉〕班固：《汉书》卷二三《刑法志》，中华书局 1964 年版，第 1079 页。

传播过程的一个生动案例。

五、小结

　　毫无疑问,在灿若星河的著名医家,汗牛充栋的传统医籍中,吴文炳及其著作或许并没有特殊之处。如果单就对传统医药学贡献或知识积累的角度来看,不得不坦率承认,这部著作谈不上有什么重要意义。有了传承固然尚佳,若没有问世,似乎对于传统医学这座大山而言,不过是少了微不足道的一草一木。这也可以从一个侧面说明,为何此书流传域外而在国内罕为人知,而且在明清时代浩博的历史资料中,我们几乎查阅不到有关吴文炳的更多资料。在当代人编纂盱江医学资料汇编中,哪怕是程式、上官榜、严仁泉、释心斋等人,仅仅通过地方志留下只言片语的前代医家也能载入史籍的情况下,我们还是没能找到吴文炳,以及文中提到的王文谟的名字。[①]

　　不过,《军门秘传》的价值并不限于此。吴文炳参考借鉴元明以来多部医籍著作,本身就反应了他作为医学知识传播受众这一事实。这些著作作者既包括了知名医者李梴、赵宜真、熊宗立,也有与他同样名声不著的王文谟。这一现象很好地展示了在明代后期,闽赣两省交界山区之中,医学知识如何下沉至民间的典型个案。同时,吴文炳同时还是医学知识的主动编辑、传播的授予方,尽管我们很难确认在当时以及其后的一段时间内,到底有多少人在现实生活中运用了这些信息。不过令人很感兴趣、同样也令人欣慰的是,这部医籍,虽然在国内影响有限,却在一衣带水的邻国日本扎下根来,并传承到当代回流我国。这部医籍最初刊刻数量如何?它是怎样从福建山区传播至沿海地区的,又是通过怎样的途径漂洋过海的? 笔者相信,哪怕这些问题暂时无法解答,在一定的可能范围内进行符合历史情形的推测与估计,同样饶有趣味。毕竟,我国医学史上不仅仅只有"阳春白雪",还有许许多多如同吴文炳与《军门秘传》那样扎根下层的精彩故事,等待后人慢慢地挖掘与讲述。

---

　　① 左国荣、徐荣丽编著:《盱江医学文史资料辑注》,吉林科学技术出版社 2020 年版,第 23、26 页。

名医事迹

明代名医缪希雍年谱简编

叶思钰

本传：

    缪希雍（1553—1626?），字仲淳，亦作仲醇，号慕台，别号觉休居士，南直隶常熟人（今江苏常熟），明清近世重要医家，《明史》称其"精通医术，治病多奇中"。著述甚多，有《先醒斋医学广笔记》《神农本草经疏》《本草单方》等存世。同时也是晚明佛教复兴运动中的知名护法居士，皈依"万历三高僧"之一的紫柏真可，与其弟子密藏道开、冯梦祯、于玉立等皆为禅悦法友。

    缪希雍生平记载，散见于正史方志、氏著序跋及其师友宾朋的诗文、尺牍、日记之中。结合出土墓志铭与常熟地方志载：希雍出生于常熟新巷缪氏家族，曾祖谔，字廷望，号爱菊，年轻时颇有治学天赋，但迫于生计，且耕且读，但未进益，不得已放弃举业，晚年被推为本邑耆硕。缪祖坤，父尚志，举正德己卯（1519）乡荐，任汉阳府通判。缪母周氏是尚志的侧室，因原配无子而适尚志。[①] 十三岁时，缪父去世，家道中落，母亲承担起了奉养长辈，教育幼儿的责任。据冯梦祯《墓志铭》载，周氏给予了缪希雍十分严厉的教育环境。年幼的缪希雍好与游侠少年为伍，经受母亲的斥责后，不得不远离"侠少年"们，但负气任侠的性格自幼便根植于缪希雍内心。

    缪希雍于举业并无成就，一生并无功名。为了维持生计，缪希雍便在家乡设馆教书。然其颇擅长岐黄之术，其于十七岁时患疟疾，便能遍检方书自

---

    ① 中国文物研究，常熟博物馆编：《新中国出土墓志 江苏 1 常熟 下》，文物出版社 2006 年版，第 144 页。转引自张耀宗：《发现缪仲淳祖茔墓志记》，《常熟文博》2003 年第 1 期。

愈。早年曾读书于常熟赵氏脉望馆藏书楼,博览医书方书,钻研医术。学医有成后,缪希雍成为职业医家,也借此身份,进入士大夫的交友圈,出游豪贤间。除了医学外,缪希雍还精通堪舆,按其自述,是受父亲葬事仓促不满的影响。除了是一位名医、术士外,缪希雍还是位虔诚的佛教居士,在晚明佛教复兴中扮演了重要角色。身为名僧紫柏真可的俗家弟子,长期追随紫柏大师行走南北,并积极参与《嘉兴藏》的刊刻,是刻藏事业主要负责居士之一。在万历一朝政教交互的复杂背景下,缪希雍以医者、居士的双重身份活跃在士大夫、僧侣群体中。

本谱正文以下,列有征引文献,此文献第一次出现时,将列作者、书名、篇名与卷数,多次出现则略去作者,其余信息保留。本谱系年,据农历自然年编排,每年所标公元年份仅作参考。若在农历年底、公元次年初所发生事,如紫柏圆寂例,则系之于农历年内,并作相应说明。

嘉靖三十二年癸丑(1553)
出生。

《径山藏所载牌记资料汇编》,《大般若波罗蜜多经》第四百六十一至四百六十三卷牌记:谊友于润甫因雍今年七裘,施资刻此《大般若经》第四百六十一卷,为雍显考汉阳府通判虞台府君暨显妣孙孺人、生母周孺人,共继慧命,并固福基,施者、受者咸臻觉道。天启二年八月望日奉法弟子缪希雍谨识。

嘉靖四十四年乙丑(1565)十三岁
父尚志卒。

冯梦祯《快雪堂集》卷十五《缪母周孺人墓志铭》:汉阳物故,仲淳始年十三。

万历七年乙卯(1579)十七岁
始研读医学。

缪希雍《先醒斋医学广笔记》卷四《疟》:仲淳年十七,时为疟所苦,凡汤液丸饮巫祝靡不备,尝终无求于病,偏检方书,乃知疟之为病暑邪所致也。

隆庆六年壬申(1572)二十岁

涉猎堪舆,论占山奥妙,得古葬经宗趣。

缪希雍《葬经翼自序》:夫子昔龆年,葬我府君。时方颛蒙,未能从事。至于弱冠,恒念兹失。窃尝窥窾哲人,畴咨象外,相与讨论占山之奥,遂得古葬经宗趣。恍焉有入,乃知世说之非。

万历七年己卯(1579)二十七岁

秋,至南京,结识王肯堂。

王肯堂《灵兰要览》卷上:岁己卯秋,始晤缪仲淳于白下,相得甚欢。

王肯堂,字宇泰,号损仲、损庵,南直隶金坛(今属江苏)人。有《证治准绳》《成唯识论正义》等书。

万历十年壬午(1582)三十岁

通过缪希雍介绍,徐琰得拜紫柏。

徐琰《刻大藏愿文》:壬午,籍仲淳侍达观老师,得为佛弟子,乃翻然一洗旧习,始知千生罪业半偈,能销生死大事,弹指可毕,自非诸佛众生苦恼,无有了期。

紫柏真可,明末高僧,俗姓沈,字达观,晚年自号紫柏。身后由门人集成《紫柏老人集》《紫柏尊者别集》。

徐琰,字文卿,南直隶华亭人,官至太仆寺丞。

万历十一年癸未(1583)三十一岁

四月,与王樵、王肯堂父子同游金坛茅山。

王樵《方麓集》卷七《游茅山记》:万历癸未四月,与吴郡缪仲淳约同游。仲淳与予仲子肯堂先一日往。

王樵,字明远,号方麓,王肯堂之父,南直隶金坛人。所著有《读律私笺》《周易私录》《尚书日记》等。

与于玉立一同吊故人丧。

丁元荐《西山日记》卷下《庭训》:于中甫玉立,癸未第归,封公明照迎之京口。适有一故人之丧,仲淳以为宜即吊,封公意欲稍缓之,中甫竟往吊。

于玉立,字中甫,南直隶金坛人,紫柏真可座下俗门弟子。

丁元荐,字长孺,号慎所,浙江长兴(今属湖州)人。曾汇集缪希雍三十
年来行医医案编汇而成《先醒斋笔记》。

万历十二年甲申(1584)　三十二岁

夏,自真州(今江苏仪征)与吴惟明同往宜兴善卷寺。吴惟明成紫柏真可
弟子。

吴惟明《刻大藏愿文》:万历甲申夏,友人缪仲淳氏自真州招余过义兴
之善卷,得侍达观师,称弟子,始知窥向。……万历丁亥四月六日弟子吴惟
明稽首和南。

吴惟明,字康虞,南直隶歙县(今属安徽)人,徽商。

万历十四年丙戌(1586)三十四岁

应徐贞明邀,北上经山东、河北、北京,于西北赞开田之画。

《快雪堂集》卷十五《缪母周孺人墓志铭》:孺人已年七十余,而数千里
从豫章徐先生,于西北赞开田之画。

钱谦益《牧斋初学集》卷六十一《毛君墓志铭》:万历间,贵溪徐贞明建
京东水田策,其议实自仲醇发之。

游历京师,为瞿汝稷夫人看诊。

缪希雍《先醒斋医学广笔记》卷十一《妇人》:瞿元立夫人素清癯,不耐
烦劳,一日谓仲淳曰:余妇未生子而弱,烦兄为诊其顾。次日仲淳往诊,得
其脉弦细无神。赵文肃公问曰:兄从元立许,来诊其嫂,得何脉? 曰:今虽
无恙,必不久矣……此丙戌事也,至秋,夫人殁。

考异:原文记载为“赵文肃公”,赵文肃公即为赵贞吉,早卒于万历十
年,十四年缪氏看诊作陪者,必然不是赵贞吉。《广笔记》中所提及的应当是
赵文毅公赵用贤。

瞿汝稷,字元立,南直隶常熟人。所著有《指月录》《石经大学质疑》《瞿
冏卿集》等。

赵用贤,字汝师,号定宇,南直隶常熟人。所著有《松石斋文集》《松石斋
诗集》等。

与刚入京师的紫柏、密藏师徒会面。

紫柏真可《紫柏尊者别集》卷三《与冯开之》：闻妙峰挂搭京师，遂访之，故得与藏公、仲淳晤接。大都刻经萌兆，天时人事颇宜。

四月十八日，母周孺人故于云间康时万家。

《快雪堂集》卷十五《缪母周孺人墓志铭》：孺人临没，所惓惓者，忧无孙耳。时万历丙戌四月十八日也，距生正德甲戌五月廿二日，年七十有三。

康时万，字孟修，号郎山，晚号了予居士，南直隶华亭（今上海松江）人。

得丧母噩耗，遂奔丧南还，紫柏师徒相送至彭城。

密藏道开《密藏开禅师遗稿》卷一《与平廓师》：无何，而缪仲淳忽有母氏之变，时未出都门，已哀殒几尽，不忍其哭死道傍，因以法药扶之。至彭城始别去。

紫柏真可《紫柏老人集》卷十四《送仲淳奔丧南还》：风树萧萧千里归，两行血泪染麻衣。送君有意难为语，那可燕山闻子规。

奔丧途中，与紫柏师徒过彭城洪福寺，阻雨信宿。

紫柏真可《紫柏老人集》卷十三《同开侍者缪仲淳宿洪福寺》序：其寺僧慈峰朝公，今复力举废坠。而贫衲与二三子，阻雨得假信宿。朝公索诗题石，遂赋此以结三生之缘。时万历丙戌夏六月十有一日也。

五月二十二日，送唐文献之信予冯梦祯。

《快雪堂集》卷四十四《报唐元徵》：五月廿二日，缪仲淳致足下手书，具感注念。

唐文献，字元徵，号抑所，南直隶华亭人。著有《占星堂集》。

按：冯梦祯此封尺牍，意在祝贺唐文献金榜题名荣登状元。查得唐文献实为万历十四年状元。

十二月五日，与曹林文初见洞闻法乘于吴江北寺。

洞闻法乘《破山雪柏乘禅师语录》卷十《师资缘起始末》：入门，见一缁衣，一白衲，纵横舞蹈，论义渊博，遂相揖分坐。不肖遂问亮公曰：二士何谁？公曰：一是慕台缪先生，一是巢林文尚士。

洞闻法乘，南直隶吴江人，紫柏真可弟子。

曹林文，吴江洞庭山人，字正宗，紫柏真可侍徒。

按：《师资缘起始末》一文中，记此相遇之日为"戊子季冬五日"（即万历十六年腊月),据王启元《新见紫柏真可生平传记材料考:洞闻法乘〈师资缘起始末〉中的师徒交游》一文所考,实为万历十四年年底,公元系年为1587年1月13日,遂系于此。

万历十五年丁亥(1587)三十五岁

春,史钶请缪希雍诊疗。

　　缪希雍《先醒斋医学广笔记》卷二《寒》:史鹤亭太史丁亥春患瘟疫……遣使迎仲淳至,病二十余日。家人具以前方告,缪曰:误矣。

　　史钶,字汝和,浙江余姚人。

交丁元荐,结为好友。

　　丁元荐《先醒斋笔记序》:岁丁亥,交缪仲淳氏。

丁元荐向高攀龙引荐缪希雍。

　　高攀龙《高子遗书》卷九下《缪仲淳六十序》:余年二十五,而友于丁子长孺。一日,长孺谓予曰:今海内有奇士缪仲淳者,子知之乎?余曰:未也。曰:其人孝于亲,信于朋友,尘芥视利,丘山视义。苟义所在,即水火鸷赴之。

　　高攀龙,字云从、存之,号景逸,南直隶无锡人,所著有《高子遗书》《周易孔义》《周易易简说》等。

夏,与徐渻、乐晋游天目山。

　　《快雪堂集》卷十三《善人徐翁墓志铭》:丁亥之夏,仲淳与吴人乐子晋游天目,翁忽发兴,褰裳从。

　　徐渻,字彦东,别号南泉居士,浙江杭州人。

盛夏,与曹林文前往常熟一同劝说洞闻拜谒紫柏真可。

　　洞闻法乘《师资缘起始末》:而振锡南游,踏遍吴越归来,不觉已是三伏时也。复承巢林、仲淳二公,不以酷暑为虑,三度到庵,备陈达大师为人气概定慧如此。

　　按:文中有"踏遍吴越归来"之语,时洞闻驻锡常熟三峰寺。

七月二十九,杭州,携王肯堂信至冯梦祯处。

　　冯梦祯《快雪堂日记》"丁亥七月二十九":夜,缪仲淳至,得王宇泰书。

八月间,与冯梦祯、乐晋、戴灏等逗留西湖。

　　《快雪堂日记》"八月初六":酌朱武原先生,同缪仲淳、乐子晋、陈季象、戴升之、沈太公、武原乃郎及骥子、鹓雏俱在坐。

《快雪堂日记》"八月十五"：至家，则仲淳已在斋头矣。与商理方药竟，约仲淳、陈乐再宿湖上。

《快雪堂日记》"八月十六"：别仲淳、伯宏。

《快雪堂日记》"八月二十八"：与仲淳约夜宿佛慧。

朱元弼，字良叔，号武原，浙江海盐人。所著有《礼记通注》《独醒庵集》《犹及编》等。

戴灏，字升之，浙江嘉兴人。

九月初四，缪希雍同冯梦祯等人见瑞庵、仰崖两僧。次日，同游杭州名刹胜景。

《快雪堂日记》"九月初四"：因龙华二送藏僧自天台还，已至昭庆，因从曹林、仲淳、子晋出看之。

《快雪堂日记》"九月初五"：至八字桥，仲淳别去，宿宝奎寺。中秋后，今夕始见。

按：瑞庵名广桢，龙华寺方丈。仰崖名永庆，明因寺方丈。冯梦祯作"仰岩"。此二僧系受慈圣皇太后派遣，送法藏至天台山。

九月二十六，至冯梦祯处，前往西溪堪地，次月归。

《快雪堂日记》"九月二十六"：夜，缪仲淳同所亲秦君至。

《快雪堂日记》"十月初八"：仲淳归自西溪，云新得市南地，仅可为庄居。

万历十六年戊子(1588)三十六岁

主持重修长兴石城山清凉禅院，始于戊子三月，落成于己丑五月。

《快雪堂集》卷八《长兴县石城山重建清凉禅院碑记》：经始于戊子三月，落成于今岁五月……主其事者，常熟居士缪希雍，字仲淳……

四月十九，与冯梦祯游湖州，夜宿德清。

《快雪堂日记》"四月十九"：午后至杨坟，同仲淳至玄观……夜宿德清。

五月初四，葬周母薛氏于城山清凉禅院。事毕，夜至弥陀寺，与冯梦祯、周祖等谈叙半夜。

《快雪堂日记》"五月初四"：周母以午初葬。送葬毕，还弥陀寺。夜与仲淳、叔宗、认卿谈叙至夜半不倦。

六月初一,与陆起龙等游西湖。初三,赴陆起龙约,宿其署中。

《快雪堂日记》"六月初一":赴陆少白湖上招,与仲淳同泛湖至金氏园看石。

《快雪堂日记》"六月初三":仲淳、存吾赴少白召,宿其署中,见新月。

陆起龙,字震卿,号少白,直隶苏州府太仓人。

闰六月十三,赴冯梦祯约。

《快雪堂日记》"闰六月十三":遣人邀少白、仲淳,良久始至。

八月十二,与于玉立自金坛至冯梦祯处。次日,泛舟西湖。

《快雪堂日记》"八月十二":薄暮,仲淳至,与于中甫俱。

《快雪堂日记》"八月十三":仲淳初欲行,以病不果,憩湖舟中。登舟,仲淳遣人取粥米磁锅待之,良久而至,遂发舟。

秋末,赴知府余良枢召。杭州出发,途径富阳等地,抵达湖州安吉永安寺。十月初三,至横槎山,宿何氏楼,次日,启程返航。

《快雪堂日记》"九月三十":卧内,富阳舟子促登舟随潮,而仲淳以赴郡公召,不果早行期,薄暮出城……待稍久,仲淳同存吾、子晋去觅舟,而余计即不得舟,当托宿江驿,遂携蔡君康生行。

《快雪堂日记》"十月初三":横槎内通浦江,深曲可避世,与仲淳甚乐之。宿何氏楼。

"郡公"即为时任杭州知府余良枢。余良枢,字士中,万历十一年至十七年间任杭州知府。

十月初七,徐村遇冯梦祯,孙如法从金坛来见。初九,赴傅养心约。十四,游西湖。十五夜,开圹。

《快雪堂日记》"十月初七":将至徐村,遇仲淳辈。……孙侯居自金坛,来候仲淳相见。

《快雪堂日记》"十月初九":同仲淳、存吾、岳翁三人赴傅养心菊花之约录。

《快雪堂日记》"十月十四":方散步山南,忽闻呼声,仲淳至矣,奇哉!

《快雪堂日记》"十月十五":仲淳以是夜开圹。

孙如法,字世行,号侯居,浙江余姚人,所著有《春秋古四传》《广战国策》。

十一月二十，前往乌陵山，开山卜地。

《快雪堂日记》"十一月二十"：仲淳诣乌陵，为开山计。

十二月初八，在徐村观冯梦祯二子举业文章。

《快雪堂日记》"十二月初八"：仲淳在徐村观两儿文课，似少有进益，晤来道之。

十二月初十，冯梦祯往土地堂谒周孺人灵柩。夜，宿于冯宅。

《快雪堂日记》"十二月初十"：余至徐村，一谒缪母，兼镇抚之，柩停土地堂，甚安。主僧尤笃实可托。……是夜，仲淳、稺咸、时仲宿于斋中。

十二月十八，与冯梦祯至湖州赵村为徐琰夫人治丧。再至长兴石城山晤密藏，详谈一日。

《快雪堂集》卷十五《徐妇封孺人白氏墓志铭》：万历戊子夏某月日十九日，吾友华亭徐文卿之配封孺人白氏卒于临清之舟中。文卿卜以冬十二月十八日葬孺人于湖州之赵村，而乞铭于余。

《快雪堂集》卷四十三《与李君实》：别后再至苕上，为送友人徐文卿夫人之葬，缪仲淳同行。藏师南来，此日始得城山一晤。

《快雪堂集》卷四十八"戊子十二月二十八"：日中索肩舆，同仲淳至城山，晤藏师兄。

《快雪堂日记》卷二"戊子十二月十九"：下山与藏师兄约会于弥陀寺……仲淳是夜醉卧，不得别。

除夕，与密藏道开、幻居真界在嘉兴楞严寺过年。

《快雪堂集》卷四十三《与李君实》：藏师与仲淳过节楞严，又有幻居。

《快雪堂集》卷四十三《与缪仲淳》：十九夜，足下醉卧，遂不及言。

万历十七年己丑（1589）三十七岁
正月初十，与密藏道开、幻居、周祝自嘉兴赴杭。次日，又与密藏前往徐村，留宿。

《快雪堂日记》"正月初十"：藏师与幻居上人、缪仲淳、周季华至。

《快雪堂日记》"正月十一"：仲淳从藏师往徐村。

周祝，字季华，南直隶苏州府吴江县人，所著有《空一斋诗》。

正月十六日，与密藏、幻居等前往余杭径山。

《快雪堂日记》"正月十六"：藏师、幻居、仲淳行道之从，余实激之。

半月后,从径山返杭。

《快雪堂集》卷三十四《答藏师兄》:别师兄倏已半月,待仲淳至,杳然,念之颇切。

按:信中"别师兄倏已半月"之语,指是年正月十六密藏、幻居、缪希雍等僧侣居士团体前往径山礼佛之事。

离杭。四月,与密藏、徐琰等在惠山,遇冯梦祯。后与徐琰共赴无锡令李复阳之约。

《快雪堂日记》"四月初一":将至惠山,遇藏师、文卿、仲淳。徐、缪赴李令约。

李复阳,字宗诚,号元冲,江西丰城人。

五月二十一日,与冯梦祯乘船至湖州显山寺,造访逸老堂。次日,往乌陵山展坟。

《快雪堂日记》"五月二十一":下午遂达显山寺。……同仲淳造逸老堂坐,仲淳戒童子烹茶为供。

《快雪堂日记》"五月二十二":仲淳往乌陵山展墓。

前往金坛度夏。

《快雪堂集》卷三十四《报孙世行》:五月以送藏师还清凉,至苕溪旬日,此时别仲淳。仲淳过夏金坛,于中甫归矣。

夏,徐贞明去世,告讣于缪希雍。

《快雪堂日记》"七月初五":遣唐佛子,报徐孺东之讣于仲淳。

从金坛返杭。

《快雪堂集》卷三十九《与于中甫》:前月廿七日,以妻大父葬入山,而仲淳至,始悉足下动止。

定宜兴(今属江苏无锡)某山之原为母葬地。

《快雪堂集》卷十五《缪母周孺人墓志铭》:仲淳择地葬孺人,几遍浙以西山水,而卒定于宜兴某山之原,南去汉阳、孙孺人之墓不数里。

万历十八年庚寅(1590)三十八岁

为王兴甫诊疗,得交高攀龙。

高攀龙《高子遗书》卷九下《缪仲淳六十序》:越三年,忽遇于内弟王兴甫所,欢相持曰:此为仲淳矣。

十一月二十一日,自武进出发迎接冯梦祯,二人次日抵达蒋墅。二十四日至金坛,前往顾龙山见紫柏,此后数日俱陪同紫柏书经。

《快雪堂日记》"十一月二十一":又行十余里,遇缪仲淳自毗陵相迎。

《快雪堂日记》"十一月二十九":同师、仲淳过王氏墨香庵。

万历十九年辛卯(1591)三十九岁

迁居宜兴(阳羡),王樵拜访资助。

王樵《方麓居士集》卷九《与仲男肯堂书》:慕台已移家阳羡矣,吾父子当有以佐其初来所缺。俟上司有行,约共可十金,吾自往拜而致之。

四月二十二日,与紫柏、于玉立前往吴江,同礼吴江报恩寺石佛。

《快雪堂集》卷三十《跋吴中石佛因缘》:今岁辛卯四月二十一日,……又明日,缪仲淳、于中甫二士,以师命礼吴江石佛还。

移家长兴。

赵定邦《长兴县志》卷三十一下《缪希雍》:缪希雍,字仲醇,常熟人。居邑下若里三十余年。

按:缪希雍具体在何年迁居长兴并未有详细系年记载,兹以考证。龚立本《烟艇永怀》邑里亲朋《缪希雍》一文载:"初,移家阳羡,又徙长兴,又徙金坛,岁必两度还里,祭扫先墓。"可见缪希雍寓居的基本路径是从常熟至宜兴,再至长兴,最终隐于金坛。钱谦益所作《本草单方序》亦有云:"(缪)侨居长兴,后徙于金坛,老焉。葬在阳羡山中。"那么,根据其门人庄继元跋文所载:"辛酉,先生卜居吾邑,所居与吾舍仅隔数武,得朝夕过从。"缪希雍为天启元年辛酉(1621)迁居金坛的话,再根据《县志》记载他居住长兴下若里三十余年之说,缪希雍最晚便是在1591年(即万历十九年)寓居长兴。王氏父子的几次三番书信来往,缪希雍已于是年三月前移家宜兴,那么,缪氏应当在同年内再次迁居,前往长兴。但是,一年内搬迁两次的可能性较小,《县志》记载仅为孤例,且时间上很有可能是虚值,参考价值不大,以俟发掘更多文献材料,予以佐证,该条目遂暂系于此。

万历二十年壬辰(1592)四十岁

十二月,随福建巡抚许孚远入闽,荷担校场较技。麾下士兵不满,甚至哗变。

沈德符《万历野获编》卷二十二《许中丞》:又吴中缪仲淳以经世自豪,

与许素厚,亦招之往至于阅操。……事在壬辰年。

许孚远(1535—1604),字孟中,号敬庵,浙江德清县人。

万历二十一年癸巳(1593)四十一岁
四月二十四日,夜,同谭应明往南京拜访冯梦祯。

《快雪堂日记》"四月二十四":晴,帅比部机至。夜,缪仲淳、谭公亮至,留斋中小叙。

《快雪堂日记》"十月二十九":余自壬辰冬入南都,中间惟甲午冬归武林,凡四度岁除于此矣。

谭应明,字公亮,南直隶常熟人,昆山昆曲家班主人。
替高攀龙之子治病,一药而活。

高攀龙《高子遗书》卷九下《缪仲淳六十序》:又三年(1593),余以使事至家,得仲儿,日抱弄之。儿忽得异疾殆矣,一日夜半,余夫妇泪簌簌,相语曰:是儿非仲淳不活。顾安所旦夕,得仲淳坐,而旦门者报长孺至。余妄念曰:得无仲淳偕来乎?倒屣出,见长孺果偕仲淳来,果一药而活。

万历二十二年甲午(1594)四十二岁
高攀龙遭弹劾被贬,缪希雍作尺牍聊以安慰。

高攀龙《高子遗书》卷八下《答缪仲淳》:近言路有起废汰滥一疏,群小见诸贤尽出,明年内计可虑,故戈矛潜动。弟谓此等小人,彼正恃口舌,可尼君子作用。君子但置之不闻,当做便做,阳气盛,邪气自消。
八月,紫柏抵庐山。是年冬,忽患疟疾,染病三月有余,缪希雍为其问诊施药,戴灏亦在旁侍疾。

《紫柏尊者全集》卷十三《忏荐牛麓疏》:万历甲午八月之初。挂搭匡庐。忽构疟疾。寒热交楚。神识煎惶。将百日有余。

《快雪堂日记》"正月二十三":达观师病疟百日,赖缪仲淳医药。升之晤仲淳四五日,今不知所如矣。
冬,自庐山携紫柏信予冯梦祯,时冯在南京。

《紫柏尊者别集》卷三《与冯开之》:贫道抱疾长松之下几百余日,……时在严寒,动定加餐,慰我幸甚。特遣觉休不远而来,切为法门之故,惟先生痛体之,余无说。

按:"觉休"为缪希雍法号。"时在严寒",则紫柏写信时在冬日。"贫道抱疾长松之下",则为万历二十二年秋冬,紫柏于庐山染病,遂系于此。

万历二十三年乙未(1595)四十三岁

托冯梦祯作杨继盛传。二月十三,冯梦祯收到此封来信。

《快雪堂日记》卷七"二月十三":得缪仲淳书,趣余早北,并以杨忠愍传相托,示余王方麓先生所为忠愍传。

杨继盛,字仲芳,号椒山,直隶容城人。

冬,游历江西多地,四方堪舆,紫柏特意致信邹元标,令其多有照拂。

紫柏真可《紫柏尊者全集》卷二十三《与邹南皋公》:仲淳近当行踪飘泊之际,足下能不忘燕山之旧,一旦为渠东道,则西江风月乃无量之故物也。牢山亦自燕山来,缧绁隆冬,将有万里之行。……闻仲淳堪舆役忙,峰头涧畔,葛藤无量,倘失脚绊倒,足下不垂手扶持之,更待阿谁?

按:"牢山亦自燕山来",万历二十三年,憨山德清因在劳山(山东崂山)私造寺院之罪被勒令充军,即从山东青岛万里前往广东雷州,紫柏信中"将有万里之行"之句,指的就是此庄公案。邹元标时正居家吉水讲学,紫柏致信于他,当是因为缪希雍已游历至吉水(今江西吉安)附近。

万历二十五年丁酉(1597)四十五岁

十月十七,醉卧冯梦祯南京家中。

《快雪堂日记》"十月十七":夜,仲淳醉而就宿。

十月二十一日,为冯梦祯婢女治疟痢。

《快雪堂日记》"十月二十一":婢紫葵病疟痢几两月,仲淳药之辄吐。

十月二十四日,至冯梦祯处。次日,缪希雍向王养俊询问广德山中风景名胜,意欲前往。

《快雪堂日记》"十月二十四":仲淳来。

《快雪堂日记》"十月二十五":王孝廉养俊自广德来谒,仲淳欲访彼处山中之胜。

王养俊,字减之,一字损之,号启泰,南直隶广德州人。

十月二十八日，送紫柏北上，再至冯梦祯处。此后几日俱至南京。

《快雪堂日记》"十月二十八"：缪仲淳来，已送达观北行矣。

《快雪堂集》卷五十五：徐检吾来，杨纯甫、吴康虞、仲淳同叙。仲淳索观江山雪霁卷。

《快雪堂日记》"十一月初八"：骥儿纵性使气，忽患黄疸，仲淳向视之，以为不治将深。

万历二十七年己亥（1599）四十七岁

三月初七，与康季修等人至冯梦祯杭州家中。次日，与李日华、盛德潜等清谈，又与李日华论佛法。

《快雪堂日记》"三月初七"：会缪仲淳、康季修同至。

《快雪堂日记》"三月初八"：李君实、盛草汀、戴嘉宾招沈生志英同叙，在坐有仲淳、孙上池。夜，仲淳与君实谈说佛法，几至苦相。

康季修，南直隶华亭人，康时万之弟。

李日华，字君实，号竹懒、九疑，浙江嘉兴人。所著有《致堂集》《明史艺文志》《竹懒画胜》等。

盛龙升，字德潜，号草汀主人，浙江嘉兴人。所著有《存古录札记》。

三月初九，与冯梦祯、李日华等人湖上看桃花。后至孤山堪地。次日，与冯梦祯同访陈小洲。又出清波门登山看地，过南高峰，九曜峡、虎跑寺等地。

《快雪堂日记》"三月初九"：晴。同仲淳、君实、季修、盛草汀、戴嘉宾等湖上看桃花。

《快雪堂日记》"三月初十"：同仲淳访陈小洲，问疾制方。……自丁婆岭归，以仲淳足力疲，不能尽登涉之兴耳。

秋，在江西游历，适逢汤显祖辞官还乡，遂代紫柏真可前往临川拜访汤氏。汤显祖作《忽见缪仲淳》。

汤显祖《玉茗堂全集》诗集卷十五七言绝句《忽见缪仲淳》：（诗略）

七月二十七，游江西而归，携邹元标信至杭州，向冯梦祯乞其母罗夫人墓志铭。

《快雪堂日记》"七月二十七"：缪仲淳出邹尔瞻书，为乞伯母罗夫人墓志铭。慨慕久之。

万历二十八年庚子（1600）四十八岁

秋，祖母病于常熟，留湖滨陪侍。

> 缪希雍《先醒斋医学广笔记》卷五《痢》：庚子秋，……，时仲淳以先王母病，留湖滨。

还书汤显祖。汤显祖做尺牍《答缪仲淳》回复。

> 汤显祖《玉茗堂全集》尺牍卷四《答缪仲淳》：兄手书良厚，弟有二亲，俱七十余，无出理。留一官，止是缠人物耳。

九月十一，杭州，陪冯梦祯、陈其志小叙。

> 《快雪堂日记》"九月十一"：留公衡西厅小叙，缪仲淳陪之，饮甚适。

九月十六，与冯梦祯登独山堪穴点地。夜，乘船至德清。十八日，舟入石城山。

> 《快雪堂日记》"九月十六"：晴。粥后，同仲淳登独山。

> 《快雪堂日记》"九月十八"：舟至城山，夜酌美长，倚酒发言，以余惑于仲淳也，一笑。

万历二十九年辛丑（1601）四十九岁

二月初一，作《念云兴勤上人接管寂照刻场缘起实记》。

> 缪希雍《念云兴勤上人接管寂照刻场缘起实记》：诸务上人，不远数百里，访予金沙，就予商确规绳。予以此缘，经始之日，窃尝与闻。迨迁南之举，予复有言赞成谊不敢默，乃偕上人暨诸法侣定，约允刻场向来檀施资财……万历辛丑二月朔，觉休居士缪希雍手题。

是年，于玉立复官刑部员外郎，入京觐见紫柏，莫春之时，缪希雍作诗赠别，憨山有信致之。

> 缪希雍《延陵于中甫再守郎官别子江上临当就驾时方莫春抚景序之方丽感同心之日暇赠以斯篇爱寄金兰云尔》：（诗略）

万历三十年壬寅（1602）五十岁

结交张大复于昆山巴城马经庵。

> 张大复《梅花草堂笔谈》卷十二《缪仲淳》：忆与仲淳相识于壬寅马经庵始。

> 龚立本《烟艇永怀》卷三《邵鏊》：壬寅冬，公偕缪仲淳阻冰唐市，予适肆业马惊庵，但往晤仲淳，而刺不及公。

张大复,字元长,号病居士,南直隶苏州府昆山(今昆山)人,明所著有《梅花草堂笔谈》《嘘云轩文字》《昆山人物传》等。

龚立本,字渊孟,南直隶常熟人。所著有《全辽图》《浪泊集》《松窗快笔》等。

万历三十一年癸卯(1603)五十一岁
张大复病卧于谭公亮家,缪希雍制方与之。

张大复《梅花草堂笔谈》卷十二《缪仲淳》:癸卯,予病血,日夕卧公亮南轩,仲淳为制方与之。

万历三十二年甲辰(1604)五十二岁
九月十三,于苏州同冯梦祯访徐长源。

《快雪堂日记》"九月十三":是日同仲淳访徐长源。

万历三十三年乙巳(1605)五十三岁
秋,马兆圣拜师缪希雍,并随缪氏游历。

马兆圣《医林正印自序》:乙巳秋,得从缪先生仲淳游。

马兆圣,字瑞伯,号无竟,南直隶常熟人,有《医林正印》《谈医管见序》。

万历三十五年丁未(1607)五十五岁
朱国祯欲迁父母之墓,缪希雍为其提供三处湖州善地,皆不满。后定杭州超山西阜,缪希雍与学生陪同。

叶向高《苍霞草》余草卷二《少师朱公改葬三世记》:仲醇语之:我有三地可卜也,一为漱山,一为普贤村。……时万历丁未年十二月十三日。

朱国祯,字文宇,号文涵,浙江乌程南浔人。所著有《明史概》《皇明纪传》《湧幢小品》等。

万历三十六年戊申(1608)五十六岁
王肯堂作《证治准绳》,缪希雍参订。

王宏翰《古今医史》续增明《缪希雍》:与王宇泰友善,凡宇泰辑诸书,仲淳皆参订焉。

按：《六科证治准绳》刊行时间不一,此处取六科中最晚刊行的《疡医证治准绳》出版时间。

杨涟任常熟县令,问耆老,缪希雍举荐外甥毛清。

钱谦益《牧斋初学集》卷六十一《毛君墓志铭》:应山杨忠烈公为常熟令,问邑之耆老于仲淳,仲淳首举毛君以对。

毛清,南直隶常熟人,毛氏汲古阁主人毛晋之父。

按：杨涟在万历三十六年至万历三十九年间担任常熟县令,故取三十六年。

万历三十九年辛亥(1611)五十九岁

丁元荐告归乡里,取三十年来缪希雍之医方、医案、医理,汇编而成《先醒斋笔记》。

丁元荐《先醒斋笔记叙》:予辛亥赐苦归,不敢以山中余日,漫付高枕,汇三十余年所积方,取奇中者裁之。

三月,高清宇病几殁,高攀龙请缪希雍治病,立竿见影。

高攀龙《高子遗书》卷十一《文学清宇高公墓志铭》:无何,而兄果病矣。时辛亥三月事也,……请于吾友缪仲淳药之,病立起。越夏而秋,体丰神王,饮啖加等。

万历四十年壬子(1612)六十岁

高攀龙作《缪仲淳六十序》。

高攀龙《高子遗书》卷九《缪仲淳六十序》:仲淳今年六十,吾邑中凡为仲淳所活者,皆持觞觞仲淳,而谓余曰:惟子知仲淳。当有以佐觞。

朱国祯亦作文祝寿。

朱国祯《朱文肃公文集》卷四《祝缪仲醇七十寿序》:仲淳先生前登六袠,余为文以寿。

万历四十一年癸丑(1613)六十一岁

春,《先醒斋笔记》成书,付梓发行。

丁元荐《先醒斋笔记叙》:癸丑春日,曲肱道人丁元荐题。

在王子颙处,闻张大复弟张世长生病,急自娄东赶往昆山。

张大复《梅花草堂笔谈》卷四《世长》:是日午,余缪仲醇自娄东闻世长病来访,予喜甚,偕诣西林看之,冠帻俨然,意亦甚喜。

万历四十三年乙卯(1615)六十三岁
正月三日,丁元荐中风,为其诊疗。

缪希雍《先醒斋医学广笔记》卷一《中风》:乙卯春正月三日,予忽患口角歪斜,右目及右耳根俱痛,右颊浮肿,仲淳曰:此内热生风及痰也。

与朱国祯往径山谒紫柏灵塔,见塔内有积水,遂将紫柏尸身龛位迁至径山鹏抟峰南面大慧塔后,名曰文殊台。

朱国祯《涌幢小品》卷二十九《径山化城寺澹居铠公塔铭》:是年秋,还径山,大师灵龛已入土。司成文宁朱公礼师塔,按形家言,知地有水,议改葬。公与师护法弟子仲淳缪公,行求善地,改卜于鹏抟峰之阳。

万历四十四年丙辰(1616)六十四岁
十一月十九日,紫柏茶毗。二十三日,归灵骨于文殊台。

释德清《憨山老人梦游集》卷十四《径山达观可禅师塔铭》:越十一年乙卯,弟子葬师全身于径山后,司成朱公国祯礼师塔,知有水,嘱弟子法铠启之。俗弟子缪希雍相得五峰内,大慧塔后,开山第二代之左,曰文殊台,卜于丙辰十一月九日茶毗,廿三日归灵骨塔于此。

万历四十五年丁巳(1617)六十五岁
四月仲夏末,庄敛之腹泻月余,治疗未果。缪希雍偶过金坛,为其开药,不久,返回长兴。

缪希雍《先醒斋医学广笔记》卷七《泄泻》:庄敛之平日素壮实善啖,丁巳四月忽患泄泻,……余于仲夏末偶故金坛,诊其脉。……后余将返长兴,敛之持方求余加减。

一月后,再过金坛,为庄敛之添补药方。

缪希雍《先醒斋医学广笔记》卷七《泄泻》:月余,余再过金坛,敛之频颦向余。

憨山置地庐山养老,缪希雍捐置香火田。

释德清《憨山老人梦游集》卷十三《庐山五乳峰法云寺记》:万历丙辰岁,……金沙于公玉立,居士缪公希雍,捐置香火田,故得安居。

作《请自光师住寂照书》。

缪希雍《请自光师住寂照书》:敬启,双径寂照,乃本师紫柏大师所恢复,以为刻经道场之所也。既而藏公建刻场于兹,今藏板在焉。嗣后某辈,请幻居师兄来主刻场,驻锡寂照。后直本师迁化,留偈谶记云:"怪来双径为双树,贝叶如云冷自屯。"始悟本师欲归骨此山,与刻场相终始也明甚。遂塔本师于鹏搏峰下。今幻居师兄以久劳善病,思念休息,来告某辈云:"某将云游行脚,兹地不可无主。窃见幻予师兄法子自光法侄,戒德精严,等心为众,堪作常住,监寺敢白同门护法诸檀越,发心迎请自光法侄,住持寂照,董督僧伦,永作七众依怙。"雍等闻之,不胜踊跃,特奉书专申众意,伏祈慈允,速临法门。

自光杲公,为幻予法本弟子,曾驻锡五台山,后随紫柏前往寂照庵。

万历四十八年、泰昌元年庚申(1620)六十八岁
中秋,与卢之颐谈论红曲妙用。

卢之颐《本草乘雅半偈》卷十《红曲》:仲淳缪先生,为人处方,每脾胃疾,必多用红曲。……庚申中秋,曾与颐言,白粳蒸罨,变赤而成曲,如水谷酝酿,化赤而为血,其主脾胃营血之功,有同气相求之感。

卢之颐,字子繇,号晋公,浙江杭州人。所著有《本草乘雅半偈》《金匮要略摸象》《摩索金匮》等。

天启元年辛酉(1621)六十九岁
一月,朱国祯患膈痛,缪希雍为其诊断。

朱国祯《涌幢小品》卷二十五《用时文》:辛酉,余有不寐之病,……一月膈病,上下入分两截,中痛甚不能支。余友缪仲淳至,用苏子五钱即止。

隐居金坛。

庄敛之《先醒斋医学广笔记》《跋》:辛酉,先生卜居吾邑,所居与吾舍仅隔数武,得朝夕过从。壬戌,先生以知交递逝,感伤成病居家。

庄敛之子突患丹毒,匆忙上门求诊于缪希雍。

缪希雍《先醒斋医学广笔记》卷十二《幼科附痘疹》:庄敛之艰嗣,辛酉举一子,未及三月,乳妇不善抚养,盛暑中拥衾令卧,忽患丹毒。……敛之仓皇来告予。

天启二年壬戌(1622)七十岁
朱国祯作《祝缪仲醇七十寿序》。

朱国祯《朱文肃公文集》卷四《祝缪仲醇七十寿序》:先生自故郡徙金沙,颇增侘傺之感,而尤以余之多仇多难为邑邑。最后党锢稍宽,余自田间召起,急如金沙相存慰,则先生正登七十,当复修故事上寿矣。

捐径山黄沙滩后一百一十亩地,做寂照庵香火田。

宋奎光《径山志》卷十四《寂照庵》:常熟缪希雍于天启二年舍山一百一十亩,坐落黄沙滩后。

应庄敛之请,为《先醒斋笔记》增益群方。是年冬,成《先醒斋医学广笔记》。

缪希雍《先醒斋医学广笔记序》:先是,长兴丁客部长孺手集予方一册,命之曰《先醒斋笔记》,梓行于世,板留岩邑,未便流通。交游中多索此书者,卒无以应。予适旅泊金沙,文学庄君敛之,时时过从,请增益群方,兼采本草常用之药,增至四百余品,详其修事,又增入伤寒、温病、时疫治法要旨,并属其季君搜之,镂板流行,传之远迩。庶穷乡僻邑,舟次旅邸,偶乏明医,俾病者按方施治,以瘳疾苦,则是书或有补于世也夫!敛之曰:善。时天启二年岁次壬戌仲冬既望东吴缪希雍。

天启三年癸亥(1623)七十一岁
校订《医学经略》,并作序。

缪希雍《医学经略序》:(予)出以问世,名曰《医学经略》。夫常用之谓经,大略之谓略。古人以经略使命官,其知此义乎!嗟夫,七情六气,百孔千疮,变怪杂沓,本吾经略以应之,按法而不泥于法,所谓"神而明之,存乎其人"者,百中百愈,又何方书合不合之为患哉?余读是编,而知其济世之衷甚殷,且切不敢为天下后世私之,因是为集。天启三季岁次癸亥仲夏,东吴仲淳缪希雍撰。

天启四年甲子(1624)七十二岁

春,朱子黯梓行《方药宜忌考》。

朱汝贤《缪仲淳先生〈方药宜忌考〉序》:爰令儿子之黯订之梓。匪医夫疾者,并医夫医疾者。天启甲子春仲朱汝贤题于嘉莲居。

六月,毛清卒,年五十七。杨涟以缪希雍之言为佐,为其作祭文。

钱谦益《初学集》卷六十一《毛君墓志铭》:天启四年六月,君卒,年五十七。杨公哭之恸,为文以祭,以仲醇之言为征。

天启五年乙丑(1625)七十三岁

作《神农本草经疏》。三月,为其补充题词。

缪希雍《神农本草经疏序》:乃悉检疏稿付之,即集予同里门人李枝,通家子云间康元浤、松陵顾澄先二文学,并其舅氏隐沧戈汕辈董督校雠,早夜孜孜,惟恐或后,其用意可谓勤矣。志存及物,有君子之嗜尚焉,良足多也。予年已髦,倘书成而得早行于世,亦足以副海内求明斯道者之企望也。天启乙丑暮春,海虞遗民缪希雍题于吴江舟次。

六月,顾澄先整理《神农本草经疏》凡例。

顾澄先《神农本草经疏凡例》:先生以医为司命,一字有讹,遗祸无极。遂命澄先检其存稿若干卷,按部选类,汇得全帙,细复检阅,以为定本。凡《续序例》二卷,药四百九十味,用识年月,书此凡例云。时天启五年岁在乙丑六月十有一日松陵通家子顾澄先谨识。

天启六年丙寅(1626)七十四岁

卒于金坛。身后无子,仅一遗孀朱氏。

高攀龙《高子未刻稿》《答朱平涵》:近者仲淳之葬,弟以初三之夕至山中,不知于何地何时交臂而失仙鹢也,从是把臂益不可期矣。……惟是仲淳存日,惓惓欲弟以遗产之半作佛事,弟谓仲淳既无的嗣,何忍缪氏之鬼之馁也?欲于敝邑深山中兵火不到处,傍名刹作一香火院,祠其先世以及仲淳,为置祭田,选一行僧守之,弟辈则于春秋牲醴祭之,意中择华藏寺之左右,尚未定也。年丈以为何如?香火院须立一碑,定须大笔,预恳。

《快雪堂集》卷十五《缪母周孺人墓志铭》:子一,希雍即仲淳,娶朱氏。

按：此信作时，显然缪希雍已去世。考高攀龙逝世于天启六年三月，则此封尺牍必作于六年三月前；天启五年时缪希雍仍有活动记录，顾澄先凡例中亦未曾显露缪氏魂归仙山之蛛丝马迹，凡例所作之时，缪希雍可能尚在人世。

谱后：

天启七年丁卯（1627）
钱谦益作悼词。

钱谦益《初学集》卷四《金坛于润甫酿五加皮酒为南酒之冠润甫与缪仲醇友善别酒酿法盖得之仲醇今年润甫酿成损饷而仲醇亡矣赋四十二韵奉谢并悼仲醇》：（诗略）

友于玉德为希雍料理后事。

《初学集》卷三十七《于润甫七十叙》：当诸公结交之日，缪仲淳以布衣称长兄。仲淳没，润甫经济其后事，邺其寡娄，奋身为之，不以烦显贵人。

崇祯六年癸酉（1633）
春末，出版《本草单方》。

康浤《本草单方引例》：事始于壬申夏仲，工竣于癸酉春末。

按：庄继元、康浤将谱主遗物《本草后单方》整理成文，于执侯出资。

参考文献
〔清〕张廷玉：《明史》，中华书局 1974 年版。
《明神宗实录》，国立北平图书馆红格钞本微卷影印，中央研究院历史语言研究所，韩国国史编纂委员会。
〔明〕宋奎光：《径山志》，西泠印社 2020 年版。
〔清〕赵定邦等：《同治长兴县志》，上海书店 1993 年版。
〔明〕张应麟：《海虞文苑》，《常熟文库》本，国家图书馆出版社 2019 年版。
〔明〕沈德符：《万历野获编》，上海古籍出版社 2012 年版。
〔明〕何三畏：《云间志略》，明文书局 1991 年版。

〔明〕吴琰:《三才广志》,《类书类地理文献集成》本,上海交通大学出版社 2009 年版。

〔明〕缪希雍著,任春荣编:《缪希雍全书》,中国中医药出版社 2015 年版。

〔明〕缪希雍:《葬经翼》,《常熟文库》本,国家图书馆出版社 2019 年版。

〔明〕朱国祯:《朱文肃公文集》,《明别集丛刊》本,黄山书社 2016 年版。

〔明〕朱国祯:《涌幢小品》,上海古籍出版社 2012 年版。

〔明〕冯梦祯:《快雪堂集》,《明别集丛刊》本,黄山书社 2016 年版。

〔明〕冯梦祯:《快雪堂日记》,上海人民出版社 2019 年版。

〔明〕王肯堂著,陆拯编:《王肯堂医学全书》,中国中医药出版社 2015 年版。

〔明〕密藏道开:《密藏开禅师遗稿》,《大藏经》补编本,华宇出版社 1986 年版。

〔明〕洞闻法乘:《破山雪柏乘禅师语录》,《常熟文库》本,国家图书馆出版社 2019 年版。

〔明〕王樵:《方麓集》,北方文艺出版社 2021 年版。

〔明〕丁元荐:《西山日记》,《续修四库全书》本,上海古籍出版社 2002 年版。

〔明〕钱谦益:《牧斋初学集》,上海古籍出版社 2009 年版。

〔明〕紫柏真可:《紫柏老人全集》,上海古籍出版社 2019 年版。

〔明〕高攀龙:《高子遗书》,中国社会科学出版社 2021 年版。

〔明〕高攀龙:《高子未刻稿》,原国立北平图书馆甲库善本丛书,国家图书馆出版社 2013 年版。

〔明〕汤显祖:《玉茗堂全集》,《续修四库全书》本,上海古籍出版社 2002 年版。

〔明〕憨山德清著,福善日录:《憨山老人梦游集》,新文风出版社 1992 年版。

〔明〕张大复:《梅花草堂笔谈》,浙江人民美术出版社 2016 年版。

〔明〕龚立本:《烟艇永怀》,明文书局 1991 年版。

〔明〕叶向高:《苍霞草》,北京出版社 1997 年版。

〔明〕马兆圣:《医林正印》,中国中医药出版社 2016 年版。

〔清〕王宏翰:《古今医史》,《续修四库全书》本,上海古籍出版社 2002 年版。

〔明〕卢之颐:《本草乘雅半偈》,中国中医药出版社 2016 年版。

〔明〕赵金:《医学经略》,中医古籍出版社 2011 年版。

近代医学机构与人物

◎近世中国的医学与士人◎

近代法国医学教育在中国的实践：
以震旦大学医学院为例

任　轶

　　19 世纪初,伴随西方军事和政治的扩张,西医作为"宗教的侍女"开始登陆中土。西医东渐是西方各国殖民主义和帝国主义的产物,然而医学本身又具有治病救人的普世价值,这使得西方医学在非西方文化中的扩张历史不可避免地具有多样性和复杂性。震旦大学医学院的设置与发展体现了医学作为科学知识在中国"传播与吸收"的过程,不仅代表了现代文明,也构成殖民事业的一部分,具有"殖民现代性"(Colonial Modernity)的特质。本文着重关注医学的社会、政治和文化的多元功能,揭示在中国现代知识的生产与再生产系统中,法国知识体系和天主教教义在其中的传播路径取向及所具有的政治和文化象征意义。法国政府和天主教会共同创立的震旦大学医学院不仅将现代西方医学教育带入中国,同时造就了一大批在"文化相遇"(cultural encounters)氛围中成长起来的中国医学人才,使之成为西医的传播者。

一、医学院的设立

　　"西医东渐"与基督教在华传教事业息息相关。1835 年,基督新教医学传教士伯驾(Peter Parker)受美国美部会派遣在广州新豆栏街创办了中国第一所现代医院——眼科医局(Ophthalmic Hospital)。至 1889 年,来华的 40 个新教差会中,有 21 个从事某种形式的医疗活动,共有 61 所医院,44处诊所。① 在创办医院的同时,医学传教士们深感助手的缺乏,开始招收华人在医院习医,医学教育由此逐步发展起来,成为医学传播的主要渠道。1900年之前,中国西医教育完全由新教教会掌控,在全部八所西医学堂中,有七所为教会所办,唯一一所国立医学堂——天津医学堂的前身亦为伦敦教会医院。②

相较于基督新教,天主教在医疗卫生事业的发展和影响较弱。至1910年,天主教会在华建立的医院主要有天津法国医院(1845)、九江法国医院(1882)、南昌法国医院(1890)、青岛天主教养病院(1894)、昆明法国医院(1901)、北京万生医院(1902)、重庆仁爱堂医院(1905)、广州韬美医院(1905)、青岛法国医院(1906)、上海广慈医院(1907)等。③

究其原因,在于天主教与基督新教在信仰认同上有着巨大差异。天主教要将信徒的注意力,引向天国实现自我拯救,而不是引导信徒按照天主的旨意,努力改变眼前的世界。由于天主教会更多地将精力投注在拯救灵魂方面,对除此之外的社会事业较少热心。④ 天主教在中国的传教中心以农村为主,而新教是欧洲资本主义发展的必然产物,具有资产阶级民主化和共和化的特点,反映新兴资产阶级的政治经济利益。新教传教士在本国资本家的指使下,在华往往企图借助政治势力,联系社会上层,以培育买办知识分子,多在城市活动。

促成震旦大学医学院建立的原因,首先来自法国对于扩大在华影响力的考量。不同于英美等国,法国在远东地区并无重大商业利益需要保护。法方认为,在法中外交关系中,提升政治威望远比经济利益重要。⑤ 蒙受普法战争失败的奇耻大辱后,19世纪末和20世纪初法国在对外政策上奏起了对德复仇和殖民扩张的二重奏。在列强激烈竞争的上海,法国尤为强调

---

① 田涛:《清末民初在华基督教医疗卫生事业及其专业化》,《近代史研究》1995年第5期,第172页。

② 高晞:《二十世纪中国的外国医学模式》,载于[美]吴章、玛丽·布朗·布洛克编,蒋育红译:《中国医疗卫生事业在二十世纪的变迁》,商务印书馆2016年版,第190页。

③ 顾长声:《传教士与近代中国》,上海人民出版社1981年版,第276页。

④ 刘国鹏:《刚恒毅与中国天主教的本地化》,社会科学文献出版社2011年版,第11—12页。

⑤ 许美德:《天主教徒与社会主义者:法国同中国教育交流的二律背反》,载于[加]许美德、[法]巴斯蒂(主编):《中外比较教育史》,上海人民出版社1990年版,第148—149页。

防御民族主义①，它不能坐视德国人发展同济医工学堂而无动于衷。为扩大法国道德与文化的影响并与德国抗衡，法政府意识到与教会合作的必要性。② 在他们看来，传教士是"法国影响力的开拓者，为法国打开道德和政治之路"③。作为法国传统优势学科的医学教育正是可以为扩大法国文化和教育在远东地区的影响作出积极贡献的领域。

自 19 世纪上半叶以来法中关系主要表现为"传教利益高于商业利益"。法国拥有在华保教权，天主教会也是法国在华势力最好的支持。在华创办医学教育的重任就落在了天主教耶稣会身上。耶稣会自 1534 年创建之时即确立起良好的教育传统。然而，作为保守的天主教修会，耶稣会的学校并没有开设医科的传统。震旦大学的耶稣会士有意发展医科教育，主要出于因地制宜为各地天主教教会医院培养人才、通过医学布道"疗身疗魂"的目的。20 世纪初，传教士认为教会医院"现时最紧迫的需要之一，即是受过良好训练的中国助手"，"医学教育是医药传教士目前最为重要的工作"④。震旦大学的耶稣会士意识到：医学教育不同于其他学科，它修业年限长，需要昂贵的设备、优秀的师资，费用浩大，很难急功近利。而耶稣会士在上海的经费、资源都十分有限，他们必须向法国政府寻求支持。⑤

虽然出于各自不同的需求，但天主教会和法国政府都深信科学和现代医学对改造中国具有重要影响力。他们决定把发展尖端的科学医学作为切入点，紧密合作，共同主导医学院发展。震旦大学于 1909 年，在关汝雄（Le Coq）神父的建议下，韩绍康（Allain）院长开设物理化学博物（P.C.N）课程。1911 年起，孔明道司铎（de Lapparent）任校长时正式开设医学课程。⑥ 现代

① Jean-Marie Lasalle，《L'aménagement et le développement économique de la Concession française de Shanghai》，Jacques Weber（Eds），*La France en Chine*（1843-1943），Nantes：Presses académiques de l'Ouest；Ouest Editions，1997，p.225.

② Dr. Eugène Vincent，L'influence française en Chine et les entreprises allemandes，Nécessité de créer en Chine une faculté de médecine，1914，Fch325，AFCJ，转引自王薇佳：《独辟蹊径：一所与众不同的大学：上海震旦大学研究（1903—1952）》，华中师范大学 2003 年博士学位论文，第 73 页。

③ Jacques Weber，《Un siècle de présence française en Chine (1843-1943)》，in Jacques Weber（Eds），*La France en Chine*（1843-1943），*op.cit.*，p.14.

④ 田涛：《清末民初在华基督教医疗卫生事业及其专业化》，同上书，第 175 页。

⑤ 王薇佳：《一篇文章与一个学院：上海震旦大学医学院的建立》，《学术月刊》2004 年第 3 期，第 64 页。

⑥ *Université l'Aurore Shanghai Renseignements généraux et Organisation des études 1934*，Changhai：Imprimerie de T'ou-Sè-wè，1934，p.91.

医学诞生于巴黎,以法国为代表的临床医学极大地推动了欧洲向"科学医学"的演变。由于法国政府的支持对震旦大学医学院至关重要,二十世纪初确立的"科学医学"标准,包括研究、临床和教学的结合,附属于综合大学并由全职教授任教的医学院,以及医学教育与研究建立在基础科学训练之上的原则[①]都贯穿了后者的整个教育模式。

二、课程体系

法国医学教育,从 1795 设立健康学校(Ecole de santé)算起,学制从最初的 3 年不断延长至 7 年。同时,为了使学生在学习医科之前能打下扎实的科学基础,医学教育必须以基础科学学习作为先导。1878 年 6 月 20 日的法令规定医学教育第一年课程必须包括物理、化学、博物学(P.C.N);1893年 7 月 31 日和 11 月 20 日的法令实施规定首次注册医科的申请人必须持有高中毕业文凭和 P.C.N 证书,并将 P.C.N 教学委托给理学院。[②] 震旦大学医学院基本参照了法国医学教育的课程设置。1914 年,南道煌司铎(Fournier)任校长,设博物医药科,学制四年,后改名为医学科,学制延长为六年。[③] 据震旦大学医学院六年制确立后的《普通医学系课程表》显示,六年制医科课程分成两个部分。前两年为类似 P.C.N 的医学预科,主要课程有法文、哲学、心理学、生理解剖学、物理学、化学、解剖学、显微镜画图、动植物学、生理学、组织学通论等。医学预科阶段的学习科目是开始医科学习前必须掌握的基础类课程。同时,医科学习的难度和强度都很大,先安排两年基础学科课程作为缓冲适应期,有助于学生判断自己是否适合继续走学医之路。医学生们从第三年起正式进入医科专业学习,后四年称为"博士课程"。主要课程包括法文、哲学、人体解剖学、生理学、组织学

---

① Guiliana Gemelli, Jean-François Picard and William Schneider, *Managing Medical Research in Europe: the Role of the Rockfeller Foundation 1920s-1950s*, Bologna: CLUEB, 1999, p.9. 转引自马秋莎:《改变中国——洛克菲勒基金会在华百年》,广西师范大学出版社 2013 年版,第 60 页。

② Jacques Poirier, Christian Derouesné, *L'éducation médicale en France de la révolution à nos jours*, Paris: Hermann Editeurs 2017, p.85.

③ 《震旦大学二十五年小史》,上海市档案馆藏,Y8-1-181,第 4 页。

各论、病理解剖学、热带病症学、精神病学、眼科学、耳喉鼻科学、皮肤病学、证候学、产科学、细菌学、寄生虫学、花柳病学、妇科学、儿科学、治疗学、卫生学、医学和医业道德论等医学专业课程和放射科、电气治疗学、外科手术等技术课程，从第三学年起每天上午安排在医院的实习课程，第五、六学年安排临床实习。① 牙医系始创于 1933 年 10 月，学制为四年。凡已取得医学预科证书者，可直接就读牙科第三学年，凡已取得普通医学科毕业证书者，仅需再修二或三学期，即可毕业。牙医系理论课程分为物理、自然科学、生物学、牙科学。②

巴黎学派以彻底的经验主义为导向，奉行"少读多看"的格言。为了获得医学知识，唯一有价值的是培根式的方法，即严格科学的观察和归纳。换言之，唯一有价值的就是实证主义哲学。③ 到了 19 世纪末，实证主义在法国医生中已颇具影响力。对于医学生来说，当他们经常出入医院、报告厅和实验室时，他们会很容易将医学科学作为整体联系起来，而不是把它们当作彼此无关的零散知识碎片来学习。④ 法国医学将临床的科学观察和病理解剖及活检相互验证的特点也体现在了震旦大学医学院的众多医学实践中。平时的解剖、病理等课程都采用理论与实验相结合的方式。三、四年级的学生，每天下午都要进行 2 小时的解剖练习，尸体供给充足，三个学期一共要完成 270 场解剖练习和 2 次完整的人体解剖。第四、五学年修外科病理学，每星期有手术实习 2 次。⑤ 为此，学校配备了优越的实验和实习场所。医学院拥有细菌、有机化学、组织学、自然理化四个实验室，细菌实验室宽敞明亮，有 25 架显微镜供学生使用。解剖楼以中央门廊连接两端，每端有一间解剖室和一间手术医学室。⑥ 生理学有新式完备之生理实验室，微生物学有微生物实验室，收藏自医院采得之各种标本。病理解剖学有多种，

① 《震旦大学二十五年小史》，同上书，第 5 页。*Université l'Aurore Shanghai Renseignements généraux et Organisation des études 1934*，*op.cit.*，pp.97-99.

② 《私立震旦大学一览》，上海市档案馆藏，Y8-1-189-200，第 117 页。

③ 斯诺登著，季珊珊、程璇译：《流行病与社会》，中央编译出版社 2022 年版，第 174 页。

④ Jacques Poirier，Christian Derouesné，*L'éducation médicale en France de la révolution à nos jours*，*op.cit.*，p.81.

⑤ *Université l'Aurore Shanghai Renseignements généraux et Organisation des études 1934*，*op.cit.*，p.106.

⑥ *1903-1928 Université l'Aurore*，*les 25 ans de l'Aurore*，Changhai：Imprimerie de T'ou-Sè-wè，1928，pp.20-21.

标本辅助讲解。为了学习骨科，学生每人发一箱尸骨，放在床下，自习时放满书桌。①

法国在1841年10月3日的法令中规定医学生临床实习必须为1年，此后又不断延长实习期限至3年。因为见习生只刻苦学习理论是不够的，必须积极投入到疾病的护理中，只有这样，学生才能真正获得必须获得的经验和实践指导。② 震旦大学医学院学生在第三学年，每天上午前往安当医院实习诊断学、救护法、小手术。第四至第六学年每天上午八时至十一时在广慈医院实习，在各科室期限如下：

门诊部三月　病家未住院前先就门诊，故各类病症兼有，可实习初步诊断法。

外科部二至三学期　外科部有手术室二、床位一百五十，病人众多，大小各种手术，几无日无之。

内科部二至三学期　内科部有床位一百五十，收容病人众多，各种病症兼有，每星期授临床学一课。

产科约一至二月　助产学、妇科学两项试验及格后，方准入产科实习，由产科主任医师指导实习各种平产、难产手术。

除上述各项外，尚有皮肤科、眼科临床实习。

第六学年临床时间更多，本年上学期授课钟点减少，下学期各科目均已修完，终日在医院实习，以备学年终了受内外科、产科临床试验。③

作为震旦大学附属医院，广慈医院在医学生到医生的塑造过程中发挥了不可替的作用。正如广慈医院院长万尔典神父（Verdier）所言"震旦大学医学院与广慈医院之关系至为密切，医学院不可无医院，因医院乃学生见习实习之所也"④。广慈医院作为医学生后三年的实习医院，设施完善、规模大、入院人数众多，能遇到各种类疾病，为实习学生提供了得天独厚的学习

---

① 郭成周：《震旦大学的管理制度和医学院的一些特点》，载于《震旦大学建校百年纪念》，震旦大学校友会编辑出版，第61页。

② Jacques Poirier, Christian Derouesné, *L'éducation médicale en France de la révolution à nos jours*, *op.cit.*, p.73.

③ 《私立震旦大学一览》，第110—111页。

④ 《震旦医刊》，1943年第8期(4)。

环境和条件。

先进的细菌学实验室和多样化涂片能让每个学生获得实践，这对他们今后的行医尤为重要。病理解剖学的教学则利用广慈医院常年收集的大量标本加以说明。放射学教授可以支配广慈医院放射科一流的设施，并辅以丰富的光片、先进的 X 光设备，讲授摄影法及 X 光照片鉴别法，学程二年。在最后的临床考试中，一些学生表现出阅读 X 射线光片的技巧和精确性，是在普通完成医学教育的学生中不易找到的。[①] 根据医学院第 22 届毕业生（1935—1941）统计的在学习期间所见病人数量：从 1937 年 9 月至 1938 年 6 月为 1 147 人，1938 年 9 月至 1941 年 3 月为 293 733 人（不包括产科），4 年内共计 294 870 人；3 年中在广慈医院共见习外科大手术 3 011 次，小手术则不计其数。四年级时，每人做 2 个月接生实习，全体学生共接生 736 名婴儿。六年级时，外科手术实习，以狗代人练习外科手术，用狗 288 只。[②]

在获得博士学位后，震旦大学选择其最优秀的毕业生去广慈医院进行为期 1—2 年的住院医生实习，他们在门诊和隔离医院轮岗，负责普通病房和时疫病房入院病人的诊察、接待急诊病人、夜间值班施行紧急治疗、必要时辅助产科接生等，每晨指导医学生做病情报告，在主任医师查房时向他们介绍夜间入院的新病人的情况。[③] 这些工作可以完善他们 6 年学习和实践留下未完成的空缺。经过此一两年之深造临床经验，必更充足，将来开业时，亦可收效更宏。[④]

如果说震旦大学医学院在中国享有无可争议的声望，这不仅得益于负责教学的老师、医生，还受益于广慈医院向其开放使用的先进医疗设施，让医学生们能在大学讲堂之外，在病人的床头和手术台旁学习成为合格的临床医生。[⑤]

---

① «Enseignement pratique et formation clinique»，*Bulletin de l'Université l'Aurore*，1936-1937，No.35，pp.106-107.

② Archives Françaises de la Compagnie de Jésus，《1935 级二十二届毕业纪念册（1935—1941）》，Fch321，AFCJ，转引自王薇佳：《独辟蹊径：一所与众不同的大学：上海震旦大学研究（1903—1952）》，同上书，第 41—42 页。

③ «Annale de Juillet 1937 des Œuvres pontificales de la Propagation de la Foi»，«L'œuvre médicale catholique en Chine»，上海市档案馆藏，U38-5-1662.

④ 《私立震旦大学一览》，第 112 页。

⑤ «L'Hôpital Sainte-Marie et la faculté de médecine de l'Aurore»，*Bulletin de l'Université l'Aurore*，1932-1933，No.26，p.75.

三、师资力量

震旦大学医学院教师以法国籍为主，均具备完整的医学专业教育背景。耶稣会尽管与其他教会相比对信仰和学识的考察历时最久，也最严格，在成为正式会士之前，耶稣会士需要完成长达 15 年的学习①，但由于所研习科目限制，耶稣会士在医学院任教的人数较少。专业课仅有曾任贝鲁特圣若瑟(Saint-Joseph)大学医学院教师的赫尔福(Jacques Hernault)神父教授动物学、组织学、寄生虫学。②

1922 届毕业生刘永纯曾深情回忆两位对其影响最大的教授。第一位即是赫尔福。③刘永纯在考虑入医科时，全赖赫尔福先生指示，方作最后决定。初入医科时，得先生热心指导，解决许多困难。在一年当中，先生每晚为学生们作课外补习。在医科第二年，先生于一次生理学课之后，以法国医学院医学难题悬赏征答，使学生们对于近代医学，不作过高之估计，而得研究之欲望。④ 此后不久的 1918 年，刘永纯就在《震旦大学学报》上发表了他的第一篇研究论文《爬行动物的循环器官》。⑤ 第二位是解剖学教授佛朗斯(Florence)，他是图卢兹(Toulouse)医学院⑥著名解剖学教授 Adrien Charpy 的得意门生。佛朗斯促进解剖学科不遗余力，其功甚伟，他特意筹建了一个解剖室并重新组织解剖实习，在一年半当中，每天下午亲自教授学生解剖手术。佛朗斯本极愿教授外科手术，但现实情况无法进行实践训练，产科学仅完成了理论教学并无实习，他力争无效，因此拒绝在学生的产科学结业证书上签名。多年之后，刘永纯对于佛朗斯教授好学不倦的科学素养

①　包括两年的"初学"(probation)和见习期(noviciat)学习耶稣会行为准则、两年的教师见习期学习文学与科学、两年个别辅导(biennum)或个人学习、四年哲学学习、四年神学学习、一年习修(tertiat)。见 Guillaume Flauraud, «La mission des Jésuites français en Chine dans la province du Jiangnan entre 1842 et 1921：Bilan historiographique d'un contact culturel», Mémoire：Université Lumière (Lyon)，2005，p. 40。

②③　*Université l'Aurore Shanghai Renseignements généraux et Organisation des études 1934*，*op.cit.*，p.53。

④　《刘永纯博士荣受法国勋章记详》，《医药学》1947 年复 1 第 1 期，第 43 页。

⑤　Lieou Yong-choen, «Appareil circulaire des Reptiles», *Bulletin de l'Université l'Aurore*，1917-1918，pp.35-38.

⑥　图卢兹医学院于 13 世纪正式开始医学教育，是法国历史最悠久的医学院之一。

和刚直不苟的职业道德依然钦佩不已。[1]

医学院从建院之初,就依托广慈医院的支持,1913 年,李固(Ricou)和佩莱(Pellet)两位医生就在震旦大学开设医学和卫生学课程。此后,医学院教师队伍中医师和教员双重身份的兼任比重一直很大。广慈医院为震旦大学医学院提供教员,这些经验丰富的中外名医不仅在医学院教授专业课程,还在临床医疗中指导震旦的医学生,为震旦大学医学院的人才培养、课程设置等方面做出了卓越的贡献。例如马尔物(Malval)医生每天下午去医学院上 2 小时的课和负责 1 小时的治疗实践。"肯定比在法国要多得多,但这远不是多余的,对于这些很快要去偏远内地行医、什么都要自己做的孩子们是非常有必要的。他们要熟练掌握治愈的技术。"[2]马尔物授课清晰有条理,并带着幽默感,让学生对枯燥的妇科学和产科学逐渐产生了兴趣。[3]马尔物每天上午 8 点 15 分开始带学生查房,首先是产科,"然后到平民病房,接着是凯瑟琳修女负责的儿童病房……最后是玛莎修女负责的门诊部,在那里平民花几个铜板就可以来看诊。"[4]蒲鲁塞(Brugeas)以第一名毕业于波尔多医学院和土伦医学实践学校,在作为军医参加第一次世界大战之后于 1924 年起任教于震旦大学医学院,长达 14 年。蒲鲁塞特意在广慈医院解剖室实行手术,便于医科学生见习。[5] 他的教学清晰,对每个人始终如一的和蔼可亲,极富耐心。他为人谦虚,总是把工作和困难留给自己,把成功和荣誉让给别人。他还积极为医学院和广慈医院的发展出谋划策。[6] 为便于指导学生、增进医科知识经验,医学院院长薛必理(Sibiril)每天早晨在广慈医院接待病人。[7] 每周查房时,邝安堃医生决不允许学生拿着患者病历照章宣读,必须脱稿汇报,以此考验学生对患者病情的了解程度。[8]

---

[1] «Discours du Docteur Lieou Yong-choen», *Bulletin de l'Université l'Aurore*, 1946, Série III Tome 7, No.4, p.711.

[2] MAE, Mémoires du docteur Malval, Tome 2, p.20.

[3] «Le docteur Malval», *Bulletin de l'Université l'Aurore*, 1943, Série III Tome 4, No.2, p.569.

[4] MAE, Mémoires du Docteur Malval, Tome 2, pp.19-20.

[5] «Chronique de l'année scolaire 1927-1928», *Bulletin de l'Université l'Aurore*, 1927-1928, No.14, p.75.

[6] «Le docteur Brugeas», *Bulletin de l'Université l'Aurore*, 1937-1938, No.37, p.23.

[7] «Chronique de l'année scolaire 1927-1928», *Bulletin de l'Université l'Aurore*, 1927-1928, No.14, p.75.

[8] 章米力:《追忆良医邝安堃》,《中国卫生人才》2012 年第 10 期,第 62 页。

震旦大学医学院教师名录(部分)①

姓　名	简　　历	在沪时间	震旦大学医学院教授科目	广慈医院职务
Allary Charles 安纳礼	波尔多大学医学学士 法国殖民地军队军医官 广州医科学校教授(1913—1914)	1925—1935	临床实习、病理学实习	血清微生物实验室主任
Brugeas Jean 蒲鲁塞	波尔多大学医学博士 布雷斯特海军医校解剖学教授(1919—1920) 和海军医院院医(1912—1924) 法国外科医学会委员	1924—1938	解剖学、妇科学、外科学和手术	外科医生
Calame P. 高朗	洛桑大学医学博士 眼科诊所主任	1929—1937	眼科学、耳鼻喉科学	创立眼科诊室
Le Goaer Charles 勒乔爱	波尔多大学医学博士 法国海军预备役部队一等军医 巴黎口腔学校毕业	1933—1938	牙医学	口腔科医生
Malval Jean 马尔物	波尔多海军和殖民地卫生服务学校毕业 法国驻乍得殖民军队军医(1925—1929) 法国驻上海印度支那第104大队军医(1930—1933)	1934—1946	卫生学、产科学	产科医生
Mazière Marc	波尔多大学医学博士 波尔多大学医学院解剖和组织学实验室助理		产科临床、治疗学、卫生学	

---

① *Université l'Aurore Shanghai Renseignements généraux et Organisation des études 1934*, *op.cit.*, pp.53-54. «Biographie du docteur Brugeas», *Bulletin de l'Université l'Aurore*, 1937-1938, No.37, pp.22-23. «Le docteur Sibiril», *Bulletin médical de l'Université l'Aurore*, 1931, No.5, p.1. 《私立震旦大学一览》,第49—51页。

姓　名	简　历	在沪时间	震旦大学医学院教授科目	广慈医院职务
Richer Ange 李山	波尔多大学医学博士 巴黎镭锭光学院毕业 法国殖民地军队军医官(1905—1924)	1927—1938	放射学	放射科医生
Santelli René 桑德理	马赛大学理学学士、巴黎大学医学博士 马赛大学理学院生理学助教(1920—1923) 马赛医科学校临床外科主任(1924—1927)	1927—1962	妇科学、手术医学	外科医生
Sibiril 薛必理	天津医学院教授	1916—1931	治疗学、卫生学、妇科学	内科主任

　　20世纪30年代起,一批本校培养的优秀毕业生留校,师资开始本土化的趋势。随着淞沪战役和第二次世界大战的全面爆发,一批法国医生离开上海,而一批中国留学生陆续回国在震旦大学医学院任课。1942年,牙医系10位教师中只有1位法国教师。[①] 1943年后,震旦大学医学院大部分的教学和实验室研究均由震旦毕业的中国医生完成。1945年,36位医学院教师中法国教师为15位。邝安堃医生上课从不带讲义和课本,一支粉笔、一块黑板,知识早已在他的头脑里,出口成章,娓娓道来。[②] 徐宝彝医生热心创办了外科手术实践科目,当时国内医科大学,设此科目者,寥寥无几。[③] 沈国祚医生根据牙医发展趋势,以及震旦牙医事业必须中国化的要求,坚持在牙科学系的教学逐步建成以汉语为主体,法语和英语同时作为教材、教学用语的新体系。[④]

---

　　① 《La section de stomatologie》,*Bulletin de l'Université l'Aurore*,1942,Série III,Tome III,No.1,p.219.
　　② 章米力:《追忆良医邝安堃》,第62页。
　　③ 《1935级二十二届毕业纪念册(1935—1941)》,Fch321,AFCJ,转引自王薇佳:《独辟蹊径:一所与众不同的大学:上海震旦大学研究（1903—1952）》,第42页。
　　④ 薛淼:《沈国祚教授诞生100周年》,《口腔材料器械杂志》2006年第4期,第3页。

在常任教授之外，医学院还经常邀请毕业校友、研究机构研究员来校讲座，分享各种医学前沿问题和实践体会。

部分讲座列表

时　间	讲座人	身　份	讲座题目
1934.3	吴利国	震旦大学医学院 1926 届校友 任职上海市卫生局	上海市卫生局的组织工作
1934.5	刘永纯	震旦大学医学院 1922 届校友 时任西贡巴斯德研究院实验室主任	印度支那巴斯德研究院的概况（西贡、河内、芽庄）
1934.10	经利彬	国立北平研究院生理研究所所长	中国传统医学
1936.4	Morin	印度支那巴斯德研究院院长	疟疾的防治
1937.4	Chaussinand	西贡巴斯德研究院实验室主任	卡介苗接种
1939.1	王厚意	震旦大学医学院 1922 届校友 时任南昌圣类思医院主任医师	江西地方病
1946.4	朱恒璧	上海医学院院长	中国的医学教育与实践

1944 年，牙医系主任沈国祚组织了每两周一次的系列讲座，每场听众多达 200 余人。[1] 1943—1944 学年是邝安堃教授在震旦大学医学院任教的第 10 个年头，他组织了每月一次的临床医学讲座，主讲人包括他的合作者、临床助手和以前的学生，反响热烈。[2] 在之后的 1946—1947、1947—1948 学年，邝安堃和新到任的儿科讲席教授 Patey、外科学教授 Spriet 共同继续组织系列讲座，每周四上午于大阶梯教室举行，主题涉及儿科、骨科、妇科、烧伤科、外科等诸多领域。[3]

---

① 《Chroniques et nouvelles》，*Bulletin de l'Université l'Aurore*，1944，Série III，Tome 5，No.2，p.602.

② Ibid.，p.606.

③ 《Chroniques et nouvelles》，*Bulletin de l'Université l'Aurore*，1946，Série III，Tome7，No.4，p.708-709. 《Chroniques et nouvelles》，*Bulletin de l'Université l'Aurore*，1947，Série III，Tome8，No.3，p.442.

四、医德教育

医患关系是医疗实践的基石，也是医学伦理的基石。在希波克拉底看来，医患关系是建立在道德原则之上，旨在保障医患双方的权利不受侵犯。因此，从中世纪直至 20 世纪，医患关系一直被置于医学道德的框架中，医患关系处理的培训也与医学伦理、医师职业性等理念密切相关。[①] 在法国，著名精神科医生德拉索夫（Louis Delasiauve）于 1843 年提议在医学教育中设立一门道德教育课程，因为对于医生来说，"高尚和慷慨的感情能力是宝贵的"。在这门课程中，学生将学习"以娴熟的技艺和正直德品行获得患者的信任"[②]。

虽然天主教会创办医学教育的根本目的在于传播福音，但震旦大学医学院提供的是极具法国特色的科学教育，未夹杂浓厚的宗教色彩。耶稣教神父教师虽不轻言宗教话题，但还是非常重视道德和精神教育。他们认为"中国的重大需求是一种能够使精神再生的自我创造力"[③]，教会学校可以在这方面发挥独特的作用。因此，除了和其他院系学生一样要学习道德哲学课之外，医学生还要学习医学伦理课程。负责教授伦理学的旦资训（René Desnos）神父曾历任勒芒圣十字（Saint Croix）耶稣会学校、图尔圣格雷瓜尔（Saint Grégoire）耶稣会学校和巴黎沃日拉尔（Vaugirard）耶稣会学校教师，经验丰富。[④] 负责教授医学伦理学的神学博士晁伯英（Georges Payen）神父曾任徐家汇大修道院教师。他每周向五年级学生教授医学伦理课。课程的第一部分为"医师之人格学术才能仪表辞令"，一名模范的医生应该热爱科学，富有责任感，忠诚而杰出。第二部分为"论医师与病人医业秘密手术之适用及忌用诊金问题病情报告"，讲述在问诊过程中医生面对病人的各种责

---

① Jacques Poirier, Christian Derouesné, *L'éducation médicale en France de la révolution à nos jours*, *op.cit.*, p.245.

② Ibid., p.246.

③ John Goucher, «China and Education», *International Review of Education*, 1 (1912), p.131. 转引自马秋莎：《改变中国——洛克菲勒基金会在华百年》，同上书，第 103 页。

④ *Université l'Aurore Shanghai Renseignements généraux et Organisation des études 1934*, *op.cit.*, p.53.

任和所面临的各种棘手的问题。第三部分为"论同业医师相互间之关系及责任"①。

震旦大学医科学生在毕业典礼上还必须庄严宣誓：（一）自今伊始，余誓以至诚，谨守医师道德，永保医师令誉；（二）余于病者当悉心诊治。不因贫富而歧视，并当尽瘁科学，随其进化而深造，以期造福人群；（三）有患时症者，虽传染堪虞，余必赴救，绝不畏难而退缩；（四）余绝对严守医事秘密；（五）新马尔萨斯节育谬说，余必尽力辟之；（六）生命神圣，对于任何病人，余必尽力保护，不加毁伤。尤于产妇务求母子两全；（七）对于绝望之病人，余必婉辞相告，俾得及时为物质上宗教上之身后预备；（八）余于任何病人，绝不索其力所不逮之诊金，并愿每日牺牲一部分时间，为贫苦病人免费之诊治；（九）余于正当诊金之外，绝不接受不义之财。② 这些誓言不仅指明了医生必须遵守的职业操守，也带有明显的宗教色彩。

耶稣教神父教师认为讲授天主教的最好途径就是教育和榜样。他们将医学的治愈功能与天主教教义的本质合为一体，强调治愈和爱在上帝教导中的一致性。医学院的老师们多以言传身教来体现对他人和生命的关切。在校内，震旦师生一直发扬着互助友爱的精神。1940年，33岁的医学院细菌学教授宋才宝英年早逝，留下6个未成年的孩子。同学会随即组成"宋医师遗孤扶助委员会"，成员包括校长才尔孟（Germain），同学会会长顾守熙，医学院校友刘永纯、邝安堃、罗忠、葛经、陆润之。③ 才尔孟校长带头捐款2 000元国币，后又增加800元为遗属急需之用。④ 仅三个月，委员会就募集善款6 091元⑤，后广州、昆明等地校友又捐款300多元⑥。

在校外，医学院的老师们在临事性应对中更发扬虔诚照顾病人的教会

---

① *Université l'Aurore Shanghai Renseignements généraux et Organisation des études 1934*, *op.cit.*, pp.111-112.

② 《震旦大学医学院毕业生宣誓词》，载于《震旦大学建校百年纪念》，震旦大学校友会编辑出版，第 62 页。

③ «Souscription des anciens élèves en faveur de la famille du docteur Song Tsai-pao», *Bulletin de l'Université l'Aurore*, 1939-1940, Série III, Tome 1, No.2, p.213.

④ «Souscription des anciens élèves en faveur de la famille du docteur Song Tsai-pao», *op.cit.*, p.214.

⑤ Ibid., p.215.

⑥ «Souscription des anciens élèves en faveur de la famille du docteur Song Tsai-pao», *Bulletin de l'Université l'Aurore*, 1939-1940, Série III, Tome 1, No.3, p.327.

传统：拯救灵魂和减轻痛苦。1926年11月,军阀张作霖和孙传芳部在蚌埠激战,伤兵在15 000人以上,平民死伤无数,无人医治。红万字会虽热心救护,终感应付艰难,于是向震旦大学请求医疗援助。薛必理(Sibiril)教授亲自带领8名四年级学生赶赴前线。抵蚌埠之后,颇受欢迎,虽仓促之间,物质缺乏,凡清扫房屋、布置病房及手术室等事,均能应付裕如,井井有条,为伤员进行了截肢、清创、缝合、碎骨取出等各类手术。[①] 不数日间,旁观者赞誉云"震旦义举固有足多,而该校学生之诚恳服务,尤属难能,其手术施行之精细稳速,深得一般人之信仰"。是年11月20日,蚌埠教士钱世勋(P. Barmaverain)致函本校云"贵校医科学生,颇能引起此间人士之注意与嘉许,凡有重症及大手术,无不请贵校青年行之"。救护工作持续数星期,始归校复课,临行伤兵无不戚然有惜别感恩之意。返校后,曾有学生追记云"伤兵闻吾辈动身消息,悲痛弥切,甚有至于堕泪者,诚属可悯。盖由吾辈诊治周到,深得其心也,此亦可为吾人终身不忘之纪念矣"[②]。

两次淞沪抗战期间,震旦大学师生积极投入到救助伤员和难民的工作中。1932年"一·二八"事变后,校长才尔孟将操场中新建之大礼堂让由中国红十字会安置中国伤兵。经验丰富的蒲鲁塞教授在广慈医院完成多项重要手术,治愈重伤兵士多人。[③] 宋国宾教授率部分学生于安当医院开设第18伤兵医院。1937年"八·一三"沪战爆发的第二日,震旦大学礼堂、新校舍、广慈医院(专收重伤员)就被改造成第三救护医院,吴云瑞教授担任院长,在校师生、毕业校友和广慈医院院医都义务在此服务伤员。[④] 学生们亲眼看见老师们日以继夜地治疗和护理病人,感同身受地体会到广慈医院修女对贫苦人民的仁爱和慷慨,以及神父陪伴在生命垂危病人旁给予他们巨大安慰。这些都使医学生们深受感染。

因此,在震旦大学三个学院中以医学院的天主教徒比例最高。以1939年为例,医学院154名学生中有天主教徒72人,比例为46.8%,而同年全校

---

① 　*1903-1928 Université l'Aurore*,*les 25 ans de l'Aurore*,*op.cit.*,pp.22-29.

② 　《私立震旦大学一览》,第93页。

③ 　《申报摘录》,*Bulletin de l'Université l'Aurore*,1931-1932,No.25,p.6-8.

④ 　«Le Troisième hôpital temporaire de la Croix Rouge»,*Bulletin de l'Université l'Aurore*,1937-1938,No.37,p.34.

学生中天主教徒所占比例仅为 31%。[①]

震旦大学医学院的毕业生中有相当一部分在各地天主教医院工作。从首届学位授予之日截至 1934 年,医学院共颁发医学博士学位 89 名,其中有 43 人服务于公教医院或其他教区医院,遍布国内各个教区。[②] 据 1948 年的统计显示,全国天主教所办医院中的医生有超过四分之三为震旦校友。毕业后服务全国各教会医院的教徒学生还于 1936 年组织"中华公教医师公会"(Association Chinoise de Saint Luc),理事会设于上海,会长刘永纯,理事有吴云瑞、沈国祚、杨延年等,截至 1942 年吸收会员 150 多人。[③] 该公会的目的在于为中国天主教医生提供一个平台,用来研究普遍性和地方性的天主教医学问题,以求使得天主教思想能在中国得到更广泛的接受和渗透。[④] 1944 年 7 月,在公会的大力支持下,上海第三家防治结核病诊所在方济各会的圣心医院内成立,负责人是震旦医学院毕业生陈湘泉,上海教区宗座代牧惠济良蒙席(Mgr Haouisée)主持揭牌仪式。[⑤] 诊所提供付费、半费或免费治疗,其中针对贫民的免费治疗包括看诊、放射影像、药物。公会希望在此基础上成立疗养院为更多国人服务。[⑥] 教会与医学院形成了互相依托的框架,一方面有利于培养西医人才,充实西医医疗队伍,提高医生素质和医疗水平;另一方面这些中国医生或信奉天主教或为教会工作,通过医疗活动向当地民众展示天主教倡导的奉献和牺牲精神,继承天主教医学传教的传统。

五、考试制度及毕业生去向

震旦大学医学院的考试严格且频繁。每周六上午是固定的考试时间,

---

① «Rapport sur l'état actuel de la faculté de médecine», Université l'Aurore, 转引自王薇佳:《独辟蹊径:一所与众不同的大学:上海震旦大学研究(1903—1952)》,第 91 页。

② «Les médecins de l'Aurore en Chine», *Bulletin de l'Université l'Aurore*, 1934 - 1935, No.30, p.94.

③ 上海地方志办公室:《上海宗教志》,http://www.shtong.gov.cn/node2/node2245/node75195/node75203/node75284/node75298/userobject1ai91979.html,2015 年 7 月 1 日。

④ «Chroniques», *Bulletin de l'Université l'Aurore*, 1936-1937, No.35, p.142.

⑤ «La Société des Médecins de Saint Luc», *Bulletin de l'Université l'Aurore*, 1944, Série III, Tome 5, No.3, p.778.

⑥ «Association des Médecins de Saint Luc», *Bulletin de l'Université l'Aurore*, 1944, Série III, Tome 5, No.4, p.950.

各科目轮流进行。学生若想要跟上进度,不仅每天必须完成当天功课还要准备每周六的考试,长期处于紧张的备考状态,课业压力远远大于其他科系。医学院学生首先必须完成为期两年的自然理化(P.C.N)学习,获得自然理化结业文凭后,才能升读四年医科。自然理化科考试科目包括:动物学和骨科学的笔试和实验、植物学、化学的笔试和实验、物理的笔试和实验,作为基础课程,只要有一门课不及格就会被淘汰。之后的四年中,为获得医学博士学位,学生们还必须通过包括细菌学、征候学、解剖学、胚胎学、病理学、妇科学、产科学、寄生虫学、法医学、皮肤科学、五官科学、卫生学、临床内外科等 25 门考试拿到 6 张结业证书,每组试验之平均分数依各科系数计算,再根据依系数算出之各科总平均分数,以定毕业证书等级之高下。若每项科目第一试不及格,得补试一次,补试再不及格时,则须留级一年。笔试试卷由两教授分别阅看。口试由考试委员会三人分别考问,给分以三人平均分数为标准,“学生成绩单”作为考试委员会给分的参考。[1] 1941 届毕业生统计出六年内他们共完成各项科目总数 42 项,大小考试 168 次。[2]

如此严格的淘汰制度,形成了医学院“少而精”的人才培养特色。1917—1947 年 30 年间医学院共毕业人数仅为 345 人(具体人数分布见下图),毕业者仅占全数三分之一。[3] 这也完全体现了法国医学体系注重品质而非数量的特点。

震旦医学院毕业生虽散处内地各省,而均能获得各当地社会之信仰。其最著名者如上海市医师公会主席,校生理学教授宋国宾博士,又如前往法国司太司堡神经病院主任,后任西贡巴斯德学院主任刘永纯博士,又如北平中央医院医务主任宋元凯医师等,皆为当时我国医界翘楚。此外如吴冠英医师毕业后(1928),复在巴黎大学考得医学博士学位,其论文为《激起之血糖过多对于患糖尿病者之后期现象》,得有巴黎大学 1932 年银质奖章。[4]

① *Université l'Aurore Shanghai Renseignements généraux et Organisation des études 1934*, *op.cit.*, p.100.
② 《1935 级二十二届毕业纪念册(1935—1941)》,转引自王薇佳:《独辟蹊径:一所与众不同的大学:上海震旦大学研究(1903—1952)》,同上,第 42 页。
③ 根据《震旦大学建校百年纪念》名录统计,震旦大学校友会编辑出版,2002 年。
④ 《私立震旦大学一览》,第 114 页。

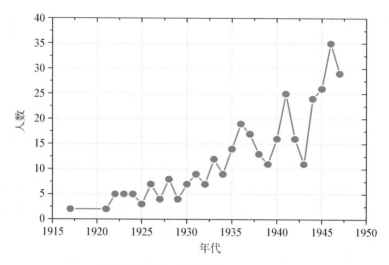

医学院历届毕业生人数（1917—1947）

医学院的中国教师主要是震旦医学院的毕业生。1935年12位中国教师中，有10位是毕业于震旦。[1] 特别是一批在欧洲继续接受了国际水准训练的震旦毕业生迅速成为中国医学新领域的专家精英。1933年，法国巴黎大学内科医学博士邝安堃回国，任广慈医院内科主任。他的到来使广慈医院内科的发展加快。邝安堃结合临床实践，致力于当时的多发病，如回归热、伤寒和阿米巴痢疾等传染病预防治疗的研究。1940年代又重点研究结缔组织疾病，在国内较早的确诊了红斑狼疮和结节性动脉炎，为当时医学界所关注。[2] 1935年，眼科医生陆润之博士归国，"陆君系本埠震旦大学医学院毕业，曾任越南南圻眼科医院医师，复赴欧深造，历经比京萍鲁塞，法京巴黎等诸大医院实习，获有荣誉状多纸，归国前复赴英德奥捷诸国考察眼科事宜，经验宏深，手术精到，加以该院最新设备，诚病者之福福音也"[3]。1938年法国巴黎大学牙医学院毕业的沈国祚回国主持牙医系工作，广慈医院专门建造了一幢牙医门诊部作为牙医系的临床教学基地，成为上海牙医疾病治疗中心。[4] 1939年，耳鼻喉科专家刘焘回国，"刘博士为震旦大学医科毕

① 《私立震旦大学一览》，第49—51页。
② 《从广慈到瑞金》，《新民晚报》2007年10月14日。
③ 《广慈医院扩充眼科》，《申报》1935年12月22日。
④ 《从广慈到瑞金》，《新民晚报》2007年10月14日。

业,复经留比国圣彼得国立医院,研究耳鼻喉及气管镜检查专科,充任该院住院医师两年,吾国之充任比国圣彼得医院住院医师者,刘君尚为第一人,不但为留学界博得光彩,将来造福社会"①。

震旦医学院毕业生留校任教及任职广慈医院名录(部分)②

姓　名	届　别	职　　务
宋国宾	1921	震旦医学院生理学、细菌学、征候学教授
胡廷黻	1921	震旦医学院病理解剖学教授
杨士达	1926	震旦医学院法医学教授
吴冠英	1928	震旦医学院内科病理学教授,广慈医院内科主任
吴云瑞	1930	震旦医学院生理学教授,广慈医院代谢机能研究室主任
沈锡元	1931	广慈医院外科主任
查凤杰	1931	震旦医学院外科学、解剖学教授
许日东	1932	震旦医学院征候学教授
罗　忠	1932	震旦医学院骨骼学及解剖学教授
沈永康	1932	震旦医学院解剖学教授
陆润之	1933	震旦医学院眼科学及临床实习教授,广慈医院眼科主任
宋才宝	1933	震旦医学院内科临床教授兼化验部主任
程一雄	1935	广慈医院验尿科主任
沈国祚	1936(牙医)	震旦医学院牙医科主任,广慈医院牙科主任
刘　焘	1936	震旦医学院耳鼻喉学教授,广慈医院耳鼻喉科主任
王耆龄	1936	广慈医院内科主任
徐福燕	1937	广慈医院内科实验室主任

---

① 《广慈医院扩充范围,添设耳鼻喉科》,《申报》1939 年 1 月 6 日。

② *Université l'Aurore Shanghai Renseignements généraux et Organisation des études 1934*, *op.cit.*, p.53.

除去留校任教和在附属广慈医院担任医师的"反哺模式"外，还有很多学生或工作于主要由法国传教士管理的各地天主教医院、或活跃于各地法租界成为私人开业的医师、或就职于法国控制的企业（例如陇海和正太铁路）和部门（例如法租界公董局）、或赴法语国家留学深造（例如法国和比利时）。

尽管经历了日本占领和法租界的收回，法国医学知识仍然通过其培养的中国医学人才得以在华继续传播。在此学习的中国精英将西方知识和公共服务理念吸收、消化并转化成中国式的现代特色，同时也在中国人面前树立起西方科学的权威。

结语

震旦大学医学院的法籍教师和耶稣会士虽然都带有强烈的文化优越感，但又不失理想主义和人文主义的色彩。他们运用对现代知识的占有来制定其改变中国的战略，将法式精英教育模式融入中国近代专门人才培养中，并延续了耶稣会严谨的教育传统，取得了最大限度的成功。同时，震旦大学医学院以间接和渗透的方式进行宗教教育，它的蓬勃发展打破了新教在科学领域的垄断地位，表明天主教会不仅属于贫苦农民，也属于高级知识分子。震旦大学以其法国和天主教耶稣会双重身份为特征，独具特色的办学方式丰富了中国近代高等教育的多元化格局，也反映出欧洲以非殖民化形式在东亚的柔性扩张。

本文主体内容原载于《法国和天主教双重身份交织下的上海震旦大学医学教育》（张勇安、朱虹主编：《医疗社会史研究》第三辑"医疗与东亚的近代化"，中国社会科学出版社 2017 年版，第 126—142 页）和《世俗与宗教博弈下的上海广慈医院（1907—1951）》（《史林》2016 年第 1 期，第 16—23 页）。

医学教育的本土实践：颜福庆创办上医研究三题①

钱益民　唐一飞

在颜福庆创办上海医学院（以下简称"上医"）之前，有一份对于了解上医早期结构和框架极为重要的档案资料《创设上海医科大学意见书》②（以下简称《意见书》）。《意见书》中有这样一段话——

> 医学为民族强弱之根基，人类存在之关键。惟其重要，故研究日精，进步最速。欧美各国，提倡最力，多设医校，造就专才。复因社会之需求，政府奖励私校。但在十九世纪初叶，欧医校程度不齐，营业式之医校，在所多有。其结果为产生大批之庸医，草菅人命，至今为鲠。……是故欲谋民族之强盛，当提倡高等医学；欲设备之周全，则医科最为耗费。而在吾国，尤不当蹈外国之覆辙，对于医校程度，任其参差，以致自造庸医，遗患社会。

这段文字提示我们：1926—1928 年的中国医药卫生界，已确认医学与民族强弱的关系，又越过了全盘沿袭日本模式的时代，到了各学派竞相出场、激辩交锋的十字路口。③ 离开湖南来到上海的颜福庆，对国内外医

① 本文由"复旦大学本科生学术研究资助计划"（FDUROP）望道项目结题报告修改而成（望道项目编号：21056），在写作和修改过程中，先后得到李天纲、王启元、王伟的指点和帮助，在此表示感谢。

② 《创设上海医科大学意见书》（未标明时间和作者），复旦大学档案馆（医科馆），LS1-8。转引自钱益民、颜志渊：《颜福庆传》，复旦大学出版社 2007 年版，第 103—104 页。

③ 高晞：《卫生之道与卫生政治化——20 世纪中国西医体系的确立与演变（1900—1949）》，《史林》，2014 年第 5 期，第 91—102 页。

校的发展趋势了然于胸,因而愈发意识到创办本土医学教育意义重大。在上医的历史中,颜福庆如何"从无到有"办起国际知名的医学院校还有诸多地方有待进一步讨论,例如从湘雅到上医颜福庆如何缔造上医的师资队伍,上医的经费来源渠道和使用情况,上医是如何借用红十字会总医院为实习医院,之后又如何在枫林桥建起"上海医事中心"的。本文试图利用颜氏书信、上医档案、报纸期刊等资料,还原颜福庆创办上医的几个关键问题,以窥颜氏如何在多元、开放的上海实现医学教育的本土化。

一 湘雅到上医:师资的变化与演进

师资是医学院的根本问题。师资水平直接决定一所医学院的水准,这是毋庸置疑的。关于上医的师资来源问题,颜福庆在 1937 年 4 月 1 日上海医事中心开幕式的发言中指出:

> 尔时本人,方长北平协和医校,经张校长敦促,南下就职,商请历来对于医学教育有丰富经验者如朱恒璧、张伯钧、白良知、赵运文、高镜朗、任廷桂、周诚浒、应元岳诸先生积极筹划,并与医界学者乐文照、谷镜汧、林国镐诸先生,共策进行,于是临床、基本各科师资延揽略定。

上面这段讲话最终发表在《申报》增刊上,题目是《国立上海医学院之回顾与前瞻》①。细读全文,颜福庆回顾了医学院总体的发展历程,开篇就提起建校初期延请的诸先生,可见师资在其心中占据相当地位。写于 1957 年的一份档案《颜福庆副院长的生平片段》则从另一角度再次印证了颜在建校初期重视师资的事实。颜福庆认为,要把医学院办好,"物质条件虽然重要,但更重要的是师资",医学院"必须找到优秀的教师,而且必须是专任教师"②。如果说师资是"教"这方面的问题,那学制就是"学"这方面的问题。除了重视师资,颜福庆对于如何设置科学合理的学制也同样高度关注。办医学院以培养医学人才,如何才能兼顾医生"量的增加"和"质的改善"? 当时颜福庆的答案是推行两级制医校,即医学院校应分为大学医学院和医学

---

① 颜福庆:《国立上海医学院之回顾与前瞻》,《申报》1937 年 4 月 1 日。
② 《颜福庆副院长的生平片段》,复旦大学档案馆(医科馆),1957 年,目录号 23,案卷号 171。

专修学校两级：大学医学院程度较高，学制为六年制，专门培养医学师资；医学专修学校程度次之，在教学内容上缩减课时，学制为四年制[①]，主要培养大量执业医生。以此标准，上海医学院属于前一种，标准更高，对师资的要求也更高。中国医学教育应推广两级制的建议是由国际联盟（简称"国联"）来华考察的专家提出的[②]，颜福庆对于国联的报告非常关注，因此可以认为颜福庆"两级制"最初的思想来源是国联的报告。

《颜福庆传》一书中引用凌敏猷（1902—1991）的回忆，将上医和湘雅的关系总结为"没有湘雅就没有上海医学院"，并列出来沪创办上医的湘雅学子：高镜朗、任廷桂、周诚浒、应元岳、董秉奇[③]，可惜仅是列举，并未得其全貌。档案馆藏1931年教员名录（表2）和1933年上医编印的《国立上海医学院一览》中"教职员录"（表3）是两份可信的历史资料，借此能更细致地还原上医早期的教员结构。对比1920—1921学年湘雅医学专门学校（表1）、1931年和1933年国立上海医学院[④]的教员名录（表2、3）可以发现：湘雅的结构极其简单高效，教员通常任教多个学科，而除教学外，教员们还承担起湘雅医院的临床工作和行政事务。到了1931—1933年，步上正轨的上医分工进一步明确。除少数几位教员外，大部分教员（医学博士）专任某科教学工作，一些科目有助教辅助，助教一般为学士，其中有两位上医毕业生留校担任助教：第一届医学士吴在东，担任病理学科助教；第二届医学士张毅，担任药理学科助教。吴在东、张毅分别于1934年、1935年获中英庚款奖学金，该奖学金每年给医学生的名额仅两名。[⑤] 以此足以看出上医毕业生质量之高，而高质量的毕业生留校任教，成为了优质师资的后备力量。

---

① 颜福庆：《中国医学教育概况》，《卫生月刊》1934年第4卷第1期，第14—17页。中国的医学教育应采用什么制度、使用什么文字，在当时医界都未达成共识。在上医同仁内部也认识不一致，如朱恒璧就并不赞同两级制，认为两级制会带来不良后果，即医学院毕业生会谋利执业，医专毕业生能力不足只能在学校滥竽充数，两级制达不到原本目的，相反会造成医学界混乱局面。参见朱恒璧：《论医学教育之两级学制》，《医学》，1931年第1卷第1期，第136—142页。

② Knud Faber. *Report on Medical Schools in China*. League of Nations, Geneva, 1931. pp.36-38.

③ 钱益民、颜志渊：《颜福庆传》，第71页。

④ 上医创立时名为国立中山大学医学院，1928年5月更名为国立中央大学医学院，1932年独立为国立上海医学院。此处不赘。

⑤ 钱益民、颜志渊：《颜福庆传》，第149页。

表 1 1920—1921 学年湘雅医学专门学校教员名录①

姓　名	任教学科	姓　名	任教学科
白良知	妇科学、产科学、外科学	颜福庆	眼科学、卫生学、预防医学
克拉福德	外科学、放射学、耳鼻喉科学、神经解剖学	朱恒璧	病理学、细菌学、生理化学
傅斯特	内科学、药理学	何鉴清	药物学、制药学
H. 盖姬	儿科学	李清亮	泌尿科学、皮肤学、小儿外科学
G. 哈登	生理学、法医学	高恩养	矫形学、组织学、外科解剖学
胡　美	内科学		
T. C. 刘	解剖学、胚胎学		
薛伯理	内科学、神经精神病学、治疗学		

表 2 国立中央大学医学院教员一览(二十年十月制)②

专或兼任	姓　名	别号	年龄	籍　贯	最近入校年月	担任学程	每周时数	薪金
专	颜福庆	克卿	49	江苏上海	十七年八月	卫生	2	380 元
专	朱恒璧		40	江苏镇江	十七年八月	药理学	研究¶	320 元
专	张　鋆	伯钧	41	浙江温州	十七年六月	组织、胚胎、骨骼及脑髓	17	320 元
专	林国镐		32	浙江镇海	十七年八月	生物化学	研究¶	320 元
专	蔡　翘	卓夫	35	广东	十六年秋	本期在英未归不支薪		320 元

①　钱益民、颜志渊:《颜福庆传》,第58页。
②　复旦大学档案馆(医科馆),LS11-0020。

专或兼任	姓　名	别号	年龄	籍　贯	最近入校年月	担任学程	每周时数	薪金
专	汤飞凡		33	湖南醴陵	十七年八月	细菌	12	320元
专	乐文照※		35	浙江	十六年九月	内科、治疗、临床	12	320元
专	白良知※			美国	十七年八月	外科、妇科、外科病理、外科手术、临床、门诊	19	440元
专	骆传荣			湖北武昌	十七年八月	（外科）派往汉口水灾委员会服务		320元
专	赵希昂※		32	江苏	十七年八月	内科、临床	9	300元
专	任廷桂※		37	江苏南京	十七年八月	骨科、外科、外科手术、门诊、临床	15	300元
专	周诚浒※			浙江绍兴	十七年八月	眼科、临床、门诊	14	300元
专	谷镜汧		35	浙江余姚	十七年一月	赴美研究		300元
专	高镜朗※		37	浙江上虞	十七年八月	儿科、卫生、临床、门诊	18	350元
兼	李　冈★	子云	36	浙江吴兴	十八年八月	耳鼻喉科、门诊	6	200元
兼	罗爱思★		38	奥	十八年十月	皮肤、门诊	7	200元
专	雷　猛※		40	美国	十九年十月	神经解剖、神经学、临床	10	400元
兼	蒲　美★		38	奥国	十八年十二月	内科、临床	7	200元
专	应元岳※		34	浙江鄞县	十七年	寄生虫学、热带病学、门诊	16	320元

专或兼任		姓　名	别号	年龄	籍　贯	最近入校年月	担任学程	每周时数	薪金
专		刘曜曦		34	辽宁辽阳	二十年八月	解剖	26	300元
专		胡兰生※		41	安徽	二十年八月	门诊	12	300元
兼		吴旭丹★		39	江苏吴县	二十年八月	内科、临床	7	200元
特约医师		富文寿		29	浙江海盐	十七年八月	儿科	2	年500元
		培德		60	奥国	十八年十月	神经病学	2	年500元
		牛惠生			江苏上海	二十年八月	骨科	2	年500元
专		兰耕斯※		47	美国	二十年九月	产科、妇科	4	280元
专		高日枚※		27	浙江嘉兴	二十年八月	泌尿科、外科手术、门诊、临床	17	240元
兼		宋崇九		32	云南镇雄	二十年十月	军事	8	80元
专		刘崇恩				二十年八月	（外科）派往汉口水灾委员会服务		260元
助教	专	李亮		24	江苏丹徒	十九年二月	生物化学		100元
	专	李漪		29	山西		病理学		160元
	专	王有琪		29	江苏六合	十九年八月	解剖学		100元
	专	杨翰	叔雅	32	湖南宝庆	十九年九月	细菌学		150元
	专	徐丰彦		27	浙江淳安	十七年八月	生理学		120元
	专	吴在东		26	福建汀州	二十年七月	病理学		100元

¶ 该处有涂改——笔者注

说明：

一、教员本学期未任钟点者，每日仍于上午八时至下午五时在院研究；

二、凡注有※者，除任课外，每日上午八时半至下午五时均在实习医院服务；

三、凡注有★者，除任课外，每日上午八时半至十二时均在实习医院服务；

四、助教除于上课时助理教务外，每日均于上午八时至下午五时在研究室研究。

表3　1933年国立上海医学院教员名录[1]

姓　名	学　历	职　务	专任或兼任
颜福庆	美国耶鲁大学 MD、哈佛大学 DPH、英国利物浦大学 DTM	院长兼卫生学科正教授	专任
白良知	美国霍京大学 MD	外科副教授	专任
朱恒璧	美国西余大学药理学研究	药理学科副教授	专任
任廷桂	湘雅医校 MD、英国利物浦大学研究	外科副教授	专任
谷镜汧	同济大学医科毕业、美国西余大学研究	病理学科副教授	专任
李振翩	湘雅医校 MD、美国骆克斐学院细菌科研究	细菌学科副教授	专任
何鉴清[2]	美国梅丽兰大学药科毕业	药理学科副教授	专任
吴烈忠	北平协和医校 MD	外科副教授	专任
周诚浒	湘雅医校 MD、英国伦敦大学眼科研究	眼科副教授	专任
林国镐	美国白郎大学 PhD	生物化学科副教授	专任
纪长庚	美国西北大学 MD	外科副教授	专任
高镜朗	湘雅医校 MD	小儿科副教授	专任
高日枚	上海圣约翰大学 MD、美国奔雪文尼亚大学研究	泌尿科副教授	专任
张　维	湘雅医校 MD、美国哈佛大学卫生学硕士	卫生学科副教授	专任
张　鋆	日本慈惠医科大学毕业、美国哈佛医学院研究	解剖学科副教授	专任

---

[1]　国立上海医学院:《民国二十二年度国立上海医学院一览》,1933 年,第 2—4 页。

[2]　何鉴清(1889—1933)于 1933 年 5 月 3 日中午在海格路被刺杀。"Doctor Killed in Attack by 4 Gangsters". *The China Press*. May 4,1933.

姓　名	学　历	职　务	专任或兼任
乐文照	美国哈佛大学 MD	内科副教授	专任
郑兰华	美国芝加哥大学化学硕士	化学副教授	专任
刘崇恩	湘雅医校 MD	外科副教授	专任
钱慕韩	湘雅医校 MD、美国纽约屈罗多肺结核病研究院、耶鲁大学医学院光线科研究	爱克斯光副教授	专任
应元岳	湘雅医校 MD、美国约翰霍京大学研究、伦敦大学热带病学公共卫生学毕业	内科副教授	专任
赖斗岩	美国芝加哥大学 MD	卫生学科副教授（在假）	专任
兰金爱	美国菲勒待飞女子医科大学 MD	产科副教授	专任
史图博	德国吉拿大学 MD	生理学副教授	兼任
李　冈	美国华盛顿大学 MD	耳鼻喉科副教授	兼任
吴旭丹	美国哈佛大学 MD	内科副教授	兼任
祝慎之	美国哈佛大学 MD	小儿科副教授	兼任
李廷安	美国纽约大学公共卫生学博士	公共卫生学特约副教授	兼任
柏　礼	俄国皇家医学院 MD	精神病科副教授	兼任
蒲　美	奥国维也纳大学 MD	内科副教授	兼任
骆传荣	湘雅医校 MD、美国费城大学研究	外科副教授	兼任
罗爱思	匈牙利皇家医学院 MD	皮肤花柳科副教授	兼任
杨　翰	美国堪而斯大学理科硕士	细菌学科讲师	专任
李　漪	北京大学医科毕业	病理学科讲师	专任
王有琪	中央大学理学士	解剖学科助教	专任

姓　　名	学　　　　　历	职　　　务	专任或兼任
朱席儒	南开大学文学士	卫生学科助教	专任
朱崇恩	东吴大学理学士	化学助教	专任
李　亮	中央大学理学士	生物化学科助教	专任
吴在东	本院第一届医学士	病理学科助教	专任
张　毅	本院第二届医学士	药理学科助教	专任
张至圣	南洋医校毕业	卫生学科助教	专任
宋崇九	云南讲武堂毕业	军事训练教官	兼任
范承杰	美国米希根大学理科硕士	生物学讲师	兼任
曹静渊	美国米希根大学理科硕士	数学讲师	兼任
裘维裕	美国麻省理工科硕士	物理学讲师	兼任
郑业建	武昌高师毕业	国文讲师	兼任
张　壬	湖南群治大学毕业	党义讲师	兼任

　　1920 年代初中国英美派的医学院中,教员以外人居多:1920—1921 学年,湘雅教员共有 13 人,其中 8 人为外籍,5 人为中国籍;协和 1920—1921 学年,西方人 22 人,中国人 9 人,均是外国人占主导地位。到了 1933 年,上医已具规模,其外籍教员占比大大下降,仅有个别兼任教员为外籍,中国人在各科担任要职。而协和在 1930—1931 学年,西方人 28 人,中国人 88 人,看似中国人明显增加,其实鲜有中国人担任要职,88 人中教授 4 人、襄教授 9 人、75 人为低级别职员。[①] 当时的湘雅由外国人主导,实属不得已:一方面湘雅的经费不足(下文将提到),当时的医学人才又相对缺乏;另一方面颜福庆和胡美(Edward H. Hume,1876—1957)对师资要求严格,不愿聘请平

---

　　① ［美］玛丽·布朗·布洛克著,张力军、魏柯玲译:《洛克菲勒基金会与协和模式》,中国协和医科大学出版社 2014 年版,第 90—91 页。

庸教师滥竽充数，在此情况下要办医学院只能延请外籍教员。而1933年的上医除了湘雅原本的教员颜福庆、朱恒璧、何鉴清、白良知外，又吸纳了湘雅的毕业生任廷桂、李振翩、周诚浒、高镜朗、张维、刘崇恩、钱慕韩、应元岳、骆传荣担任上医的副教授，湘雅第四届毕业生尤彭龄专任院医。湘雅时期辅佐颜福庆的医学管理专家赵运文就跟随颜福庆来到上海，担任颜福庆秘书。① 颜福庆在湘雅时的旧部、学生成为上医的核心力量。在湖南医学院成立50周年院庆之际，颜福庆在演讲中这样概括两校的关系：上医和湘雅"是血亲、是母子关系"②。

让湘雅毕业生来沪担任教职是"很有困难的"，颜福庆"动员了在上海的原来'湘雅'的毕业生放弃开业"③，来到上海任教。在当时的中国，医学生毕业后开设诊所收治病人已经十分常见。早在1922年，刁信德、牛惠生、牛惠霖、石美玉、俞凤宾、唐乃安、黄琼仙、萧智吉、乐文照等医生在上海就已开有私人诊所。④ 在1930年代初的美国，医师独立执业同样是最常见的形式，且收入不菲。⑤ 颜福庆想让有能力的医生放弃开业，担任医学院教职并非易事，这也部分解释了上医成立之初薪酬支出颇高的原因。此外值得说明的是，聘任湘雅毕业生担任教职，并不意味着颜福庆此时已无人可用，而是湘雅毕业生的学术能力已完全能胜任教职。拿湘雅第一届毕业生高镜朗举例，1934年7月他曾出版《儿童传染病》一册，全书收集中外各种资料，按"细菌性传染病""动物性传染病""特殊传染病"三部分展开，共分三卷五十一章⑥，是一本结构严谨的医科专著，此外高镜朗在《中华医学杂志》上也多有译著、综述发表，可见他的学术思想已经十分成熟。除了湘雅原本的班底，颜福庆也吸纳了上海本地的医学人才。如创办上医的元老乐文照

① 赵运文（即赵鸿钧，H. C. Tsao，？—1939），前清秀才，毕业于上海广方言馆（一说为南洋公学），后赴湘雅医学专门学校任教。受雅礼会派遣，赴美国纽约大学，专攻医院管理学，学成后又赴英伦考察。回国后就任湘雅医院副院长，辅佐颜福庆同办湘雅。第四中山大学医学院创建后，应邀来沪，任颜福庆秘书，后任事务课主任，曾任中华医学会执行干事。参见钱益民、颜志渊：《颜福庆传》，复旦大学出版社2007年版，第112页。

② 颜福庆：《湖南医学院五十周年校庆讲稿》（手写稿），复旦大学档案馆（医科馆）藏资料。

③ 《颜福庆副院长的生平片段》，复旦大学档案馆（医科馆），1957年，目录号23，案卷号171。

④ 《申报》1922年11月5日。

⑤ Thomas B. Gore. "A Forgotten Landmark Medical Study from 1932 by the Committee on the Cost of Medical Care". *Baylor University Medical Center Proceedings*. p.142.

⑥ 《最新出版〈儿童传染病〉》，《申报》1935年4月11日。

(1876—1979)在1920年获哈佛大学医学博士学位,后在美国波士顿痨病医院、圣路易斯医院实习,"内外小儿妇科等各科俱有丰富经验"[①]。1921年,乐文照应聘北京协和医院,主要诊治内科疾病,1922年在上海英租界内开业[②],由于医术精湛颇得时人赞誉[③]。1927年乐文照开始与颜福庆、高镜朗等人合力筹建上海医学院。

对于一所医学院而言,教师聘定并不是一劳永逸的。如果没有合理的制度帮助教师成长,即使当初聘请的是优良教师,不久也可能变得平庸。因此颜福庆在上医"设立工作六年出国学习一年的制度,让专任教师有进修机会,同时给进修教师以可能的研究工作条件",同时"采用按年聘任教师的制度",淘汰不良教师。[④]

颜福庆创办上医,吸纳了湘雅毕业生和沪上名医担任教职,从而实现了师资的本土化。他还结合本土的实际情况,设立学术休假制度、按年聘任制度,帮助在校的教师快速成长、淘汰不良教师,从而使上医的师资始终处于高水准。诸多符合医学教育规律的行之有效的制度,奠定了上医师资的高水准。

二 医学教育的经费问题

在颜福庆负笈美国时,医学教育经费的重要性就已经凸显。1907年,乔治·布鲁诺(George Blumer,1872—1962)提出:"如果医学教育要办得体面,所需的经费会更多而非更少。如何满足不断增长的费用需求是美国医学院必须回答的问题。"[⑤]布鲁诺于1910年至1920年担任耶鲁大学医学院院长,在弗莱克斯纳的大力支持下,他成功获得美国布兰迪(Anthony N.

[①] 《敬告宁波旅沪同乡诸君》,《申报》1922年10月21日。

[②] 1863年,英美租界正式合并为"公共租界",因而在1922年英租界已经取消。乐文照诊所位于劳合路亿鑫里,是旧英租界之地界,《申报》采用"英租界"是依循旧例。

[③] 《感谢乐文照美国哈佛医学博士活我豚儿》,《申报》1925年7月25日。

[④] 《颜福庆副院长的生平片段》,复旦大学档案馆(医科馆),1957年,目录号23,案卷号171。

[⑤] Blumer G. The Future of Medical Education. George Blumer Papers. Archives, Sterling Memorial Library. New Haven: Yale University, 1907. 转引自: Jordan M. Prutkin. "Abraham Flexner and the Development of the Yale School of Medicine". *Yale Journal of Biology and Medicine*. 1999, 72(4): pp.269-279.

Brady，1841—1913）基金的支持，以此加强了耶鲁大学医学院和纽黑文医院的联系，并使后者成为医学院的教学医院。[①] 颜福庆在多种场合都曾提到，医学院的经费投入比其他学院要高出许多。医学教育一般可分为三个部分，即先修、基础和临床。颜福庆指出，这三部分中每一部分开销都很大：先修（物理、化学、生物）要想独立自办，就需要一笔开支；基础（生理、病理、药理、细菌、解剖、生物化学）各科实验仪器和消耗品花费甚多；临床需办实习医院，医院科室专家薪俸甚巨，学生实验另需多种仪器，耗费巨大。[②] 因而在医学教育的本土化过程中，经费供给是核心问题之一。如果经费不能自给，需要依靠国外援助，就永远实现不了真正的、"国人自办"的医学教育。湘雅之所以外籍教员居多，其主要原因还在于湘雅的资金主要由国外供给。根据"第二次湘雅合约"，湖南省政府 1924 年应拨款银洋 50 000 元，中央应拨款银洋 30 000 元，中方的拨款合计应为 80 000 元；而雅礼会应拨款金洋 50 000 元（合银洋 100 000 元）。[③] 湖南省政府和中央的拨款还往往不能给足。在颜福庆 1926 年 3 月 16 日给雅礼会执行秘书贝维斯（Palmer Bevis）的信[④]中清晰地记载了湘雅的预算经费构成：雅礼会提供 75 000 墨西哥银元（1 元墨西哥银元币值与 1 元银洋相当）、洛克菲勒中华医学基金会（CMB）提供 80 000 墨西哥银元、中国基金会（China Foundation）提供 35 000 墨西哥银元、湖南省政府提供 30 000 墨西哥银元。不仅中央的拨款难有指望，湖南省政府提供的经费预估也大为缩水，30 000 元的额度仅占湘雅总预算的六分之一。

依"第二次湘雅合约"的约定，湖南政府每年应提供 50 000 银洋，但到了 1926 年颜福庆编制预算时，湖南政府能提供的额度仅计了 30 000 墨西哥银元。这实际反映了颜福庆对湖南政府的信心不足，认为在政治危机中湖南政府无法给足经费。颜福庆之所以在信中向雅礼会郑重其事地解释此事，

---

① Jordan M. Prutkin. "Abraham Flexner and the development of the Yale School of Medicine". *Yale Journal of Biology and Medicine*. 1999；72(4)：pp.269-279.

② 颜福庆：《国立上海医学院之回顾与前瞻》，《申报》1937 年 4 月 1 日。

③ 《湖南育群学会　美国雅礼学会合办湘雅第二次合约》，湖南省档案馆，全宗号 67，目录号 1，卷宗号 8。

④ F. C. Yen to Palmer Bevis，March 3，1926. Box 108，Folder 943. Yale-China，RU♯232. Archives and Manuscripts of Yale University Library.

是因为国外团体的捐赠向来有不成文的规定，受赠对象须具有一定的募资能力和规模，他们才愿意捐赠。在颜给贝维斯的信中隐含着一个信息，即要确保湘雅能募集到 240 000 墨西哥银元，雅礼会才愿意提供 75 000 墨西哥银元的额度。

无独有偶，在《创设上海医科大学意见书》①中同样提道："吾国现值军政时期，教育经费，来源未裕，国外基金团体，对于吾国素多善感。正可利用其慈善的友谊，以成就吾国百年大计。但其捐助亦有条件，如规模过小，程度低浅，欲其赞助，势所难能。先例俱在，无待列举。"明确指出医学院想要受国外团体捐助必须具有一定规模。之后在颜福庆四处募捐筹建上海医事中心时，洛克菲勒基金会也表示："若中方能向医院投资两百万元，就愿意将法租界内天文台路土地捐作医院基地。"②对于上海医学院经费的来源问题，《意见书》中也有详细的计划。自 1927 年秋季起请本省大学拨助 10 万元，由国外团体捐赠 20 万元，维持五年；五年后本省大学拨助逐年增加，国外团体资助逐年减少，使总额保持 30 万元不变，但逐渐由公费完全负担，以此收归公立，彻底免除受文化侵略之嫌疑。

《意见书》的内容虽然最终并未变成现实，但年经费总额为 30 万元之数额可谓精准，医学院校经费自给的思想也贯彻始终。通过开源节流，从 1927 年到 1936 年，上医在初创十年中基本实现了经费自给，国外团体之年补助并不算多，每年仅 3 至 6 万元。1931 年，上医的经费支出主要为教师俸给，颜福庆月薪 380 元，朱恒璧、张鋆、林国镐、蔡翘、汤飞凡、乐文照月薪均为 320 元。尽管上医不可能如同协和般给教师优厚的薪酬，但上医仍尽其所能把约 65% 的支出作为教授俸给，表明了上医用一流的薪酬待遇留住一流人才的决心，这背后也同样是颜福庆对师资的重视。事实上，工资问题在当时常常会触动中西教员的神经。在协和，外国员工工资更高会引起中国员工的嫉妒心理；1930 年，协和董事会向西方教员支付金洋，而向中国教员支付本地货币，这让西方教员的购买力比中国人翻了一倍，当时中国教员大

① 《创设上海医科大学意见书》（未标明时间和作者，推测在 1927 年 6 月前后完成），转引自钱益民、颜志渊：《颜福庆传》，复旦大学出版社 2007 年版，第 104 页。
② Forwarded by Supt. Tan Shao-liang. "Biography of Dr. Yen Fu Ching and His Connection with the Provision of a Site for the Rockefeller Foundation Hospital". (Special Branch) *Shanghai Municipal Police Report*. May 2, 1935.

为光火。① 颜福庆将上医的大量经费用于俸给,首先是为了留住优秀的人才,其次也是由于当时医务界的薪酬水平普遍较高之故。

将上海医学院与国外医学院横向对比来看,在医学院(医院)发展初期,薪酬占总开支之比往往较大,而后投资于实验室、研究所的资金将逐渐增加,薪酬占比逐渐下降,这是一个普遍规律。如德国在 1868 年时,用于薪酬和用于实验室开支占比为 45.95% 和 37.07%,而到了 1906 年时薪酬总额增加了 113%,而实验室总支出增加了 490%。② 美国医疗费用委员会(the Committee on the Cost of Medical Care,CCMC)在 1930 年代初的报告显示,全美医疗费用中医师薪酬为支出中占比最大的部分,占 29.8%。③ 相比德、美,尚处萌芽阶段的上医薪酬占比要明显高于国外,第一个原因是由于上医为初创,总的资金数额比较小,薪酬占比就显得较大;第二个原因更为重要,颜福庆指出"医学院员工薪水是源于国外,而非基于本国经济情况决定的",也就是说要想达到高标准,上医薪酬要和国际医学院的薪酬接轨。

第二个原因的解释详见 1935 年《中华医学杂志》颜福庆撰写的《中国医学院和医院的经济》④一文,文章显然是颜氏对中国本土医学院经费问题长期深入思考的产物。在文中,颜福庆对比了中国公立医学院、中国私立医学院(如协和)和日本医学院的经费,对比之后的结论是:中国公立医学院经费远少于中国私立医学院和日本医学院,因而"解决这复杂问题的唯一合理方法是,调整学校的支出,使中国能承担得起这样的支出,唯有如此,医学院才能真正成为中国本土的医学院"(着重号为笔者所加)。颜氏紧接着提出"开源""节流"两个解决方案,即一方面争取捐款,另一方面避免浪费(如在保证建筑功能的前提下,医学院应少建华而不实的楼宇)。在上医创建过程中,我们同样能看到颜氏开源节流措施并举,使医院、医学院得以自养。

---

① [美]玛丽·布朗·布洛克著,张力军、魏柯玲译:《洛克菲勒基金会与协和模式》,第 85—88 页。

② [美]亚伯拉罕·弗莱克斯纳著,王辰、孙集宽主译:《弗莱克斯纳报告》,中国协和医科大学出版社 2021 年版,第 154 页。

③ Thomas B. Gore. A forgotten landmark medical study from 1932 by the Committee on the Cost of Medical Care. *Baylor University Medical Center Proceedings*. April 2013. p.142.

④ F. C. Yen. Economics of Medical Schools and Hospitals in China. *CMJ*, 1935(9). p.891.

三 教学医院的设立与中山医院的筹备

在颜福庆于上海开展公共卫生事业之前,1921 年,兰安生(John B. Grant,1890—1962)被美国洛克菲勒基金会派往中国,在北京拓展公共卫生事业。颜福庆和兰安生的事业有一定的相似性。杜丽红认为,兰安生之所以能在北京让公共卫生"在地化",是因为他"有着其他书斋型专家不具备的人际交往能力",成功地融入了北京社会。[①] 同时,兰安生紧跟美国公共卫生的制度,又因地制宜,适应北京需求,采取灵活的策略影响北京公共卫生的制度变迁。[②] 兰安生在中国开展公共卫生的想法,甚至超前于美国的洛克菲勒基金会,堪称"医务界的布尔什维克"。回顾颜福庆在上海设立教学医院、筹备中山医院的过程可见,颜氏和兰安生采用的方法非常相似。近来刘烨昕和田森利用洛克菲勒基金会档案,进一步指出:兰安生在与颜福庆合作时受到颜氏启发,意识到想要在中国开展事业,人际关系十分重要。[③] 只有借助广泛的人际关系网络,才能获取政治、经济、教育、卫生方面的种种支持。除了具有人际关系网络的天然优势,颜福庆还敏锐地意识到本土医院所应面向的群体,他巧妙地将医院与医学教育中临床教学的需求结合起来,最终做出创举。

1927 年,以原国立政治大学为旧址,第四中山大学医学院(上海医科大学前身)已经开办基本系一二年级。此后颜福庆一方面延请教员,一方面也在思考如何设立教学医院。基本系的学生暂时还不需要进入教学医院实习,故而教学医院的设立尚不至迫在眉睫,但颜福庆也需要为未来医学生的实习场所早做准备。

---

① 杜丽红:《制度扩散与在地化:兰安生(John B. Grant)在北京的公共卫生实践,1921—1925》,《中研院近代史研究所集刊》第 86 期,2014 年 12 月,第 9 页。

② 同上文,第 40 页。

③ 刘烨昕、田森:《洛克菲勒基金会卫生防治经验在中国的移植及困境——萍乡煤矿钩虫病防治项目研究》,《自然科学史研究》2022 年第 41 卷第 1 期,第 92—114 页。LIU Yexin and TIAN Miao. "Strategy and Practice: John B. Grant and the Rockefeller Foundation's International Health Board in China (1917-1927)". *Chinese Annals of History of Science and Technology*,7(1),2023,pp.71-107.

1928 年，第四中山大学医学院与上海红十字会商妥，暂借在海格路上的红十字会总医院为第一实习医院。关于暂借红十字会总医院的原因，表面看来是由于颜福庆向来对红十字会工作颇感兴趣①，对红十字会工作较为熟悉。而考察颜福庆的早年经历，会发现红十字会总医院院长刁信德与颜福庆为圣约翰书院同学，二人同在 1899 年入学，在同一课堂上学习，二人以"削发西装"的形象出现，在同堂师生中显得卓尔不群②，颜刁二人的关系在医学院与红十字会医院合作中起到推动作用③。

1927 年，红十字会总医院院长牛惠霖辞职，红十字会讨论改组总医院，公推刁信德为正院长，为期三年。④ 到了 1928 年，无论在红十字会还是在红十字会总医院，都出现明显的经济问题。当年红十字会总医院赤字已达 4 151 美元⑤，颜惠庆（1877—1950）也注意到红十字会总医院存在的"超额预算"问题，与红十字会庄得之"就医院问题进行长时间的讨论"，又"为医院事给庄写了长信"⑥，设法为红十字会筹款⑦。1928 年的红十字会显出衰颓之势，"现任常议员已有病故及离沪者不下十人"，每次红十字会开会时"出席寥寥"⑧。当时正是北洋政府和南京国民政府交替之时，红十字会内部管理人员寥寥，外部亦存在信用危机，甚至红十字会登报坦承，在外时有攻击红十字会的传单印件。⑨ 可以说当时红十字会有着内忧外患，管理者缺位自然会使红十字会经费紧张，在外受攻击更使得红十字会募资困难。

---

① J. C. McCracken. "Pennsylvania Medical College Being The Medical Department of St. John's University, Shanghai". *CMJ*, 1926(8). pp.753-756.

② 方益昉：《锐意发奋的颜福庆——早年生态与人格磨砺》，《福佑人群 颜风长庆：颜福庆教授诞辰 140 周年纪念文集》，复旦大学出版社 2022 年版，第 192—205 页。

③ 圣约翰大学的校友人缘之便在颜福庆的事业中屡屡起到关键作用。如 1917—1919 年颜福庆和兰安生在萍乡煤矿从事"钩虫病防治"时，也曾面临缺少资金支持的问题，1918 年 2 月，颜福庆专程前往上海与汉冶萍公司总经理夏偕复（1874—?）会面，颜福庆此行卓有成效，汉冶萍公司随后正式投票决定：投入两万元墨币用于建设钩虫病防治的公共卫生设施。事实上，汉冶萍公司总经理夏偕复、秘书宋子文（1894—1971），萍乡煤矿矿师黄锡康、金岳祐，都是圣约翰大学毕业生。参见 LIU Yexin and TIAN Miao. Strategy and Practice："John B. Grant and the Rockefeller Foundation's International Health Board in China（1917-1927）". *Chinese Annals of History of Science and Technology*，7(1)，2023，pp.78-79.

④ 卫铁铮：《中国红十字会大事记（续）》，《中国红十字会月刊》1935 年第 4 期，第 73—76 页。

⑤ F. C. Yen. Economics of Medical Schools and Hospitals in China. *CMJ*，1935(9)，p.891.

⑥ 上海市档案馆：《颜惠庆日记》（第二卷），中国档案出版社 1996 年版，第 420 页。

⑦ 同上书，第 427 页。

⑧ 卫铁铮：《中国红十字会大事记（续）》，《中国红十字会月刊》1935 年第 4 期，第 78 页。

⑨ 《红会通知外部维护之函件》，《申报》1929 年 1 月 21 日。

在这样的背景下,红十字会进行改选,选出颜惠庆为正会长,王正廷、虞洽卿为副会长。1928 年夏,红十字会又添聘袁履登、赵晋卿、冯少山、林康侯、叶海田、王晓赖、虞洽卿、关纲之、黄涵之、陈炳谦十人为议董,"以资补救"[①]。这是红十字会面对乱局做出的调整策略。这些上海地方精英构成的人际网络通过其强大的动员能力,能募集资金改善红十字会的经济困境。之后颜福庆发起中山医院时,袁履登、赵晋卿、王晓赖、虞洽卿、黄涵之、陈炳谦的芳名也位列"中山医院发起人"名单[②],成为中山医院募资的重要力量。

1928 年 7 月,颜福庆到红十字会商谈医学院与红十字会总医院的合作,决定"不敷经费,由医学院备款贴补"[③],解决了红十字会总医院经费不足的燃眉之急。在此之前,1927 年 12 月,私立上海协和医科大学[④]校董也与红十字会有过协商,其联合第四中山大学医学院、圣约翰大学医科、同仁医院、苏州东吴大学等,希望红十字会总医院能作为上述医校的实习医院[⑤],最终却不了了之。若站在红十字会的立场上看,作为红十字会"根本所在"的红十字会总医院,若被他人掌握,他日定难以收回,故经"详细考虑后"红十字会最终决定"从长计议"[⑥],这实则说明红十字会没有合作意向。而 1928 年 7 月颜氏愿意承担红十字会总医院中不敷的经费,又在两年协议中与红十字会"划清界限,严防日后侵越之弊"[⑦]。颜氏清晰的边界意识,让红十字会放下自己的医院被吞并的顾虑,这可能是红十字会总医院和医学院得以合作的真正原因。

1928 年 8 月 1 日,红十字会董事部代表庄得之正式对外宣布,由红十字会聘任颜福庆为医院院长,原院长刁信德辞任医院院长。颜福庆当即指出,医院将加以改进、添置器械药品、"直驾沪上外人医院",使医院发挥出治病救人和临床教学的双重功能。[⑧] 医院之改进得处处考虑到患者的利益。原

---

① ③ ⑦　卫铁铮:《中国红十字会大事记(续)》,《中国红十字会月刊》1935 年第 4 期,第 78 页。

②　《上海中山医院发起人会议纪》,复旦大学档案馆(医科馆)藏。转引自钱益民、颜志渊:《颜福庆传》,第 126 页。

④　私立上海协和医科大学是 1927 年间由若干机构合办,依托于圣约翰大学医学院的一个过渡性医学院,系上海医科大学的前身之一,拟另文再述。

⑤ ⑥　卫铁铮:《中国红十字会大事记(续)》,《中国红十字会月刊》1935 年第 4 期,第 77 页。

⑧　《红十字会与医学院之新合作》,《申报》1928 年 8 月 5 日。

先该院惯例是，上海名医送患者入该院治疗，患者除了要支付住院费，还要给原本的医生交一笔"医金"。新的规章规定：外院医生经医院认可，若送病人入头等病房，病人需交"医金"，由原来的医生诊治；若病人不入头等病房，则由红十字会总医院的医生诊治，原来的医生可送病人入院、接洽，但不收"医金"。① 这一改革保证少数群体享受"头等病房"待遇的同时，也降低了平民就医的成本。1931年红十字会总医院年度报告中，颜福庆根据医院收治病人的背景阶层，有针对性地提出将总医院打造成"注重中等阶级之服务"的医院。② 这一面向"中等阶级"的定位与之后中山医院的定位完全相同。经过两年多管理红十字会总医院的实践，50岁的颜福庆已十分清楚本土的医院应该面向什么群体。

合作后的红十字会总医院经费扭亏为盈，也积极参与公共卫生工作。1929年上海曾发生严重的流行性脑脊髓膜炎疫情，最终医界估测死亡人数在五百人以上，而这场疫情的第一例患者即由红十字会总医院上报市卫生局。③ 红十字会总医院还拓展科室，到1933年已有内科、外科、小儿科、妇产科、眼科、耳鼻喉科、皮肤花柳科、肺病科和泌尿生殖科。除肺病科外，每年每科门诊病人数量在2 000人以上。病例最多的外科门诊，一年的病人多达27 879人（1931年7月至1932年6月计）。所有分类例数均有数据记录。这些病例都是上医学生的生动教学素材。实习医院除临床病例外，还常常进行病理解剖，一年内实习医院解剖不同年龄段尸体共170例。从医学院自己发行的材料看，当时上医同一级学生仅二三十人，实习医院的病例相对较丰富，实习医院的师资也属于优良。但事实上，医学院的实习医院也并非完美无瑕。1930年国联代表、哥本哈根大学医学院教授费伯（Knud Faber，1862—1956）来华考察，他站在外人的角度，客观、细致地考察了中国的19所医学院，并在《中国医科学校报告》④中逐一给出评价和改进意见。在报告中，费伯认为国立中央大学医学院的"教学医院并不适合开展教学活

① 《红十字会总医院之新组织》，《申报》1928年8月30日。
② 《中国红十字会总医院、国立中央大学医学院第一实习医院报告》，1930—1931年。转引自罗艳君：《上海地方势力与中国红十字会（1904—1949）》，上海师范大学2018年中国近现代史专业博士学位论文，第86页。
③ 李廷安：《民国十八年上海脑膜炎流行之经过》，《卫生月刊》1929年第2卷第7期，第2页。
④ Knud Faber. *Report on Medical Schools in China*. League of Nations. Geneva，1931，p.12.

动,实验室和临床教学缺乏场地,病人数量也不足。门诊部设备太差,学院已计划在市中心另设一家医院,夏季可作霍乱医院之用……"对红十字会总医院硬件设备和门诊病人数量不足提出尖锐的批评,但费伯对学院教师和职员却不吝溢美之词:"这所学校的教学非常优秀,中外医师、员工表现出色,在工作中有着真正的科学精神,在医院里表现出对临床的兴趣。学院开设仅仅数年,教职员工值得在更好的条件下工作。"教职工体现出优良的素质,与颜福庆早期将大部分支出用于教职员工薪酬不无关系。

现有的红十字会总医院虽可供学生实习,但其硬件设备并不如人意,空间有限,不论如何改建,始终存在门诊病人数量不足的问题。而且,红十字会总医院为租赁性质,并不真正属于医学院,吴淞的基础部与上海的红十字会医院又距离颇远,师生往返非常不便,这成了医学院的硬伤(the worst feature)①。此外,上海有约三百万市民,全市医院的床位数仅约 5 000 张②,平民就医仍然存在困难。只有成立一家邻近医学院的新医院,而且主要面向平民,才能解决或部分缓解这些问题。筹建一所医院的想法应该此时就已在颜福庆心中萌芽,嗣后这一想法又不断成熟完善,一个更大规模的、集医院和医学院为一体的医事中心的蓝图渐渐成形。

《颜福庆传》一书中描述了颜福庆为中山医院筹款的艰辛过程,书中的1931 年 1 月 17 日"中山医院发起人会议记录"手写稿照片③,尤为珍贵。据照片上的人名可考,王一亭(航运业)、虞洽卿(银行业)、赵晋卿(地产业)都曾担任过上海总商会的会董,上海商会组织最早成立于 1902 年,初名为上海商业会议公所,1904 年改组为上海商务总会,1912 年再度更名为上海总商会④,总商会的会董作为各行各业的佼佼者,能给颜氏募资带来极大助力。有趣的是,上海佛教居士在中山医院筹建中亦发挥重要作用。当时的

① Knud Faber. *Report on Medical Schools in China*. League of Nations. Geneva, 1931, p.12.
② "P. U. M. C. Rivalled in Shanghai". *The North-China Engineering and Building Supplement*. May 20, 1935. 若按美国弗莱克斯纳 1910 年之标准,每新增 1 500 人口需要增加一名医生([美]亚伯拉罕·弗莱克斯纳著,王辰、孙集宽主译:《弗莱克斯纳报告》,第 164 页);按费伯 1930 年考察报告之最低标准,中国每 8 000 人至少需要一名医生(Knud Faber. Report on Medical Schools in China. League of Nations. Geneva, 1931, p.7.),以此计算:上海三百万市民至少需要 375 名医生,按美国标准则需 2000 名医生,上海医生与病床数还达不到标准。
③ 钱益民、颜志渊:《颜福庆传》,第 126 页。
④ 李铠光:《上海地方菁英与议会 1927—1949》,台大出版中心 2021 年版,第 37 页。

上海居士界领袖大多是绅商名流,具有多重复杂的身份。① 如位列中山医院发起人的王一亭(1867—1938),除了是大阪商船会社、日清轮船公司买办外,也是世界佛教居士林林长。② 1932 年春王一亭还谆嘱在沪为赈灾募捐的旧友王景周皈依印光法师(1862—1940)③,以此确能看出商界、慈善界与佛门交叉重叠之关系。王一亭与关絅之、黄涵之等居士于 1930 年正月在上海觉园创立"弘化社",印经流通。④ 而关絅之、黄涵之就是上文提及的1928 年夏红十字会新聘十名议董之二,黄涵之也位列中山医院发起人名单。同样位列名单的还有屈映光(1881—1973)、闻兰亭(纱业巨头,1870—1948)两位居士,可见居士姓名出现在名单上绝非巧合。在佛教的慈善思想影响下,绅商阶层居士形成了乐善好施的慈善公益观。这一点与中山医院的"救死扶伤",乃至更宏远的"培养医学人才"的意旨不谋而合⑤,因此以王一亭为首的佛门居士在中山医院筹款的过程中发挥的作用亦不容小觑。

根据《字林西报(建筑副刊)》报道,在筹备时,上海医事中心并非简单的一所医院加上一所医学院。中华医学会总部、鸿英图书馆、供给医院运营的盈利性产业等,都计划集中于医事中心之内。中华医学会此时已是中国医学界最有影响力的学会,有中外医师会员逾两千人。上海医事中心建造中华医学会总部大楼的第一部分费用已经齐备,包括一个医学图书馆、一个大礼堂、一个医学博物馆(未定)和一些会议室。鸿英图书馆计划建在中华医学会总部大楼旁,图书馆内以医科图书为主,叶鸿英出资一百万元作为图书馆成立基金,交由理事会管理。鸿英图书馆、中华医学会、上海网球会等都计划租借医事中心的土地,租金将作为中山医院的经费和基金。⑥ 上海迄

---

① "中山医院发起人"与上海医事事业董事会、上海防痨协会及洽卿防痨医院都存在人事方面的重合。参见杨硕培:《虞洽卿的教育、文化与慈善事业研究》,复旦大学 2022 年中国史专业博士学位论文,第 132 页。
② 唐忠毛:《民国上海居士佛教慈善的运作模式、特点与意义》,《社会科学》2013 年第 10 期,第 157 页。
③ 慧明:《印光法师行业考》,复旦大学 2008 年思想文化史专业博士学位论文,第 1338 页。
④ 同上文,第 1152 页。
⑤ 参见夏涵:《清末民初上海绅商阶层慈善公益思想及活动研究》,湖南师范大学 2012 年中国近现代史专业硕士学位论文。
⑥ 《中山医院动工兴建》,《申报》1934 年 8 月 26 日,第 14 版。

无医科图书馆,也无医生聚集、交流的场所,上海医事中心成立后,全市的医生可以于此交流经验、提高水平,努力推动中国医科进步。医学界认为,上海的执业标准需要提高,医生需要提高医德、更科学,而非更商业化。根据纽约和伦敦等国外大城市的经验,医事中心可以促进医学进步、提高医德,让医生更好地为病人服务。[①] 大萧条时期美国 CCMC 调研得出,半数低收入人群全无医疗照护,因此 CCMC 在 1932 年的报告中建议应成立"社区医学中心"(Community Medical Center),并推广医疗保险。虽然有部分美国专家对此大加斥责,视之为"煽动性的",甚至贴上"共产主义"的标签[②],但这些报告和论争对高度关心国际医学动向的颜福庆而言是有启发性的。国外经验潜移默化地影响着颜福庆,并最终体现在他对医学院和中山医院的设计中。

中山医院将设立约 450 张床位,未来可扩展至 1 000 张。其中内科(包括儿科、肺结核、梅毒、皮肤科、神经病和精神病)床位 190 张,外科(包括泌尿外科和骨科)床位 80 张,妇产科床位 45 张,眼耳鼻喉科床位 62 张,另有头等、二等病房的床位 68 张。[③]与红十字会总医院一脉相承的是颜福庆的"患者至上"(Patients First)原则,该原则将是中山医院全体工作人员的座右铭。中山医院同样主要面向中等阶级(the middle class),富人可以去其他医药费用更昂贵的医院,而苦力和劳工常常去教会和慈善机构接受治疗,中等阶级的平民此前往往无处可去,中山医院"以至廉之费,收至伟之效"[④],每日住院费用为 2 元[⑤],包括了食宿费、医疗护理费,给中等阶级提供了理想的医疗场所,堪称社会的福音。

上海医事中心共募资 100 万元,第一部分 70 万元用于建造中山医院,1934 年秋已签订建筑合同。原计划建于法租界内中华体育协会棒球场,八个月内可以完工,甚至于 8 月 23 日已开始动工[⑥],但终因法租界当

---

①③　"P. U. M. C. Rivalled in Shanghai". *The North-China Engineering and Building Supplement*. May 20, 1935.

②　Thomas B. Gore. "A Forgotten Landmark Medical Study from 1932 by the Committee on the Cost of Medical Care". *Baylor University Medical Center Proceedings*. April 2013. pp.142-143.

④　孔祥熙:《上海中山医院开幕感言》,《申报》1937 年 4 月 1 日。

⑤　"Chinese Say Frenchtown Officials Opposed To Local Medical Center". *The China Press*. May 24, 1935. A Medical Center For Shanghai. *The China Critic*. Vol. VII, No. 35. Aug 30, 1934.

⑥　《颜福庆谈中山医院建筑现况》,《申报》1934 年 9 月 10 日。

局多次阻挠,无法在法租界内建成,只能另选枫林桥旁土地动工,开工时间最终推迟到 1935 年 12 月 9 日前后①。中山医院之结构设计显然经过了认真考虑,门诊部在主楼右角和一栋主楼前的一层建筑,设内科、外科、妇产科、皮肤科、眼耳鼻喉科和肺结核专科等,每天能接待 500 名患者。儿童骨科与伤残专科在大楼顶层的平屋顶上,上面有充足的开放空间,这样设计是由于儿童骨科病例多并发有肺结核,需要有新鲜空气、阳光和户外娱乐。② 中山医院的一楼为 X 光与物理治疗科,检查仪器有 X 光仪器和透视检查仪,另有 X 光、镭、电疗、热疗、水疗和其他物理治疗的设备。三楼主要为手术室,有两个清洁病例的手术室、两个化脓性病例的手术室、两个产房、一个暗室及一个骨科治疗室,还有一间乙醚室、一间消毒室、一间仪器室及医护人员的更衣室。医院中的 X 光机和病房的电灯呼唤信号系统均是德国西门子公司最新设计的产品。③ 医院大楼以东有独立的护士学校和护士宿舍。

第二部分 30 万元用于建造新的医学院大楼,新建造的中山医院和医学院大楼都是中西合璧的四层建筑,规模巨大。④ 医学院大楼为 U 形,大楼内有会议厅、图书馆和行政办公室,还有解剖学、生理学、病理学、细菌学、公共卫生、生物化学和药理学七个基础医学系,化学、物理学、生物学三个医学预

① 《中山医院日内开工》,《申报》1935 年 12 月 9 日。
② 肺结核一直是颜福庆关注的学术话题,并在其医学实践中多有实践。如中山医院成立了肺结核专科,考虑到儿童肺结核患者的治疗,将其治疗区域设置在露天的顶楼。又如中山医院购进西门子先进 X 光仪器,而 X 光影像是检查肺结核的有效手段。1908 年 10 月 21 日,颜惠庆收到了颜福庆寄来的照片和肺结核报告,由此推测也许颜福庆在美留学时曾罹患过肺结核。1882 年,科赫(Robert Koch)首次发现结核杆菌是结核病的病原菌。1910 年前后,随着美国的公共卫生学的发展,调查结核病感染率、预防肺结核、隔离结核病患者等受到重视,在此背景下,颜福庆在耶鲁大学的博士论文也是有关结核诊断的,为当时的学术热门话题。洛克菲勒基金会下属机构国际卫生委员会(International Health Division)认为,1920 年代到 1950 年代,肺结核、钩虫、疟疾和黄热病是最主要的几个传染病。而在中国,肺结核是重大的健康问题,常与"东亚病夫"联系在一起,具有强烈民族自尊心的医学家颜福庆对此想必多有关注。参见上海市档案馆译:《颜惠庆日记》(第一卷),中国档案出版社 1996 年版,第 48 页;瞿艳丹:《近代中国における肺结核の问题化》,《东洋史研究》,第 77 卷第 4 号,2019 年 3 月;瞿艳丹:《近代北京における结核予防治疗事业の出発と展開——协和医学院を中心に》,《転换期中国における社会经济制度》,2021 年,第 383—419 页;关于当时医界对 X 光与肺结核诊治的认识,参见孙煜:《X 光机在近代中国的引入与实践》,复旦大学 2018 年历史学硕士学位论文,第 33—39 页。
③ 《电灯呼唤信号》《爱克司光机》,《申报》1937 年 4 月 1 日。
④ "Chinese Say Frenchtown Officials Opposed To Local Medical Center". *The China Press*. May 24, 1935.

科系(pre-medical department),每系有独立学生实验室和供教师科研使用的实验室。各科有了独立实验室,当时费伯在报告中指出的"吴淞各科实验室设备齐全但面积太小"①问题也就得到了解决,最终医学院院舍大厦于1936年冬落成。

1937年4月1日下午2时,枫林桥边盛况空前,中山医院新院舍正式开放、国立上海医学院新院舍落成②,《申报》特设《开幕纪念刊》大篇幅报道这一场面,这标志着颜福庆医学教育的本土实践的成功,上医自此开启了新篇章。

四 结论

如何办好医学院,如何培养中国本土的医学人才,以实现现代医学的本土化,是一个世纪以来几代医学教育工作者孜孜以求的目标。毫不夸张地说,颜福庆以广泛的人际关系,以及对时事的精准判断,成功打造了医学教育本土化的范本,即上海医学院。早在1918年,兰安生与颜福庆在萍乡煤矿工作时,曾因颜氏广泛的社会关系深受触动。在写给其上级海筹(Victor H. Heiser,1873—1972)的信中,兰安生写道,颜福庆的"主要能力是他与官员的社会关系","他作为政治家的能力大大超过了他的医学水平"③。兰安生在颜福庆身上得到启发,他渐渐认识到洛克菲勒基金会单纯开展"项目式"的工作(如萍乡煤矿钩虫病防治),缺乏"可持续性""可示范性"④,根本无益于推广公共卫生理念。只有通过开展医学教育,才有可能在中国精英中建立人际关系,进而推广"在地化"的公共卫生⑤,这一想法最终间接促成

---

① Knud Faber. *Report on Medical Schools in China*. League of Nations. Geneva,1931,p.12.

② 《三大医业昨日盛况》,《申报》1937年4月2日,第14版。

③ John Grant to Victor Heiser,11 October 1918,folder 1007,box 70,series 1.2,record group 5,Rockefeller Archive Center. 转引自:LIU Yexin and TIAN Miao. "Strategy and Practice:John B. Grant and the Rockefeller Foundation's International Health Board in China (1917-1927)." *Chinese Annals of History of Science and Technology*,7(1),2023,p.78.

④ 刘烨昕、田淼:《洛克菲勒基金会卫生防治经验在中国的移植及困境——萍乡煤矿钩虫病防治项目研究》,《自然科学史研究》,2022年第41卷第1期,第105—110页。

⑤ LIU Yexin and TIAN Miao. "Strategy and Practice:John B. Grant and the Rockefeller Foundation's International Health Board in China (1917-1927)." *Chinese Annals of History of Science and Technology*,7(1),2023,p.81.

北京协和医学院的成立①。此外,颜福庆对于医学院"专任教师"的重视与强调,上医师资的聘任制度、培训制度,以及对于优秀毕业生的留用惯例,让我们感慨一所优秀的本土医学院办学是多么不易。同时,颜福庆成功的实践经验也为我们今天医学院的人才培养、教师队伍建设等问题提供了启示。

---

① LIU Yexin and TIAN Miao. "Strategy and Practice: John B. Grant and the Rockefeller Foundation's International Health Board in China (1917-1927)." *Chinese Annals of History of Science and Technology*, 7(1), 2023, p.85.

颜福庆与中国医学团体发展

陆　明

颜福庆，中国近代著名医学教育家、公共卫生学家、中国现代医学的设计者和开创者、社会活动家。他坚持创办中国人自己的医院、医学院，先后创办湘雅医科专门学校（今中南大学湘雅医学院）、国立上海医学院（今复旦大学上海医学院）、中山医院、澄衷医院（今上海市肺科医院），并与中国红十字会订约合作，接办该会总医院（1932 年更名为红十字会第一医院，复旦大学附属华山医院前身）等医学教育和医疗机构，开创了中国西医从无到有，从落后到奋进的新格局，为中国的医学教育事业做出了不可磨灭的贡献。颜福庆关心社会医学福利事业，积极参加红十字会、卫生防疫、防痨、麻风防治及妇幼保健等社团组织的领导工作，创立中华医学会并担任首任会长，为中国的医学团体发展做出了开创性的贡献。

一　颜福庆与中华医学会

1886 年，近代西方传教医师在上海成立博医会，颜福庆是博医会最早的中国医生，常常面临很多狐疑甚至不屑的目光。这让颜福庆在心中埋下了成立中国人自己的团体的种子。颜福庆主张西医必须大众化、中国化，因此在 1914 年，他与卫生防疫学家伍连德等人共同筹建了中华医学会，中国人自己担当起传播西医科学的重任。1915 年 2 月 5 日颜福庆、伍连德（曾任中华医学会会长）、刁信德（曾任中华医学会会长）、俞凤宾（曾任中华医学会会长）、许世芳、古恩康、丁福保、陈天宠、高恩养、肖智吉、唐乃安、康成、成颂文、李永和、刘湛焱、梁重良、钟拱辰、黄琼仙、石美玉、陶漱石、曹丽云等21人在上海集会，宣告中华医学会成立，颜福庆被推选为会长，伍连德任书记，刁信德任会计，俞凤宾任庶务，曹丽云、肖智吉任协助员。会议授权临时委员会负责起草学会章程，并决定在上海南京路34号俞凤宾医师诊所内设立学会事务所，此次会议还对学会宗旨、会规、会员资格等问题进行了讨论。同年4月14日颜福庆发表《中华医学会宣言书》，宣告学会宗旨是："巩固医界交谊，尊重医德医权，普及医学卫生，联络华洋医界。"同年11月创刊的《中华医学杂志》(中英文并列)除发表学术论文外，还刊出了《中华医学会宣言》和《中华医学会例言与附则》，规定学会宗旨为"巩固医家友谊，尊重医德医权，普及医学卫生，联络华洋医界。"会员分特别会员、普通会员与名誉会员三种；原则上，拥有三名以上会员的地方可建立分会。当年底，中华医学会成员达232人。1916年2月7日，中华医学会第一届大会开幕，会议决定学会下设立编辑部、会员部、名词部、公众卫生部，并选举产生了各部的委员。在会议上颜福庆发表致词呼吁："维护医生的荣誉和职业的尊严。"颜福庆、伍连德、俞凤宾等西医先贤为中华医学会的生存与发展营造了良好的社会环境，对其发展方向和自主性产生了重要影响，由此铺展开了中国人自主发展医学事业的壮美画卷。颜福庆、伍连德、俞凤宾、刁信德等西医泰斗还参加中华医学会的集资购房，参与中华医学会的出版刊物等工作。以后颜福庆曾任中华医学会公共卫生部委员、医学名词委办、介绍会员委员、监察委员、董事部董事、医院标准委员会主席、医学教育委员会主席、精神病学委员会主席、医院管理研究会会长等职。

1932年4月，经过颜福庆与伍连德等人的努力，中华医学会与中国博医会执委会在上海召开会议，双方采用通信表决的方式征得全体会员的同意，宣告两会合并。合并后的中文名称仍为中华医学会，并明确规定，外国人不能任会长、总干事和会计的职务，同时，《博医会报》并入《中华医学杂志》英文版。

1949年新中国成立后，颜福庆曾任中华医学会第十七届理事会理事、第十八届理事会副理事长。

二 颜福庆与上海市医学会

中华医学会于1915年2月在上海成立。其后，中华医学会上海支会于

1917 年 4 月 2 日成立。这是中华医学会第二个支会(中华医学会第一个支会是广东),1932 年 12 月起改称为中华医学会上海分会。1991 年开始使用上海市医学会至今,上海市医学会迄今已有 105 年的历史。是我国知名度高、权威性大的医学科技学术性团体之一,曾荣登全国省市级学会 20 强之首。上海支会初创时,颜福庆、伍连德、俞凤宾等西医泰斗关心中华医学会上海支会的工作。会址暂借南京路 34 号中华医学会事务所(俞凤宾医师诊所),1920 年 8 月,医学会会所又随俞凤宾诊所迁往上海南京路 P 字 352 号,直至 1925 年暂借中华医学会租用上海西藏路 540 号时疫医院的两间房子。1931 年后为会址暂借中华医学会池浜路 41 号会所(后改为慈溪路)。

1937 年,日本侵略者大举进犯上海,中国守卫军顽强抵抗,浴血奋战,前线每天都有成千上万的伤残士兵被抬下来。中国红十字会总会联络上海市商会、中华医学会等团体,联合成立了上海市救护委员会,颜福庆被推举为主任委员。颜福庆指挥这场中国有史以来最大的医疗救护工作。当时,上海医学院将实习医院(中国红十字会第一医院,今华山医院)改为后方第一医院,上海医学院与当时复旦大学、交通大学、沪江大学、大同大学、光华大学、暨南大学等校的学生组织战地救护训练班。颜福庆殚精竭虑,为救护事业多方奔走。他领导救护委员会以最快速度投入到前线救护工作中,救护委员会还办理救护医院 24 所。颜福庆将刚刚启用四个月的中山医院改为第六救护医院,医院内设有床位 222 张,其他由本校负责或由本校同仁领导的还有第一、第二、第二十三救护医院,后方第一、第二医院,国际第一、第二、第四医院。淞沪抗战期间,以上各医院共救治收容伤员约 7 000 人。除救护医院外,为尽量收容伤兵,中国红十字会还委托上海其他各个医院兼收伤兵,按所收伤兵人数给予津贴,每名伤兵每日药品及伙食费为 5 角,其余费用则由各医院自理。此类医院为"特约医院",共有 16 所,床位约 900 张,分布在淞沪前线及上海租界。作为上海伤兵救护系统的核心力量,颜福庆竭尽心力,指挥若定,在救护伤兵、鼓舞抗战士气等方面作出了重要贡献。在他的带领下,上医师生亲当矢石,救死扶伤,在上海抗战救护史上留下了光辉的一页。

1943 年至 1950 年,颜福庆居住在武康路 40 弄 4 号,那是一幢英国乡村别墅式花园住宅,也成为学会聚会的地点。

1949 年新中国成立后,学会的性质发生了根本变化,是中国共产党和政府领导下的医学科学技术工作者的学术性群众团体,从而使分会的工作得以迅速发展。1949 年 12 月 15 日分会举行了解放后的第一次年会,改选了理事会,本市许多医学专家、教授担任了理事,在学会中发挥了重要作用。至 1950 年,分科学会增加到 13 个,以后许多颜福庆的学生都担任了学会工作,如李穆生曾为副理事长,吴绍青、钱悳、吴在东、杨国亮、荣独山、苏德隆、粟宗华、崔之义、顾恺时、邹仲、左景鉴、戴自英、汪士、孙忠亮、余鼎新曾为常务理事。

50 年代初期,抗美援朝战争期间,颜福庆参加了上海市抗美援朝志愿医疗手术队的领导工作。虽已 70 高龄,仍然参加了慰问团亲赴东北慰问志愿军,还从自己学校里先后组织了三批志愿医疗手术队,还组织了一个联合检疫队去到前线支援反细菌战,持续不断的医疗人员的输出,大大改善了朝鲜战场医疗条件匮乏的情况。

在上海市卫生局帮助下,颜福庆等老专家要求下,中华医学会上海分会 1955 年 10 月迁到北京东路国华大楼二楼办公,国华大楼是一所银行兼高级办公楼,条件较原中华医学会慈溪路会所(石库门,旧式里弄,已拆迁,成为静安雕塑公园的一部分)有了很大的改善。1959 年 12 月又迁到北京西路 1623 号大楼内,办公室、大会场和图书馆的条件都得到进一步改善。1963 年 12 月分会召开了会员代表大会,改选了理事会,充实了新生力量。颜福庆的学生周诚浒 1962 年成为该会历史上第一个专职副会长。

当时学会成员大部分是兼职的,只有秘书长梁俊青等是专职的,后来梁俊青被降级下放到图书馆,学会工作受到影响,在上海市卫生局指导下,从 1962 年后,一些专家成为学会专职干部。在 1963 年 12 月分会召开的会员代表大会资料中,可看到王聿先(时任上海市卫生局局长)为会长,王希孟(时任上海市卫生局副局长)、杜大公(时任上海市卫生局副局长)、苏祖斐(时任上海市儿童医院副院长)、应元岳(时任第二军医大学副校长)、周诚浒(专职)、崔之义(时任上海第一医学院副院长)、崔予庭(专职)、程门雪(时任上海中医学院院长)、邝安堃(时任上海第二医学院副院长)、聂传贤(时任上海第二医学院副院长)为副会长,赵国宝(专职)为秘书长,文炽(专职)、金坚(专职)、汪润瀛(时任第二军医大学处长)、洪雪(时任上海市卫生局处长)、徐守仁(时任上海市卫生局处长)、陆树范(时任上海第二医学院处长)、彭治生(时任上海第一医学院处长)为副秘书长,学会工作继续向前发展。

周诚浒1922年毕业于湖南湘雅医学专门学校,是国内现代眼科学奠基人之一,早在1935年,周诚浒在工作之余,开始撰写《眼科名词汇编》,立志要把国外和国内的眼科名词、名称全部统在这本书里。《眼科名词汇编》在上海出版后,引起了国内外的一致好评。有人称赞这本书是“周氏名词”。1937年周诚浒当选为中华医学会眼科学会第一任主任委员,负责编辑《中华医学杂志》,审定《眼科名词汇编》。曾在上海医学院任眼科主任、教授,在抗日战争期间也几次任中华医学会上海分会会长、副会长职务。

1939年夏,上海医学院高年级学生内迁后,一、二年级及药科学生仍留上海坚持学习。学校被分为两个部分,上海部分由乐文照、周诚浒等人负责,读完二年级再安排内迁,由于汪伪垂涎中国红十字会第一医院财产,妄图接收,为保全学校和医院财产,留沪教师乃于1942年秋季招收新生,连续招收1948、1949、1950三届学生,乐文照任院长,周诚浒任教务主任,王霖生任总务主任,以中国红十字会第一医院为实习医院,直至抗战胜利。

国民党政府于1945年9月发布《收复区中等以上学校甄审办法》。1946上海医学院回沪,留沪教师乐文照、周诚浒等人被解除职位,与粟宗华、高日枚、张鋆、李亮、邹仲、钱慕韩等到同德医学院任教授,周诚浒兼任上海市立第四医院眼科主任。

1949年中华人民共和国成立后,留沪的老教授都有了新的工作,周诚浒历任上海市卫生局眼科顾问、上海市第六人民医院眼科主任、上海市卫生干部进修学院院长、上海市医学专科学校校长、中华医学会眼科学会副主任委员、《中华眼科杂志》副总编辑等职。致力于眼病防治工作,在担任上海市沙眼防治委员会主任委员期间,深入农村、工厂、学校开展普查,依据国内沙眼的特征,提出沙眼分类法、诊断标准和预防措施,为开展沙眼防治工作提供一整套方案。被选为全国第四、五届政协委员、上海市第二、三、四届人民代表。1963年后周诚浒在学会工作中紧密配合卫生工作的中心任务,围绕防治疾病开展工作,参与学会的领导工作,并指导基层开展近视眼、沙眼、眼外伤的防治工作。在他的倡导下,1964年上海市成立青少年视力保护委员会,参与组织领导和调查研究工作,并提出近视眼的“调节紧张学说”和真性、假性、中间性的分类，主张功能性的假性近视不宜戴眼镜纠治。

三 颜福庆与公共卫生团体

颜福庆少年历经坎坷，克服种种困难学成回国，一生致力于建设国家公共卫生事业，身体力行地践行"为人群服务"的思想价值。颜福庆重视公共卫生事业。他创设预防医学系，并兼任系主任，此后一直教授公共卫生学。上海医学院的校训是"医学为人群服务"，但它并不是只停留在文字上的标语，颜福庆告诫医学生毕业后不要去私立医院工作，应当去公立医院为低收入的平民病人服务。并鼓励学生去农村开展公共卫生保健工作以缓解中国农村缺医少药的状况。建院初期，师资奇缺，学生也不多，颜福庆却创建了国内第一所乡村卫生公所，他创建吴淞卫生公所，作为公共卫生实验区，积极开展城市和农村卫生工作，且坚持始终。要求学生必须去农村卫生所实习，开展农村公共卫生教育，并形成规章制度。他甚至将优秀学生直接送到农村进行培训，以达到医学服务社会和大众之目标。

在颜福庆的影响下，不少医学专业的毕业生，选定公共卫生作为自己的终身职业，故而也培养出了一批公共卫生学专家，如李穆生、苏德隆、张炳瑞、戴天右、顾学箕、乔树民、郁维、王霖生、周萼芬、沈育民、王兆俊、马龙瑞、盖宝璜等。他真可谓是桃李满天下。

在重视公共卫生事业的同时，颜福庆、伍连德、俞凤宾等人重视公共卫生团体的建设，伍连德教授创建了中华医学会公共卫生分会。1933年，伍连德与颜福庆等共同发起建立中国防痨协会。1937年，在上海正式成立了"上海公共卫生学会"，颜福庆为第一任会长，1951年6月3日，"中华医学会公共卫生学会上海分会"正式成立，由李穆生（时任上海市卫生局副局长）和苏德隆（时任上海第一医学院公共卫生系主任）分别担任主任和副主任委员，并推定了各学术组召集人，逐步展开学术研究及推广等工作。1956年12月14日，"中华医学会公共卫生学会上海分会"更名为"中华医学会上海分会卫生学会"（现称为"上海市医学会卫生专科分会"），颜福庆支持学会的工作，李穆生和苏德隆是颜福庆的学生。1979年学会复会后，第1届主任委员是苏德隆，1984年，第2届主任委员是陈秉衡，苏德隆的学生，1989年第 3 届主任委员是俞顺章,苏德隆的学生,是西医泰斗俞凤宾的孙子,当时 1915 年中华医学会和《中华医学杂志》的办公室都设在俞凤宾诊所,俞顺章还连任两届主任委员,以后上海市医学会卫生专科分会的主任委员都由复旦大学公共卫生学院教授担任,都是苏德隆、俞顺章等人的学生。在全国各卫生专科分会成员也有许多苏德隆、俞顺章等人的学生。

四 颜福庆与医史团体

中华医学会医史学会是中华医学会中成立最早的专科学会,1935 年成立。颜福庆是早期会员,他的儿子和孙子都是会员。中华医史学会是当时中华医学会这一西医学术团体中唯一接收中医背景会员的专科学会,中华医学会医史学会在李涛与王吉民的主持下,团结了当时中西学界的多位专家,为中西医学史研究作出了杰出的贡献。

1938 年 7 月,中华医学会正式成立医史博物馆,王吉民任首任馆长。馆址设在上海池浜路 41 号(今慈溪路 41 号)中华医学会总会内,是中国最早的医学史专科博物馆,当时有 400 余件医史文物。

抗战时,留在池浜路 41 号的还有中华医学会牛惠生图书馆(创办于1925 年)等,其中不乏珍品,特别是一些中医孤本珍籍和医史文物。为了防止落入敌手,侯祥川、富文寿、乐文照、周诚浒、王吉民等会员,用心守护学会的财产,把上述珍本与文物分别分散转移并保藏在会员家中,直到抗战胜利提回,使这些宝贵的文化遗产无一丢失损坏,创造了沦陷区学会工作的奇迹。1943 至 1945 年,颜福庆居住的武康路 40 弄 4 号,也成为保藏这些宝贵的地点。现在中医孤本珍籍在北京西路 1623 号上海医学会图书馆里,医史文物在浦东张江的上海中医药大学博物馆继续发挥作用。

1953 年 1 月,在上海第二医学院召开中华医学会医史学会上海分会(现称为上海市医学会医史专科分会)成立大会,主任委员宫乃泉,颜福庆任副主任委员,1954 年颜福庆任委员,1954 年学会委员有王聿先(时任上海市卫生局局长)、范日新(上海第一医学院二级教授)、陈海峰(时任上海第一医学院院长助理、公共卫生学院第一副院长)等,陈海峰 1979 年还兼任中华医史学会主任委员、《中华医史杂志》总编辑等职务。

以后范日新在 1957 年中华医学会医史学会上海分会时任副主任委员（至 1984 年），1984 年后马伯英继续任学会副主任委员，1989 年虞孝国任学会主任委员，1998 年高晞任学会副主任委员，目前杨震教授任上海市医学会医史专科分会委员会委员。

2007 年《颜福庆传》出版，钱益民、颜志渊著，两位作者都是上海市医学会医史专科分会的会员，钱益民是复旦大学校史研究室主任，颜志渊是颜福庆的长孙、复旦颜福庆医学教育基金会副理事长。他们创作的《颜福庆传》是一本详细记录了为我国医学教育事业作出了卓越贡献的著名医学教育家、公共卫生学家、中国现代医学的设计者和开创者、社会活动家颜福庆传奇的一生，它记录了以颜福庆为代表的中国医学先贤们的科学信仰和医学价值观，书写了一部充满了理想主义色彩的奋斗史。

2022 年农历七月十八日是颜福庆诞辰 140 周纪念日。颜福庆的一生，是无私忘我、全心奉献给中国医学教育事业的一生；是心系民众、倾力普及医学卫生、维护国民健康的一生；是德艺双馨、胸怀大爱、广博睿智的一生。

我们应该恪守颜福庆缔造的西医必须大众化、中国化精神，不忘初心、牢记使命、团结一致、砥砺奋进，为健康中国作出新的贡献，这便是对颜福庆先生最好的告慰。

档案里的大历史与普通人：一位白衣天使的成长

王启元

缘起：

2020 年秋，在整理虹口区档案馆藏医学相关旧档时，无意中在原第四人民医院卷宗里发现一位护士的档案记录；其并非常见的人事档案形态，而是她任职四院之前求学、聘用、调任等各种服务证明。从那些证明材料中可以判断，档案主人在抗战时曾慷慨从戎，转战湘桂川黔。因为所存材料有限，一时间无从了解更多信息，也不知天壤间是否能拼凑出这段传奇的经历。后与四院退休的陆明老师聊起，竟然与这位档案主人及后人相识，遂于是冬大寒之日，冒昧登门拜访，得闻见后人的回忆与所存父母手书回忆文献，中不仅有母亲早年毕业证、护士职业证书外，还有其手书自传材料若干种；档案主人的丈夫是一位民国时代的知名记者，同样留下了不少文字记录。由于自述文字皆出自二十世纪五六十年代，回忆描述也伴有浓重的时代特征。综合档案、自述、回忆以及相关的考证，我们逐渐走近了这位平凡亦不平凡的白衣天使——今天的主人公：孙怀典（1915 年 1 月 30 日—2007年 7 月 21 日）。

白衣天使的成长：求学家乡前后

在粤东揭阳县沿榕江东南二十里处，有一地名"京岗"，传说揭阳于南宋最初建县时，治所就选在这里，我们的主人公就出生在这里一个叫祠堂埔的地方。孙家为基督教家庭，家中务农，有十个兄弟姐妹，她排行第三。因家境贫寒，很晚才读书；其自述 11 岁才入学乡间的小学读书，但似乎不久就辍学在家，不得不通过做手工补贴家用。在攒到一些收入后，孙怀典要母亲重新送她去读书，经再三恳求，母亲终答应把她送到自己当年的母校——汕头市内的教会所办淑德女校，继续求学，时在 1932 年。近代汕头淑德女校，为潮汕地区的知名新学，由英国长老会于 1870 年开设。1920 年代弥漫全国的"非基"运动中，广东教育界也掀起过收回基督教学校教权运动，不过孙怀典就读的淑德女校似乎是其中受影响最小的学校，从后人研究中可以看到，当时淑德的课程中也就是在传统教会教育基础上，略微加入了学生会、纪念周等活动而已（杜式敏《20 年代的基督教会女校》）。在这样的氛围里，两年后的 1934 年，孙怀典做出了影响自己一生的决定，考入汕头福音医院所设护士学校——岭东高级护士学校，立志成为一位白衣天使。

汕头福音医院（Medical Missonary Hospital, Swatow）于 1863 年由英国长老会创办，是粤东地区最早的西医医院，也是中国最早创办的西医医院之一。因创办差会相同，且地址相近，院校皆在今汕头老城外马路南三牧楼巷上，孙怀典应该是在求学时便已熟知这所医院及附设护士学校的信息。这里的学制是三年；但日本侵华战争打乱了孙怀典的求学生涯。1937 年岭东护校毕业后，按照学校规定，还要进行一年的产科学习，才能拿到毕业证明，而毕业的重要一环，是要求每个产科学生必须独立接生 20 个产妇。孙怀典认为那是战争时期的故意刁难，那时汕头产妇锐减，很难准时完成考核，且她自己已经协助接生超过两百位产妇。加上战时临时停学复学，她差不多延时一年才接生到数，成功毕业，那时已经是 1939 年了（见图 1、图 2）。

毕业后的孙怀典一开始留在福音医院工作，先后做过病房与门诊护士，也在手术室任洗手护士。但此时抗日战争已进入到危急时刻，潮汕的形势也急剧恶化；尤其广州沦陷后，汕头成为仅剩的对外口岸，很快成为日军的下一个目标，最终于 1939 年 6 月 21 日沦陷。当时仍在福音医院工作的孙怀典，半夜能听到医院隔壁日军临时监狱中被鬼子拷打的人发出的惨叫，这让她既愤怒又害怕。且白天手术的病人多为受到战争创伤的外科病人，有时病人还要遭到日军闯入逮捕；即便福音医院英国教会的

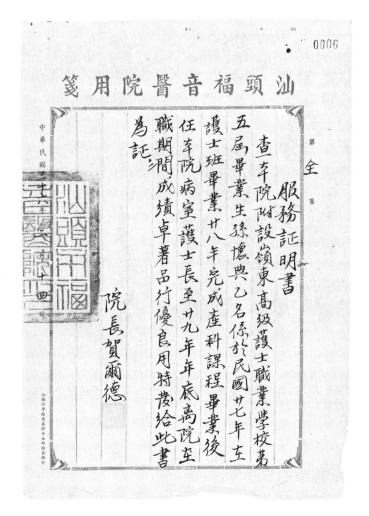

图1　虹口区档案馆藏福音医院1947年为孙怀典所开《服务证明书》，其中言其护校毕业于1938年（三十七年），误，当为1937年

背景，也无法抵消日军带来的恐惧。此时年轻的孙怀典心里种下了抗争的种子，她在自述中写道："亡国奴的悲凄生活以及许多惨不忍睹的事实，激怒着我民族的仇恨，使我们不能再往下去。"她决定到内地前线，参加抗日。

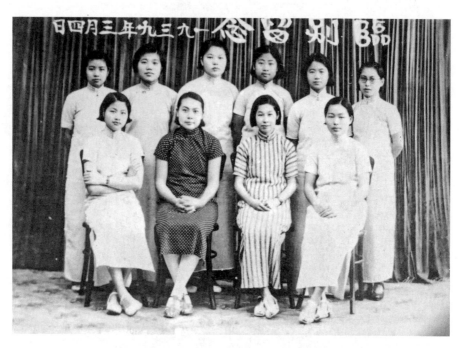

图 2　孙氏后人藏 1939 年毕业照，后排左二为孙怀典，与后排右一黄雪芳，前排左二李恩惠三人于抗战间毅然参加军队医务工作。其中，李恩惠于 1943 年因病于长沙殉职

奋起抗日：前线的日子

1940 年 5 月，拿到中华护士学会会考证书的孙怀典，真正成为一位职业临床护士了（见图 3）。这年她决定和几位同届同学，投身抗战前线；现在保留的岭东护校档案中显示，这次获得证书的同学是九人，最初有五人想去内地为国家服务，孙怀典等三人最终成行。据孙自述中提到，当时大家都没有内地熟人，唯自己有个表妹在中国红十字会救护队做护士，她便暗中写信给表妹辗转相托，一行同学三人在 1941 年 1 月离开了敌占的汕头，终于来到了江西省大庾卫生院做护士。

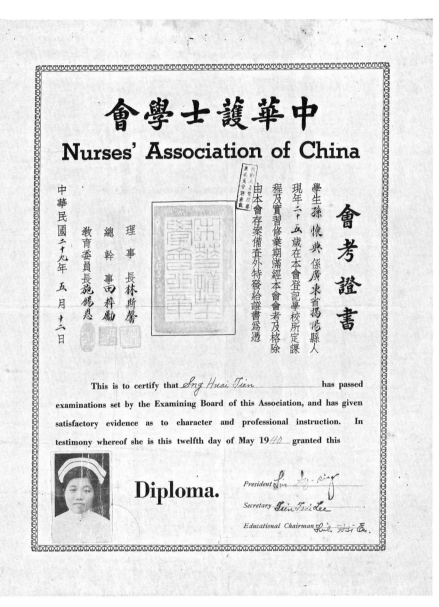

图3　家属藏孙氏中华护士学会会考证书

　　来到大庾卫生院的工作虽与之前在福音医院相似,从事护理工作、管理器材、化验及助产等,但因为当时赣南地区仍是后方,并非前线,孙怀典与同学问对之不满,要求介绍人把他们送到前线去,最终如愿。孙与同学好友黄雪芳来到了长沙,加入中国红十字会救护总队第九大队。同年 4 月,二人来到长沙,见到第四中队中队长林竞成(见图 5),林把孙怀典派到了益阳过鹿坪防务前线的 643 小队做护士(见图 4)。

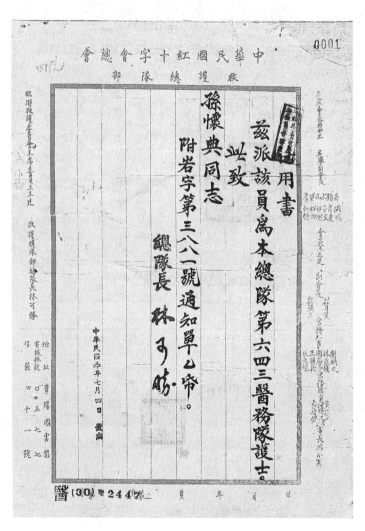

图 4　虹口档案馆藏民国红十字会聘孙怀典为 643 医务队护士档案。署名处林可胜(1897—1969)为当时中国红十字会救护总队总队长

来到益阳后孙很快发现小队长赵某工作风气奇差，野战医院情况也很糟，这让她心灰意冷，向小队长请辞，被拒绝后又在次年春向林竞成请辞，林极力挽留，并把孙调回长沙辗转多个小队，已经是1942年春天的事情了。

就在她驻守益阳的1941年9月及12月底，日本侵略者相继发动了第二和第三次长沙会战，当时年轻的孙怀典，扎扎实实地投入到最前线的抗战救护之中。虽然益阳都不是那两次日军主攻的方向，但战争的实况无疑给主人公留下过深刻的印象。除此之外，她对本小队的小队长赵某心生厌恶，在第二次长沙会战紧张的时候，赵派孙怀典陪一位将军夫人去后方桃花仑生产，作产后特别护士，这让孙大为不满。孙自述中记下的那位将军为99军军长，可能就是兼任贵州保安处处长的傅仲芳，他所带领的99军3个师参加过第二、第三次长沙会战。不过陪官太太的经历让孙怀典心生去意，更兼她在

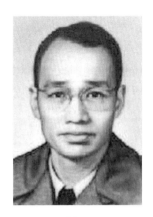

图 5

林竞成（1907—1987），福建闽侯人，卫生管理学专家，曾任同济大学医学院教授、附属中美医院院长。新中国成立后，历任武汉医学院教授、附属第二医院院长。抗战时，曾任红十字救护总队第九大队大队长，负责第九战区救护事宜

643小队目睹的混乱场景、"慢性杀人场"的感受，应该就是接待从前线下来的伤员后所亲身体会的。

第三次长沙会战结束后的1942年2月，孙怀典请假来到长沙找林竞成，得以被调回长沙。当年林竞成便升任第九大队大队长，兼任位于湖南东安的国民党政治部战时卫生人员训练所第五分所的主任，之后又把孙怀典从长沙调至东安。1943年2月，刚到东安后的工作是协助筹办病室，如做衣服枕头被单等，很快便接收了伤兵入驻。正是在这动荡的岁月里，孙怀典遇到了自己的一生所爱。

铠甲与软肋：辗转后方

孙怀念的爱人陈烈川（1921年6月17日—2001年8月8日）与孙同为广东揭阳人，民国时期的知名报人，《国民日报》的编辑，主要报道金融财经

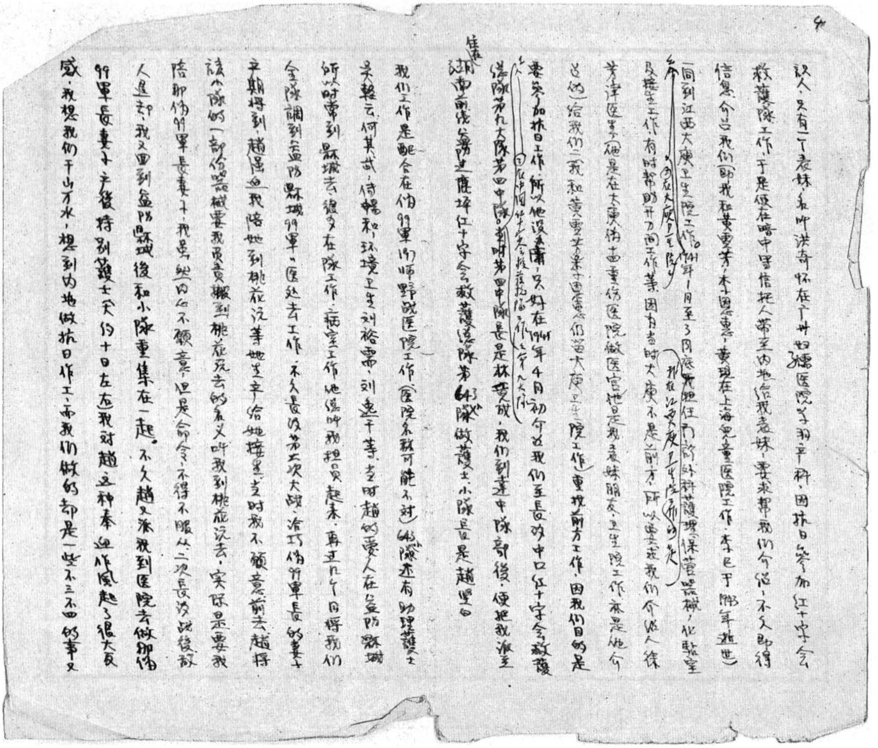

图6　家属藏孙手书自传

类新闻。陈烈川的自传中记载，两人偶然相会在 1942 年的夏天，调回长沙的孙怀典与他在长沙的一场篮球比赛时相遇，二人异地逢乡音，格外亲切，很快就恋爱了。1943 年 6 月孙怀典调防东安时，二人结婚。因为当时两个年轻人没有什么钱可以在长沙摆酒席，所以选择去桂林旅行结婚，并借此名义在报上登了一个"结婚启事"，结婚启事上的介绍人，请的是时任长沙市长的梁霖和《国民日报》社长杜绍文（潮州澄海人）。同年 8 月，因为新婚，以及便于照顾同行好友李恩惠肺病，孙怀典又要求从东安调回了长沙第九大队，在 912 区医疗队工作。然而是年秋天，李恩惠仍因病于长沙去世。

1944 年 4 月，侵华日军企图打通大陆交通线，豫湘桂会战爆发，国军在此次大会战中惨败，多条战线大溃退。5 月末，长沙第四次沦为战场，大会战中的"长衡战役"打响。此次战况尤为惨烈，在著名的"衡阳保卫战"中，守军伤亡惨重，孤军无援，被迫放下武器，至衡阳陷落，长衡会战方才落幕。战时孙怀典随长沙第九医疗大队迁至东安,而她的丈夫则随《国民日报》撤至衡阳,二人开始了长达八个月的内迁逃难之旅。如果说《围城》中主人公一行在战时赴内地"三闾大学"任教的经历,多少带点喜剧化的滤镜,那么孙怀典夫妇回忆里的内迁经历,无疑要真实残酷得多。孙怀典先是在战火中的东安,诞下一位男婴,但丈夫尚在风雨飘摇的衡阳;衡阳很快告急,陈烈川脱离报社,来到东安陪伴妻儿,他也因此失去了工作和收入,全家只能靠孙怀典一人的收入过活。长衡会战后期,孙怀典所在红十字会第九大队撤至广西柳州西北的一个小镇怀远镇(今属河池)暂居,陈烈川告诉妻子去隔壁的宜山县,找份工作补贴家用,如果医疗队要撤离怀远的话,他再随大家一起撤。陈烈川在宜山县文教科做助理文员。此后孙怀典再随医疗大队撤退迁徙,从河池怀远转移至贵州独山。1944年11月柳州告急,宜山宣传队解散,陈烈川才沿桂黔铁路撤出,步行北上贵州独山,与妻儿汇合。

在独山仅住了半月,日军炮火便逼近这里。这座贵州的小城后来见证了中国抗战史中一场传奇战役——独山战役,这里最终成为了日军侵华的终点站,此后日军再未能侵占过我一寸山河。但独山战役开始前及战场之中,伤亡最大、且最为惨烈的还是沿途奔逃的难民,孙怀典夫妇就是这漫漫西北行旅中的一分子,步行两周至贵阳,时间已经到了1944年底,其中艰辛无可名状;孙自述中说,"忆及西南山区逃难的凄惨情况,惊恐万分"。抵达贵阳,孙怀典至图云关红十字总部报告,并住在那里的集体宿舍,丈夫只能来到贵阳的西南文化人招待所。此时恰巧"西南文化人救济车"北上重庆,陈烈川说服妻子,一起挤上救济车来到重庆的日子,正好是1945年的元旦。陈烈川自述之中,也提到桂黔逃亡生活痛苦之状;其中提到二人1944年离开长沙时一家人尚有行李十二件,因沿途损耗丢弃,到达重庆时只剩下一床破棉絮,其狼狈可见一斑。

一家人抵达重庆的一开始,都住在重庆的西南文化人招待所,因为邻居们都是编辑、记者、教师,陈烈川也通过他们找工作解决生活问题。这其中提到一个有趣而无奈的故事。衡阳保卫战总指挥第10军军长方先觉,因为城破投降,后脱身回到重庆,背负骂名。听说国府军委会给了他一大笔钞票,住在招待所里的西南地区新闻记者们都想趁机敲他一笔竹杠。陈烈川便同一些记者们来到重庆第10军办事处找到了方先觉,你一言我一语要求方救济,方估计是受不住磨,给去的人每人一万块救济金。用陈烈川的话"就这样东领救济金,西敲竹杠之下,我一家不独度过了将近一个月的生活,而且还有余钱购买一些必需的日用品",可见当日重庆生活的无序。

从 1945 年 2 月起,孙怀典夫妇俩都找到了新的工作,陈烈川供职《新蜀报》,孙怀典则任职于上海医学院附属中央医院,担任护士工作。中央医院是国民政府成立后在南京所创综合性医院,抗战初期随国府内迁,先长沙、

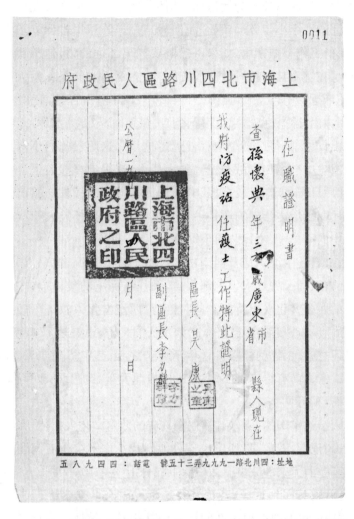

图 7　虹口档案馆藏解放初孙怀典工作证明,1946 年起孙怀典陆续在"北四川路区"卫生事务所、区防疫站等处工作

再贵阳而重庆,坐落歌乐山之上,院长是知名外科学泰斗沈克非教授。而国立上海医学院抗战内迁后,1941年自昆明转迁重庆歌乐山,与中央医院成了邻居;两年后的1943年,卫生署将中央医院划归上医管理,次年初正式改名国立上海医学院附属中央医院,成为重庆当时最先进的医院之一。1945年春的孙怀典并没有在那里工作太久,因为新生的幼子病重,被迫去职照顾孩子,其间只短暂地在朱学范主办的中国劳动协会重庆分会临时劳工时疫医院做过护士。不过此时已经接近抗日战争胜利的曙光了。是年8月15日日本无条件投降。丈夫陈烈川通过复杂的关系,终于成为复员人员,从南京辗转来到上海,此后再也不曾离开。

解放后不久,"北四川路区"卫生事务所及区防疫站等医疗机构相继撤销合并,孙怀典加入上海市公费医院第二门诊部,历任护士长。1968年第二门诊部整体并入第四人民医院,孙怀典调入了职业生涯最后一站——第四人民医院口腔科门诊。1979年,孙怀典光荣退休,从此安度晚年。

结语:大历史中的普通人

大历史的车轮是无情的,遭其碾压过的条条痕迹,构筑出整个人类共同的痛苦记忆。同时大历史对于后人又是迷人的,通过它的视角,一段段经历成为了传奇,普通的人们变成了英雄,混乱、暴戾与血腥成为了浪漫、胜利与狂欢。逐渐地经过岁月之后,后人只会记得浪漫的大历史,而忘记了具体的历史,忘记了其中挣扎过的普通人,就像本文的主人公,那位普通的白衣天使、一位活泼真挚的妻子、温和勇敢的母亲,以及那段独特的经历,这些都是在翻检她的档案及其夫妇自述之前,今天的读者无法想象的。档案馆里留下的不只是真实珍贵的文献,还有属于整个过去时代的记忆,这些有形与无形的档案文献,可以让后人在面对大历史时保持更多冷静与睿智:我们只是大历史中的普通人。

记红十字会救护总队中的孙怀典

陈渝生

一　求学之路

　　榕江上响起了低沉的汽笛声,一艘载着乘客的江轮缓缓地离开了揭阳渔湖镇的码头,朝着榕江的出海口顺流而上,终点码头就是广东岭东的通商口岸汕头。靠在船舷边的青年孙怀典,看着江轮激起的阵阵浪花,望着远去的家乡,脸上泛着淡淡的笑容。在这个基督教的、满群男孩的中农家庭里,母亲终于答应陪她唯一的女儿,一起乘船前往汕头淑德女子学校,完成女儿的求学心愿。

　　因为经济拮据,读过几年书的孙怀典辍学在家两年多了,一心想要读书的孙怀典决心用行动来感化母亲,她日以继夜专心做手工(抽纱绣),每月可以赚到十五六元,除了必须交给母亲的十元钱,她把剩下的手工收入积蓄起来,二年多她已经积攒有几十元了,为的就是让母亲答应让她继续上学。父母生育十个孩子,在家里,孙怀典排位老三,老二老四俩幼年时因病早逝,兄弟一群唯她一位女孩。从小她就处事独立,帮助父母承担家务,做一个有担当有责任的大姐。同时,在接受西方基督教的传教中,孙怀典心里一直就有一个理想,冲出家乡,外出求学,寻求自己光明的未来。

　　母亲带着孙怀典来到了当年自己就读的母校,汕头淑德女子学校,为女儿孙怀典争取到了学校的免费学籍。母女分手时,孙怀典感激地对母亲说,我会努力学习报答父母。

　　孙怀典在淑德女子学校学习两年多后,报名参加了汕头福音医院护士学校的招生考试,决心朝着自己心中的理想跨出那重要的一步。

二　成为一名优秀的护士

汕头福音医院护士学校在 1934 年 3 月份开始向社会招收护士班学员,年龄 18 至 20 岁,具有初中文化程度,身体健康未婚女子。经考试后,试用半年,合格者录取。学制 3 年,期满经考试合格发给毕业文凭。此外,护士专业学习成绩优良者,得留校继续学习产科一年,期满及格者,另发给助产士毕业文凭。毕业后留院工作或分配到其他福音医院工作(汕头福音医院是英国长老会创办的教会医院,除汕头以外的潮汕地区另有长老会的福音医院),也可自己找职业。

1930 年英国长老会及中华基督教会岭东大会向当时的地方政府申请获准开设"汕头福音医院附属护士学校",1934 年招生的是第五届护士学员班。入学考试既难、招收的人数又少,要达到各类学科的优秀极为严苛。1934 年 3 月,孙怀典很是幸运地考上了汕头福音医院护士学校。开始了她为期三年的护士学习。

当时学员班护士专业授课内容为:生理解剖学、病理学、药理学、微生物学、寄生虫学、内科学、外科学、妇产科学、儿科学、护理学等。而护士实习场所主要在汕头福音医院的病房,该院计有男女总病室 5 间、产科室及儿科室各 1 间、特别病室 20 间、隔离病室 1 间,共有 110 张病床。此外,还有手术室、消毒室、接生室、化验室、药房等科室。设备及各种器械略称完备。

从实习期开始,学生每天在病房实习 8 个小时,上课 3 个小时,每星期休假半天,每年休假一个月。学生在学期间,一切膳宿学杂费用概由校方供给,学校经费由汕头福音医院拨给。

汕头福音医院的院长名叫贺尔德(Hareld. R. Worth),校长名叫邓慕德(Maud. L. Martin),他们都是英国人,严厉近乎专制,学生们必须刻苦学习,严守学校规则。在个人行为上更是如此,例如规定不能交男朋友,上班时不能与男同事多讲话。有一个同学偶一不慎,则被苛责。孙怀典非常珍惜现在的学习机会,每天总是规规矩矩地上课和实习,在这段学习期间,孙怀典为了取得门门科目的优秀,学习得非常辛苦。作为一个虔诚的基督徒,孙怀典努力学习又遵守校规。年轻活泼的她也将自己学生期间的业余活动安排得丰富多彩，她喜欢游泳，有很好的水性，经常参加篮球、网球等体育活动。礼拜天做礼拜，平时每天除上课和参加病室实习，还读圣经。

1934年3月入学的她在苦读了三年后，于1937年3月以优异的成绩从护士学校毕业了，按照学校的规定，孙怀典转入了汕头福音医院产科班学习一年，毕业后才能获得文凭。本来产科班一年就可以毕业，就在她转入汕头福音医院产科班学习的几个月后，发生了七·七卢沟桥事变，不久，日寇飞机时常来轰炸汕头，产科学习时有中断。英国院长贺尔德原打算在医院的屋顶上挂上英国国旗提供识别标志，希望以此避免遭炮火的袭击。不过，由于中国军队安置的高角度大口径防空机枪与医院建筑物相邻，医院难免仍受到波及。

1937年9月，汕头遭受了一次严重的空袭和一次日寇从海上舰船上发射的大规模炮击。飞机用机枪扫射医院旁边的建筑物，与医院毗邻的消防

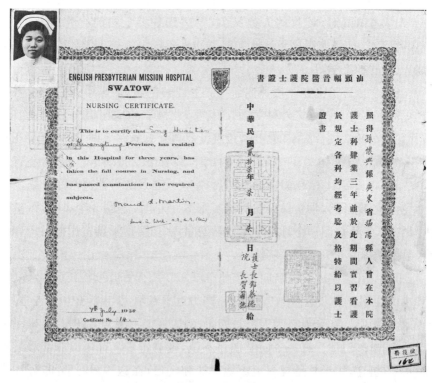

图1 护士证书

站被一枚炸弹直接命中,医院的建筑物受冲击摇晃得很厉害。在那场袭击中,有十人被杀害,二十人受伤,伤者都被汕头福音医院收入接受治疗。为了躲避轰炸,医院一度迁往汕头对岸的礐石临时驻地。孙怀典和同伴们的产科班学习被迫中断了,她带着几个同学躲回了渔湖的农村老家。直至日寇轰炸汕头的次数较少时,医院重新搬回了汕头,她们的学习才得以继续。

临近毕业时,英国人院长贺尔德、校长邓慕德作出了一个决定,要求每位助产士毕业前须独自一人接生 20 个产妇才能毕业。在学习助产士的一年多学习和实习中,孙怀典已经接生过近两百名的产妇。学校坚称之前帮忙接生过的产妇都不算。校长邓慕德坦诚地告诉毕业生:学校此举是为了培养出优良技术的护理人员,假定现在就给你毕业,将来在社会上做事经验不足,出医疗事故,对你们是一个打击,学校也是负不起责任的。这样,孙怀典的产科学习加实习差不多用了两年时间才毕业。

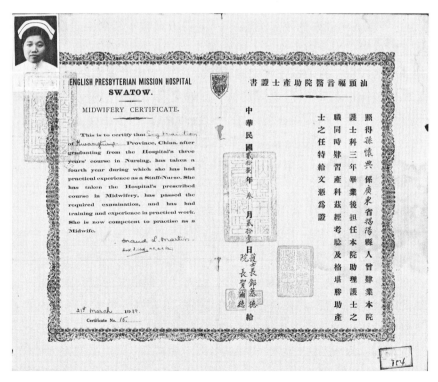

图 2　助产士证

学校的章程是护士学习三年，产科学习一年，共四年便可毕业，孙怀典这一届毕业生却学习了将近五年，从1934年3月入学，至1939年3月产科班毕业才结束。学习结束后她们获得了汕头福音医院颁发的护士毕业证书和助产士毕业证书。

孙怀典那一届，毕业生为九位。毕业时她是前三名的优秀毕业生。学校按以往的规定要为前三名的毕业生在文凭上作特别的标注，因为战争的缘故，没有做到。孙怀典说到这件事时，既自豪又觉得可惜。

护士学校毕业后，1939年3月，孙怀典正式踏上了工作岗位，留在汕头福音医院工作，先后担任了病室及门诊部的护士长、手术室护士，助理医生施行手术等多个部门的工作。她工作努力，成绩卓著，品行优良。

在近两年的工作中，她对汕头福音医院有了较为全面的认识。

汕头福音医院于1863年由英国长老会创办，是粤东地区最早的西医医院，也是中国最早创办的西医医院之一，是西方宣教士结出的硕果。从创办初期医院就采用当时较为先进的医疗技术进行疾病诊治，医院一贯重视粤东地区影响民众甚深的各种传染病的防治工作，积极开展妇幼保健，医院秉承医学传教体现人文关怀，以博爱精神开展免费或部分免费救治贫苦病人的医疗慈善宗旨。面对潮汕地区发生的自然灾害，医务工作者体现了医学传教的人文关怀，坚持医疗慈善宗旨，以博爱精神，免费或部分免费救治贫苦病人。例如，在抗日战争期间的1939年，约60％的住院病人是治疗和食物费用全免的。1941年上半年，医院平均每天有100名住院病人，其中平均每天有54名病人的治疗和膳食是免费的。

在漫长的医疗成长过程中，医院的医疗效果逐步得到潮汕地区老百姓的认同和信赖。并迅速发展成为英国长老会潮汕教区的中心医院。至1932年，汕头福音医院已成为中国历史悠久且规模最大的教会医院之一。

此外，汕头福音医院在救治病人的同时，还着力培养本土医疗人才，开始了对本地出生的医学学生的招生和培训，并于1930年又开设了护士、助产士的培训。

早在1903年，汕头福音医院就设立了首家女医院，为产妇实行西法接生，并创立妇婴保健院，现在助产士培训的目的就是实现产妇的西法接生术。

　　为缓解医院人手的不足,1874 年吴威凛医生开始接受 3 名中国学生接受医学教育,以英国学者的著作当作教科书,使用的教学工具是一套有"关节连接的骨骼模型",一套完整的人体模型。学习使用显微镜对寄生虫进行诊断和掌握最基本的细菌学及无菌技术。1916 年,医院在头等病房内安装了 X 光机以此作为检查手段。在漫长的岁月里,汕头福音医院累计培养出 26 名医学学生。其中部分优秀的毕业生留下来充实了医院某些部门的工作。

　　孙怀典在这所有着丰富医学经验的医院内一边努力地工作积累经验一边积极备考,在福音医院工作了一年多之后的 1940 年,她通过了中华护士学会的会考(全国统一的护士职业考试),获得了中华护士学会颁发的"会考证书",取得了护士的从业资格。同时她参加了护士学会组织,按照护士学会章程按时缴会费,订阅学习护士报,不断充实与提高自己。

　　工作后不久,1939 年 6 月 21 日汕头沦陷,当天日寇派出了大量的飞机和海军陆战队士兵,对中国沿海最后一个没被占领的商业港口城市汕头进行了狂轰滥炸和进攻,击败了防守的中国军队,占领了汕头。一场接一场的大火在汕头燃烧,飞机飞了一整天轰炸汕头的城市、郊区。一枚炮弹落在福音医院,紧靠医院病房和手术室附近的消防站宿舍在焚烧。医院工作人员传递水桶来灭火,同时拆毁了木制的百叶窗,防止火势蔓延。医院无论是男女工作人员都在灭火,用担架将火源附近的病员运送到安全的病室……

　　汕头被日寇占领不久,潮州、澄海也相继沦陷,整个潮汕地区被切断了与内地的通道。沦陷区的广大民众流离失所,被日军残杀,以及死于饥荒的人不计其数。1939 年 5 月份,在对汕头的空袭中有 58 人被杀害,160 人受伤,当日就有 143 人被送往汕头福音医院。据医院 1939 年 9 月 30 日年度统计:医院共有住院病人 1 090 人,这些接受治疗的患者中,311 人是炸弹或机枪子弹创伤、或被倒塌的建筑物压伤的。

　　孙怀典工作的汕头福音医院隔壁就是日本鬼子监禁爱国人士的地方,半夜时闻被拷打人的惨叫声,大家又愤怒又惧怕。白天手术的病人多为受到战争创伤的外科病人,有时病人还要遭到日军闯入逮捕;即便福音医院有

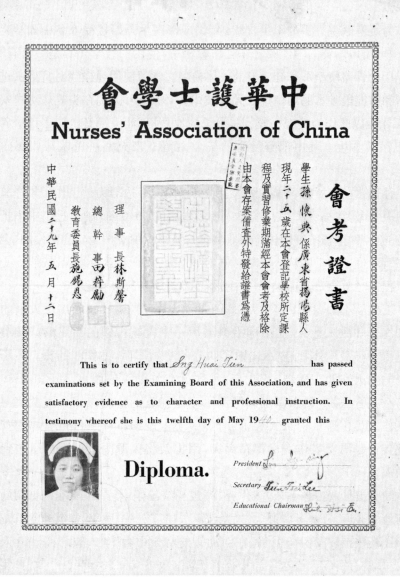

图 3　中华护士学会会考证书

英国教会的背景也无法抵消日军带来的恐惧。孙怀典在自述中写道："亡国奴的悲惨生活以及许多惨不忍睹的事实,激怒着我民族的仇恨,使我们不能再往下去了。"她决心前往抵抗侵略者的斗争前线,用自己的行动,用护理专业的知识加入抗日战争的实际工作中。

从 1939 年 3 月至 1940 年年底,近两年在汕头福音医院的工作,使孙怀典成为了一个刻苦耐劳、专业优良的护士。离开学习和工作了近七年的汕头福音医院时,她得到了院长贺尔德的支持。医院赞同他们培养的护士为这个遭受入侵灾难的国家服务,贺尔德以院长之名(福音医院护士学校时名的岭东高级护士职业学校)出具了一份"服务证明书",其中写道:查本院附设岭东高级护士职业学校第五届毕业生孙怀典乙名系于民国廿七年(应该是民国廿六年,1937 年)在护士班毕业,廿八年(1939)完成产科课程毕业后任本院病室护士长至廿九年(1940)年底离院,在职期间成绩卓著品行优良,特发给此书为证。

出发之前,孙怀典回了一趟渔湖村的家里,向父母双亲、兄长及弟弟们辞别。母亲告诉她,自从日本人占领汕头和潮汕地区后,敌人常来农村骚扰、抢劫,做亡国奴的日子十分艰难。四弟已经私自参军到内地去了,出去之后,杳无音讯,让父母亲十分担心;年纪小小的九弟也到了内地参加了青年军,现在女儿也要去到内地,参加抗日的队伍。但父母亲深明大义,在国破家亡的时刻,支持子女们上前线,参加抗日救亡运动。母亲叮嘱孙怀典,要用油布将护士学校的毕业证书等身份资料妥善藏好,不要暴露护士的身份,避免在离开封锁线时被鬼子阻挠。

三 到抗日前线参加中国红十字会救护总队的经历

孙怀典有一个表妹洪奇怀,在广州妇孺医院学习产科后走上了抗日道路,参加了红十字会救护总队(第 431、383、421 医务队)的工作。孙怀典已经在暗中写信托人带至内地给她,要求帮她们介绍工作。表妹回信来了,介绍孙怀典三人(汕头福音医院同一届毕业的另两位留院工作的同学黄雪芳、李恩惠)一起到内地大庾去工作。于是三个年轻的护士通过了日本人的封锁线,几经波折,行程超过 530 公里,到了内地江西大庾市。(1957 年大庾市改名为大余市)

1941 年 1 月初,孙怀典她们三人到达了江西大庾卫生院。孙怀典承担了门诊外科护理,保管器械,化验室化验及接生等工作,有时还会帮助手术室的工作。由于当时大庾不是前方,所以孙怀典要求介绍人徐芳津医生(他是在大庾国军十四重伤医院做医官,是表妹洪奇怀的朋友,卫生院的工作就是他介绍的)重新介绍到前方去工作,孙怀典坚定地说:我们的目的是要到前线去参加抗日工作。所以他没法推辞,在1941年4月初,介绍了孙怀典、黄雪芳两人到长沙的中国红十字会救护总队第九大队第四中队(当时,李恩惠没有同行)。

距离江西大庾卫生院540多公里外的湖南长沙正是中日双方激战的前线。第一次长沙保卫战(1939年9月14日—10月15日)结束后,中日双方正在长沙附近坚守各自的阵地,紧张的对峙中长沙得到暂时的平静,前线备战的气氛依然紧张,更激烈的战斗或将随时发生。孙怀典期待到抗战的前线去工作,因此她跋山涉水奔赴前往长沙的前线医院。

1941年4月初在长沙,孙怀典、黄雪芳两人来到了中国红十字会救护总队第九大队第四中队,见到了当时第四中队的中队长林竞成。林竞成,同济大学医学院1933年的毕业生。从1938年3月加入中国红十字会救护总队以后,被总队长林可胜任命为49医防队队长,从1939年调至湖南衡阳后方医院开始,至1941年的三年中,林竞成医生在为前后方军伤病人、民众的救治及控制斑疹伤寒和回归热的流行中,成绩卓越,挽救了一些人的生命,此时已被任命为第二大队副大队长。他热情地欢迎孙怀典两人来到第四中队,加入缺少医护人员的前线医疗队。

抗日战争这时进入了艰苦的相持阶段,在湖南第九战区的多处防线上,不断有激烈的战斗在发生,红十字救护总队光是在湘南战区已经派遣了十几支前线医疗队。领导着红十字救护总队的总队长林可胜,在国际医学界享有盛名,在他的积极奔走下,美国医药援华会等各界积极支持中国的抗战,许多海内外华人捐物捐款,使中国的红十字会救护总队获得了大量的救护物资。但是医疗队缺少医生和护士,在此情势下,孙怀典、黄雪芳被派至湖南前线,孙怀典被派到了靠近最前线的益阳,在资江对面的过鹿坪,那里驻扎着红十字会救护总队第643小队。孙怀典担任了医务队的护士。不久,总队长林可胜在民国三十年(1941)七月四日签发了任用书:兹派该员为本总队第六四三医务队护士。此致孙怀典同志。附岩字第三八八一号通知单壹纸。

孙怀典的工作是配合 99 军 197 师野战医院的工作。643 医务队队长是赵坚白医生,队中还有助理护士吴轻云、何其武、傅畅和,环境卫生刘裕需、刘逸千等。当时赵坚白医生的妻子在益阳县城,所以赵时常会到县城去,很少在队里工作。孙怀典到达那里之后,赵坚白很信任她,要求孙怀典将病室的工作担负起来。

几个月之后,643 小队全队调到了益阳县城 99 军军医处去工作。不久,爆发了长沙第二次保卫战(1941 年 9 月 7 日—10 月 8 日),战斗非常激烈,救护任务十分紧张,孙怀典积极地投入了战地救护工作中。恰巧 99 军军长的妻子产期将到,赵坚白要孙怀典陪军长太太到相距益阳 120 多公里外战事稍微平静的桃花源,等她分娩时给她接生。

战况惨烈,抢救伤病员的工作日以继夜,孙怀典正积极地投入到抗日前线工作中,她并不愿意只为官太太服务。赵坚白就要孙怀典将她负责保管643 小队的一部分器械药品转运到桃花仑,以此名义命令孙怀典到桃花仑去。这是命令,孙怀典虽然不愿意也要服从。在桃花仑为 99 军军长太太接生后,孙怀典在第二次长沙保卫战结束之前回到了益阳县城,重新加入小队进行战地的抢救伤员。不久,赵坚白又派孙怀典到医院去做 99 军军长妻子的产后特别护士(大约十天)。

1941 年 12 月 15 日起,第三次长沙保卫战爆发了,从 1941 年 12 月 15日至 1942 年 1 月 16 日,中国军队在薛岳司令的指挥下,根据长沙周围多河道泽地的地形,周边有岳麓山高地的炮兵支援,用"天炉战法",分兵把守,诱敌深入,又以岳麓山的高地炮火攻击,取得第三次长沙保卫战的胜利。

战争激烈地进行着,抢救伤病员的工作量激增,孙怀典与所在的 643 医疗队的医护人员日以继夜投入了紧张的抢救中。在这个野战医院里,孙怀典亲眼看见了战争的惨烈,日本鬼子的残暴、战争所带来的严酷。在抢救伤员时孙怀典常常会联想到,那两个出走家乡、参军抗日的胞弟,他们就像这些战场上的士兵,不畏牺牲,勇敢杀敌,他们也许在哪一场战斗中受伤了,正痛苦地等待着被医治。孙怀典视这些面前的伤员是自己的兄弟,十分耐心细心地为他们换药,打针,包扎伤口,防止破伤风和细菌的感染;督促他们冲浴换衣,改善环境卫生,预防当前流行的疫情在伤员中的蔓延。99 军伤员中有许多操着粤语的,战斗给他们带来的创伤和巨大的疼痛,常常使他们情绪失控。为了及时安抚伤员的情绪,配合医生对伤病员的抢救,孙怀典硬是在短时间内学会了粤语。她的护理专业经验和基督的仁爱精神,配合医生抢救了前线作战的伤员。

只是,孙怀典对赵坚白队长的人事安排不理解,主观上认为队长在奉迎上司,在这么紧张的激战中调她去为军长太太一人服务,令她反感。孙怀典想,我们走过千山万水到内地做抗日工作,而现在做的是侍服官太太的事,同时她看到野战医院内部乱七八糟,伤病兵吃不饱穿不暖,有些伤病的士兵还得不到合理的治疗,她对赵的工作作风失望,所以在第三次长沙保卫战结束后不久,孙怀典就向赵坚白辞职。赵坚白不准,1942 年 2 月中孙怀典请了三天假,到长沙第四中队部,向中队长林竞成辞职,准备到桂林去工作。林竞成坚决不准,说到哪工作都一样,他就将孙怀典从 643 小队调到中队部。

1942 年 2 月底 湖南长沙孙怀典被调往红十字会救护总队第四中队第912 医疗队。

这应该是在湘雅医院,队长是唐文铭。孙怀典担任的是门诊及病室护士。工作三个月后的 1942 年 5 月,孙怀典被调到另一小队做护士。

孙怀典保留有总队长林可胜在这期间民国卅一年(1942)四月十四日签发的"调任书":"兹调该员为第四中队部护士仰 即 知照此致 孙怀典同志 总队长林可胜。"

同时在民国卅一年(1942)四月六日已签发了救护总队部调派通知"昌字第 332 号":"兹调孙怀典为本总医部第四中队部护士,该员肆级月薪一百一十三元薪,自四月一日起,除分别通知外,合行通知 另支津贴一百四十二元(自第 643 队调来)总队长 林可胜。"

1942 年 5 月,孙怀典被调到李成江队长的医务队任护士。孙怀典在该队工作了三个月。

1942 年 8 月,孙怀典被调到长沙对岸的望城坡另一小队,工作是病室护理,小队器械及药品等保管。

孙怀典自从在 643 小队负责护理工作开始,一直在医疗小队里兼任着器械及药品保管。红十字会救护总队将国际上捐赠的大量抗战医药物资,在图云关总部整理成前线救治伤员的标准救护包。并根据各战区的医疗队情况,配置一定数量的运输车辆,将前线各医疗队所需的药品敷物和救护包与各种外科手术器械、显微镜等派专车送达。又将经过前线医疗队处理过的伤病员及时送到较为后方的各个野战医院。所有前线的医疗小队的药品、器械及医药救护包要安排专人保管。作为每一个医疗队医生助手的护士,在完成护士工作的同时,药品器械的保管是她们的职责。

孙怀典深知此项工作的重要性,一贯仔细负责地做好保管工作。她在多年后,常常对孩子说,抗战的后期,她保管的药品中,有盘尼西林(青霉素)这种重要的特种抗生素,在战场上非常有作用,其价值堪比黄金,所以她都特别仔细的保管和使用。每次调换工作岗位时,所有器械药品的账目都清楚无误,从未出过差错。该队的队长时为刘庭杰,队员有冯国栋(他管药房)、助理护士周子谦等。在这个小队,大家工作都很努力,相处得很好。

1942年年终某一天,第四中队部任护士的孙怀典接到通知,到救护总队第九大队队部报到。此时,刘庭杰任队长的第四中队正驻扎在长沙对岸的望城坡,在该处任职的孙怀典正担任着该队病员护理和中队药品器械保管的工作,感觉在那里工作得很好,她并不知道大队部通知她过江去到大队部的目的。

按照命令,她到达了第九大队队部报到。到达大队部,已升任第九大队队长的林竞成通知孙怀典,要把她调往林竞成兼任五分所主任的湖南东安军政部战时卫生人员培训所第五分所任职。林竞成说,这个培训所第五分队是新成立的单位,是国民党军政部为抗日战争中的国军部队直接培养下级卫生人员的机构。他还说,红十字会救护总队会调去的工作人员非常多,那里的待遇较高。他考虑到孙怀典多年来在不同的红十字会救护小队工作,经常只有她一个女护士,工作很寂寞,因而鼓励她前往女同事多的卫训所工作。孙怀典被说服了,答应调职到卫训所去工作。

孙怀典返回望城坡后,在1942年12月底就向红十字会救护总队提交了辞职申请,并与调往卫训所第五分所任护士长的谢志清一同离开第四中队前往湖南东安。长沙至东安方向的交通复杂,水陆交通纵横交错。抗日战争期间,从长沙经过株洲、湘潭、衡阳,至永州等城市,到达邻近广西省境的东安,全程约有400公里,战时行走这一路是颇耗时的。在东安,孙怀典见到了她的同学李恩惠护士,李恩惠也被调派到第五分所,两位老同学能够在一起工作,让孙怀典十分地快乐。

1943年2月底,孙怀典到达了湖南东安军政部战时卫生人员训练所第五分所本部。

到达时,孙怀典将一份红十字会救护总队第九大队的调职通知单递交后,就被安排了工作。到后的一两天,该所给了孙怀典一张薪水通知单,叫她去领薪水,这次一共补发了自1942年7月至1943年2月孙怀典在中红会救护总队的薪水、连同到达东安卫训所3月份的薪水共二千多元。

孙怀典被分配筹备新开办的附属病房的一切事务,包括做被单、衣服、枕头等。由于第五分所刚刚成立,那时学员还未来,亦无伤病员。做衣物大约十几天后,伤病员来了,病房的护理工作开始了。孙怀典的工作是在这个所的附属病房做护士,还要学习如何教学员(卫训所将要来到的新学员)做护理示教工作。

担任孙怀典附属病房上司的是护士长方元宣,是位男性;指导孙怀典担任卫训所护病示教的是彭文亮副护士主任。

所以孙怀典在第五分所除了在病房做护士外,还要做护病示教。此项护病示教工作每星期做1—3次。示教内容:教学员如何在临床上对伤病员进行护理、如何铺床、抬伤病员、给伤病员洗澡,以及穿隔离衣等。

每批学员要训练两个多月,学员将毕业时,还要到病房来实习,做给示教教员看。每期训练加实习为三个月。

孙怀典做示教的学员有二十几人,都是乙班学员。这些学员是从湖南前线国民党部队调来的看护兵。孙怀典在那里的工作时间较短,不算是正式教官,仅是护病教官助理和病室护士。每次护病示教是按卫训所印制的统一教材里的课程表所分配的内容去执行。甲班学员则是从国民党部队来的医官进入培训所学习的。孙怀典从未在甲班做过示教。

孙怀典初到东安卫训所后,护士主任王某拿来三张履历表,要她填写,还要交三张照片。孙怀典是一个虔诚的基督徒,有一个不能崇拜偶像的信念,所以对于加入国民党之事感到很抵触。王主任告诉孙怀典,在第五分所工作的人都要加入国民党,不加入就不能在此工作。不久,就有一张国民党党证发给了她。党费是由会计直接从工资里扣去的。

每星期一,天未亮大家就要起床,翻过山岭到五分所本部准时去参加升旗礼。孙怀典的住处在附属医院附近,离第五分所本部还有一段距离,因此要提早起床。有时在本部还要做一些义务劳动,如种树活动等。在第五分所本部举行的纪念周活动,内容有宣读党员守则,听取林竟成所长及一些政治教官的政治宣教,内容有总理和领袖语录,还包括一些礼义廉耻的说教。

此外,五分所还经常有同事们的聚餐会,每人自备小菜一样,每逢工作人员结婚时,每人就出一点钱买糖吃。1943 年 6 月,在战时卫生人员培训所第五分所工作期间,孙怀典与相识一年之久的同乡陈烈川先生结婚了,同事们一起高兴地出钱买糖吃。

孙怀典获准了二周的结婚假期,丈夫陈烈川在长沙《国民日报》当编辑,因为当时两个年轻人没有什么钱可以在长沙摆酒席,所以选择去桂林旅行结婚,1943 年 6 月 20 日还在长沙的《国民日报》刊登了半个版面的"结婚启事",结婚启事上的介绍人,一位请的是时任长沙市长梁霖,另一位是《国民日报》社长杜绍文。

东安距长沙近 400 公里,每次汽车往返都很劳累,婚后夫妻分居两地实在不方便;当时,与孙怀典同在东安卫训所的同学李恩惠的肺病越来越严重,孙怀典非常的焦虑,坚持要带她到长沙去治疗。所以孙怀典就以此两个理由再三向林竟成所长请假,获准在 1943 年 8 月离开了东安军政部战时卫生人员培训部第五分所,调回了(长沙)红十字会救护总队第九大队第 912 区医疗队当护士,队长是唐文铭。

孙怀典因在做护病教官助理时工作努力获得好评,当她调离该所时,得到学员大队长曹健的赞扬,并将为她写的纪念册赠送予她。

孙怀典在东安的战时卫生人员训练所第五分所的工作,在经历了半年之后就此结束了。

1943 年 8 月孙怀典回到了湖南长沙,回到中国红十字会第九大队第 912 区医疗队做护士,队长唐文铭。第二年的 1944 年,孙怀典接到一份新的任用书。

"为任用该员为九一二队护士由,中华民国红十字会总会救护总队部任用书 人字第〇二六一 中华民国三十三年二月十五日 兹任用孙怀典为本部第九一二医疗区队护士。兼总队长 胡兰生"

回到长沙不久,孙怀典的同学李恩惠护士因为肺病严重,不治身亡,三个一起从汕头怀揣抗日护理理想的青年女护士,有一位倒在了她的工作岗位上了,这让孙怀典无比地悲伤。

短暂的、没有战争的长沙,婚后平稳的生活让这个新婚家庭充满了希望,夫妻双方在各自的岗位上表现出色,丈夫陈烈川已经在报社升为编辑主任,负责编辑国内、国外及中央社新闻电讯稿件,还负责副刊,撰写社论。一年不到小家庭也添置了不少的生活用品。结婚时,夫妻俩各买了一个时髦的手提包作为纪念品,孙怀典选中了一个红色的波纹形的手提包,她很满意,从今以后,她可以将最重要的各种证书,文件以及照片放入红色手提包内。这个红色的手提包跟随着她,走南闯北,保存着她许多珍贵的照片、文件。

1943年11月底,日寇为了夺取中国南方的粮仓,对地处沅江以北的常德市展开了进攻,守城国军在余程万师长的亲率下,孤军苦守16天,8 000名国军战士最后只剩下83人冲出被包围的城市。余程万师长带领残部与前来增援的兄弟部队,对日军形成了反包围,迫使守城日军为避免全军被歼,仓皇丢下大量辎重武器,逃离常德。

常德会战最最惨烈的时刻,11月23日在开罗正在召开中英美三国首脑会议。蒋介石、丘吉尔、罗斯福三人坐在一起,商讨着反攻日本的战略及战后国际局势的安排,制定盟军反攻缅甸的战略及援华方案,开罗会议要求日本无条件投降,归还一切侵占的土地。此次三国首脑会议第一次确认了中国成为世界四强的国际地位。而常德会战中国战士的英烈行动震撼了整个世界,让世界看到了在欧战之外,远东的中国战场上,中国军队独自抗击日本侵略者所付出的壮烈牺牲,使同盟国认识到联合打击法西斯侵略者的战略意义。

常德会战的胜利鼓励了坚守在各作战前线的中国战士,鼓励了救护总队的白衣战士们。为了面临日寇更加疯狂的军事行动,红十字会救护总队在各个战区的医疗大队按照总队的饬命,进行了人员和物资的布置。有的医疗小队解散了,有的医疗小队的工作被重新安排,有的医疗小队承担了卫生列车上的伤病医护工作,一些重点城市的医疗分队被加强被充满;为前线医疗队作物资储备的仓库进行了战前调拨,运输队的各种汽车正在作战前的检修保养。

中国红十字救护总队第九大队是驻守在九战区湖南的医疗救护大队，大队长林竞成将湘南地区数个中队和他们的各个医疗队，分散到湘南各个陆军部队的周围，各个医疗队大都是住宿在当地简陋的民宅，在搭着简单的帐篷下坚守岗位，在各个他们熟知的道路隘口，等待着作战时从战场撤下来的受伤官兵，为他们检查，敷药，为他们打针，治伤；安排调度红十字总会的救护车辆转移受伤的官兵到对应的陆军医院。平时，积极地做好对各种传染病的防治和环境卫生工作，同时对疏散到来的难民同胞配合当地的政府，施行救治和援助。

遭受局部军事挫折的日寇，此时变得更加的疯狂，常德会战后不久，日本大本营制定了更大规模的为打通南北国际通道的"一号作战计划"，调动了包括从关东军南下的 36 万兵力，大量使用装甲部队，依托铁路、公路、水路的机动优势，将分散的日军主力集中到一个战区，实现局部以多打少，打击正面的中国军队，展开了对湘北全线的进攻。

1944 年 5 月底(1944 年 5 月 27 日)日寇开始了"一号作战计划"的实施，第四次进攻长沙的战斗开始了，一下子长沙及周围的战火四起。此次日寇一改前 3 次长沙会战的正面进攻策略，改为分三路围攻，分别从东路，中路和西路多点进攻，利用了中国守军的指挥失误，夺取了岳麓山，摧毁了国军的重炮阵地，轻易地占领了长沙。紧接着又对衡阳展开了大规模的军事行动。这是中国第 9 战区部队在长达 3 个多月的时间内抵抗日本侵略军最为顽强的一次城市攻防线。一场被称为"长衡战役"的战斗造成了敌我双方最为惨重的伤亡。

为了逃避战火，人们竞相撤离战火将至的城市，1944 年 5 月中旬，从第四次长沙会战开始，孙怀典不得不与丈夫陈烈川分开，两人分别随同各自的工作单位仓促撤出长沙。在《国民日报》工作将近三年的陈烈川跟随报社撤退至衡阳后，孙怀典工作的中国红十字会救护总队第九大队第 912 区医疗队救护车也在最后一刻撤退至衡阳。其间，夫妻俩尚能保持不间断的联系。那时孙怀典分娩在即，偕其胞弟孙辅典随医疗队撤退。不料长沙没能守住，衡阳保卫战也随即开打(6 月 18 日长沙失陷后，日寇在 6 月 19 日即展开了对衡阳的战斗)，衡阳告急！孙怀典所在医疗队继续撤退至东安，孙怀典到达东安在那里候产。

衡阳告急之日,陈烈川担心待产妻子的安全,擅自脱离了撤退中的《国民日报》,来到东安妻子工作的红十字会救护总队医疗队与妻子会合,顿时他失去了工作,只能依靠积蓄和妻子的工资生活。孙怀典在逃亡的途中,在东安平安地产下了一个男婴,取名陈楚生。

　　守卫衡阳的第十军在军长方先觉的带领下坚守衡阳47天,其城市防守战之残酷堪比斯大林格勒战役,终因弹尽粮绝而失守。长衡保卫战失败之后,湘桂线上演变成中国军队的大溃败。逃离城市的难民、军人沿着湘桂线的铁路,公路线慌忙择路而逃。衡阳失守,东安告急!

　　东安告急时,孙怀典在敌人的炮火隆隆声中随她工作的第九大队第912区医疗队继续撤退,在缺少食物的一路上,母亲的奶水较少,可怜那初生的婴儿因奶水不足而骨瘦如柴,孩子很乖且安静,幸好母亲身旁好多红十字会的战友,待母亲亲如姐妹,对婴儿更是关爱有加,孩子才得以平安。

　　从1944年湖南的常德会战开始,中国军队在与实力悬殊的日寇进行的湖南多场战役中,依靠中华民族战士的浴血奋战,经受了战火的煎熬,死死的以"一寸山河一寸血"的搏杀代价,以众多将士的鲜血与生命以及许多城市变成一片废墟的惨烈代价,阻止了日寇妄想迅速打通中国内陆通道、抽调军力去东南亚战场的战略意图,牵制与阻击了日军对四川屏障的进攻,保护了我国大后方陪都重庆的安全。与此同时,中国军队与同盟国军队建立联合指挥部,组建了中国缅西远征军,突入境外解围英国军队,打击日本侵略军,配合美军在太平洋战场上的战略反攻,保护美国空军在湘桂机场的安全,继续成为中国抗日战场上打击日寇,空袭日本本地的重要前沿阵地;中国军人的热血和牺牲,可歌可泣!中国人民在这场反法西斯的东方战场上作出了重要的贡献。

　　此时此刻,湘桂黔线上的广大地区,成了中国人民抵抗日本侵略者最惨烈的关键战场。

　　驻守在九战区湖南的第九大队医疗救护大队,在长衡保卫战失利之后面对疯狂的日军进攻,林竞成大队长制定了兵分二路的撤退计划,一队向湘西撤退,一队向桂林撤退。二支队伍在渡越湘江前往零陵(现名永州)时相遇了,第九大队的五辆救护车和百多辆辆汽车被阻挡在湘江之滨,当时江水大涨,两条渡船每次只能运载三辆汽车和部分民众过江,排队渡江的车辆和难民争相渡河,天上时有敌机来轰炸,场景真的十分危险和紧张。

活动在湘西洞庭湖以南、湘黔铁路线沿线的一路队伍是第九大队第12中队、第93中队按大队长林竞成的指挥继续向湘西撤退,配合长沙外围的国军野战部队在这片湖泽水网的游击区担任战地救护和难胞的救治等工作。

当第九大队各分队沿着湘桂线撤至桂林后,已攻陷衡阳的日军虽然遭遇到中国军队的层层阻击(特别是遭遇到军长王泽濬的第44军的层层抵抗),仍然利用其夺得的湘桂铁路线,公路线的机动优势,将战火延展向湘桂黔线。林竞成大队长在队伍退集至桂林时,原打算沿着桂穗公路向湘西的"芷江"移动,那是一条比较直接的路线,可惜因桂穗公路的路基太坏,且无船可渡,沿途经常还有土匪的抢掠,加之第九大队及属下多支医疗队人员加上眷属和婴幼儿童上百号人。大队长只能临时变更计划,调头往南沿着湘桂线,转西北沿着黔桂线,绕着柳州、宜山、独山,走了一个半环形的大圈,最终沿湘黔线转往湘西;九大队大队部将指挥地点移向湘西的晃县与芷江。这一转向整个大队人马将要多走二千多公里的路程。在这一路上,大家目及心伤的正是湘桂黔道路沿线流亡的数百万难胞。他们在沿途医药缺乏,饥渴难忍之下,因疾病而倒毙,令人惨不忍睹。

孙怀典所在的红十字救护总队第九大队912分队,与前线的战斗部队始终坚持同进同退,坚持救护总队的医疗队在前线"最先进入,最迟撤退"的原则,在湘桂黔一路经历了向大西南撤退时的千辛万苦。她丢弃了个人和家庭的大部分财物,紧随912医疗队,依靠团队集体的相互鼓励、互相扶持,每到一个地方,还不忘履行"救死扶伤、博爱恤兵"的救护宗旨,一边撤退,一边工作。

当孙怀典所在的第九大队912分队从桂林撤离到怀远时,陈烈川将他前往宜山寻找工作的决定告诉了孙怀典。宜山县与怀远仅相隔火车一站路。陈烈川安慰妻子说:"宜山我有熟人可以去工作,等你们要离开怀远时告诉我,我就和你们一起撤退。"在宜山,陈烈川担任了宜山县文教科的助理科员。此时的宜山县的抗日热情高涨,到处都有抗日宣传活动。陈烈川被任命为宣传队的队长,工作是写大字标语,画抗日漫画,曾一度到乡下去作抗日宣传,还筹办过一次电影义卖。虽然与妻儿暂时分开,思念之情难忍,但是这些抗日的宣传活动让脱离了报社的陈烈川感受到生活的充实。为生活计,在逃亡湘桂线上,陈烈川于柳州,宜山领过两次"西南文化人救济金"。

宜山县文教科的工作,直至柳州告急,宣传队奉命临时解散。此时的宜山县府已陷入混乱的状态中,在隐闻炮声中,陈烈川逃出了宜山,沿桂黔铁路步行着向西北方向撤退。桂黔线沿途之路坡陡路碎,1944年11月初的深秋时节,寒霜降临,往北走地势渐陡,天气越来越糟糕,脚着胶鞋的陈烈川沿途受饥受饿,风吹雨淋,非常的痛苦。然而追赶妻儿的信念,一直强烈的支持着他,给予他前进的动力。在行走的半个月中,他独自一人随着难民们,走过了怀远、河池、南丹,一路追赶,从广西追到了贵州省界,在独山追上了孙怀典所在的912医疗队的队伍……

孙怀典和孩子及家人随着撤退的红十字会救护总队第912医疗队,在经过了长达5个多月的撤退后,从长沙、衡阳、东安、桂林、柳州、宜山、怀远,经广西河池、南丹,到达了贵州界内的独山。那已经是1944年的10月下旬了。1944年11月上半月,桂境战事激烈,桂林、柳州相继失陷,敌人继续向河池、南丹进犯。为适应战局之进退,医疗队受令于黔桂线工作。第九大队部仍按照原来的计划,前进至湘西的晃县、芷江,准备在那里设立第九大队大队部,执行第九战区各条战线上的医疗督导工作。撤退中的第九大队医疗队第911、912医疗区队(孙怀典所在区队)等所有医疗区队,继续担任着黔桂、湘黔两线的战地救护及难胞救济,或在卫生列车上作黔桂线伤运途中的救护(第941、942医疗区队)。林竟成大队长还集中安排汽车5辆来往独山、马场坪以至贵阳间,担任卫生材料之疏运附带输送难胞及伤兵。

从桂林开始,第九大队各医疗队超过了二千多公里的大撤退,经数月,完成了极其艰苦的战地救援及难胞救济。当敌人的炮声在贵州的独山城响起时,从独山撤退出来的第911、912医疗队已接到撤退往接近湘西的镇远、玉屏的命令,第951、952医疗队则将撤退回到湘西的晃县。这时的独山成了抗日战场上日寇向中国西南地区攻击的最后一站。

1944年9月初,当日寇步步紧逼进犯桂林、柳州时,最前方的战事已经转入桂境。

红十字会救护总队饬令桂境的救护总队第四大队集中于桂南待命；随着战事推向桂境深处，第四大队的第41医疗中队、第42医疗中队、第43医疗中队受饬令推进至宜山、河池（金城江）、六寨、墨冲。发生"黔南事变"时，红十字救护总队第四大队已经在马场坪设立了指挥处，督导黔桂线上第四大队各医疗队的战地救护工作，接替千里转战而来的红十字救护总队第九大队的兄弟医疗队，让大家得以整休待命。

1944年12月上旬中国军队在贵州实行了反攻，光复了独山、南丹，并攻抵河池。随着中国军队光复独山等失地的推进，第九大队的各医疗队在黔桂线上作机动部署的第911、912等医疗队停止了向湘西方向的撤退，待在马场坪整休待命。

第九大队在大队长林竟成的督导下，在黔桂线当此一退一进之间各医疗队未离岗位一步，自始至终，虽损失惨重，但精神一贯。终于第911、912等医疗队，完成了在马场坪的待命，接受往贵阳方向撤退的饬命，到达了中国红十字会救护总队的大本营——图云关。

这支从建队伊始，按饬令在湘属各地执行战地医疗命令，随军进退的第九大队四中队第912医疗队已经完成了远离总部在广阔的战场上救死扶伤的史命，回归到了总部大院，接受了"暂配在难民医院工作"的任务，时间已到了1944年的12月份。

随队来到贵阳的孙怀典，向图云关红十字会救护总队叙职报到，并带着孩子住到那里的集体宿舍中。

可没多久，因为战火逼近，图云关救护总队及其卫训所等单位已在疏散人员，一些带着小孩和家眷的工作人员纷纷向遵义或重庆方向撤退。陈烈川在贵阳住进了贵阳西南文化人招待所并领取了第三次"西南文化人救济金"。恰逢其时有北上重庆的西南文化人专车到达，陈烈川一路上经历了被动局面的困扰，受到战火军情的逼迫，他下决心要趁此机会撤退至陪都重庆，彻底摆脱被动。紧急情况下，他说服了妻子带上家人北上重庆，孙怀典遂向红十字会救护总队提出了辞职，跟随丈夫，携子带着弟弟四人挤上了北上重庆的西南文化人专车，向着陪都重庆出发了。到达重庆时，已经是1945年的元旦了。

抗日战争时期的孙怀典,一名白衣战士的热血和艰难的悲壮史,就此画上了句号。孙怀典默默地向她的上司,她的伙伴们道别了。再见,中国红十字会救护总队第九大队的大队长林竟成! 再见,第九大队第 912 医疗队的队长唐文铭! 再见,第 643 医疗队曾经共事的伙伴们,再见,生死与共一起工作并经历了六个多月湘黔桂沿线边工作边撤退的第 912 医疗队的队友们!

孙怀典之子陈渝生 2023 年 7 月 5 日完成于上海

感谢汕头市第二医院朱文平医生提供的经他翻译的资料,其中有关汕头福音医院的抗战时期资料来自时任院长贺尔德(Hereld. R. Worth)撰写的医院工作报告,该报告由山东大学历史文化学院的胡立清教授辗转从英国大不列颠博物馆和伦敦大学亚非学院获得。朱文平医生提供包括《汕头卫生志》《汕头市第二人民医院院志》(1563—2013)等书籍的资料也是十分珍贵。

感谢朱联贵、刘天一兄弟和"后裔群"主席杨永楦提供众多的红十字会救护总队的珍贵资料,让我从孙怀典母亲参加红十字会救护总队以及参加卫训所第五分所的工作中,整理出一条从 1941 年 4 月至 1944 年 12 月的时间轴线,在跨越三年半的时间中,中国红十字救护总队第九大队其中一个医疗队(第 912 医疗队)在湘桂黔的粗略史实。

书写本文的过程,让我从各种抗战时的资料中体会到中国那段受侵略被欺凌的时代悲剧,那三千万同胞的牺牲和一寸山河一寸血的悲壮!
勿忘国耻! 中国一定要强大!

附录:

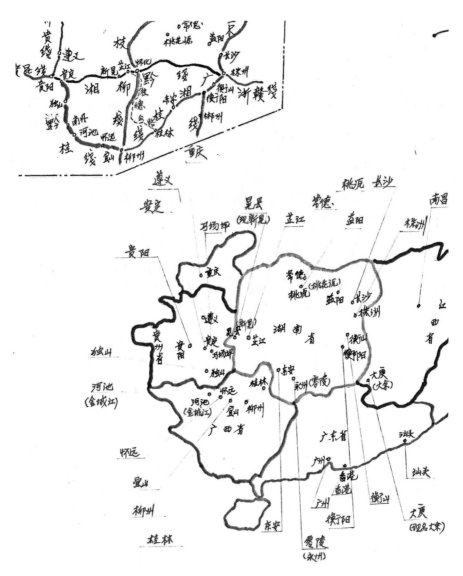

图1　中国红十字会救护总队第九大队-第 643 医疗队/第 912 医疗队
　　护士孙怀典(1941.4—1944.12)工作地点、湘桂黔撤退示意图

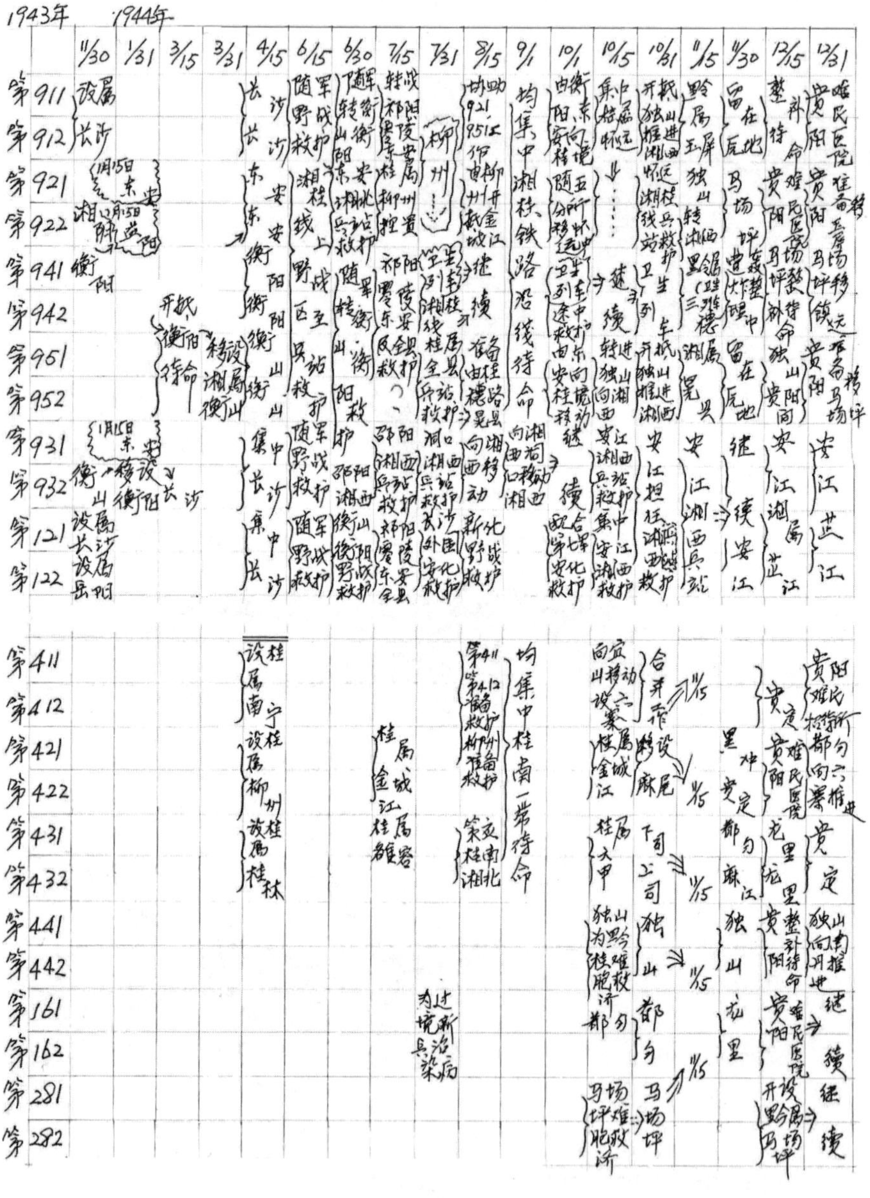

图 2　中国红十字会救护总队第九大队行动示意及
中国红十字会救护总队第四大队行动示意

＊摘录自《战地红十字——中国红十字救护总队抗战实录》，《救护通讯》摘要第一期—第二
十九期，第 339—411 页

"输入泰西医学之一大关键"

——赵元益及其江南制造局翻译馆的译书事业

裘陈江

近代上海作为最早的开放口岸之一,是西方器物和思想引入中国的桥头堡。尤其在晚清庚申和甲午两次大败之后,时人称:"天津之约成而西籍内输,马关之和定而东文中渐。"①格致新学大量输入国内,西方医学也作为新学之一被引入中国,以江南制造局翻译馆赵元益为代表的一批旧学根基深厚、精熟中医医理的知识分子参与其中,为中西医学的会通构架桥梁,居功至伟。

不同文明交流的初期,互通互译必是最重要的沟通方式。即使到了民国时期,如 1925 年 8 月 15 日,时任教育总长的章士钊在《创办国立编译馆呈文》追溯晚近以来的译书历史,依然推崇江南制造局翻译馆的译介工作,"昔徐建寅、华蘅芳、李善兰、徐寿、赵元益、汪衡辈,所译质力天算诸书,扬徐李之宗风,贯中西之学脉,字斟句酌,文义俱精;由今视之,恍若典册高文,攀跻不及"②。其中医学领域,虽有合信等传教士 19 世纪 50 年代在广州翻译《全体新论》等西方医药书籍,但稍后江南制造局翻译馆的译者中,赵元益无疑是最重要的人物,正如其弟子丁福保评价乃师的翻译工作"为输入泰西医学之一大关键,至今学者犹宗师而俎豆之"③。而陈邦贤《中国医学史》也称

---

① 雷缙编:《中外策问大观》学术卷二《刘邦骥答卷》,1903 年,转引自孙青:《晚清之"西政"东渐及本土回应》,上海书店出版社 2009 年版,第 105 页。

② 章含之、白吉庵主编:《章士钊全集》第五卷,文汇出版社 2000 年版,第 147 页。

③ 丁福保:《历代名医列传》序,上海文明书局清宣统元年(1909)版,第 3 页。

赵译使得"西洋的医学的输入,有一日千里之势"①。

家世生平

赵元益(字静涵),生于清道光二十年六月二十八日(1840 年 7 月 26
日),卒于光绪壬寅十一月二十五日(1902 年 12 月 24 日),江苏新阳信义镇
(今昆山正仪)人。② 据江阴金武祥为赵氏家传集《新阳赵氏清芬录》所撰序
言可知,赵氏为吴地名家,"敦善隆礼,比五世不陨厥声"③。其先世自杭州
移居上海,后又迁往昆山,最后定居新阳信义镇。

始迁至新阳信义的是赵元益高祖赵昶(1716—1795),字东嘉,号二知。
起初受父田产五十亩,与同母兄弟二人均以孝悌出名,后一同迁居信义。赵
氏以店业营生,力行节俭,中年后渐渐富裕,成为当地著姓。殷实之后,赵昶
在地方文教和慈善两方面出力尤多。据家传记载,其"雅慕范文正遗风,有
创建义庄之志","遇贫族婚丧事,即出资襄助;有清明无力祭扫、岁暮不能举
火者,酌给钱米。至里邻亲串间有实贫之户,无不暗为赒恤"④。赵昶少时
好学,因早孤而辍学,但仍考究宋儒性理之学,至老弥笃,其乐善好施,也源
自修齐治平之说。尝语人曰:"为善最乐,而为善必先读书。"⑤ 亲族子弟中,
凡见有失学者购书籍,具脩膳,延师督课。到了光绪年间曾玄孙辈(即赵之
骧、赵元益两辈)时,仍仰承其遗志,增置义田,足见门风传世。而赵昶也得
以江苏巡抚表彰,建庄立祠,春秋致祭。⑥ 曾祖赵青来(1755—1818),字宸
望,号朕庞,赵昶次子。乾隆丙申年(1776),入新阳县学,为附贡生,此后累
试不第,因父年高,兄长病殁,家务繁冗而放弃举业。其师事同乡翁仁发(号
澹园)、魏思陔(名模)两位先生,博综经史,务为根柢之学。其中,翁仁发在
乾隆七年 62 岁时由刘墉拔置第一,士林钦佩。翁氏攻儒外,兼工医理。⑦

---

① 陈邦贤:《中国医学史》,商务印书馆民国二十六年(1937)版,第 192 页。
② 马一平《中国译林先驱和名医赵元益》等文均已提及,可参见《中华医史杂志》2016 年第
1 期。
③ 〔清〕金武祥:《新阳赵氏清芬录》序,见赵诒琛、赵诒翼等纂修:《新阳赵氏清芬录》,丁巳
(1917)义庄重刻本,第 1 页。
④⑤ 赵诒翼:《五世祖考二知公述略》,《新阳赵氏清芬录》卷一,第 9 页。
⑥ 参见赵诒翼:《五世祖考二知公述略》,第 9—10 页。
⑦ 参见马一平主编:《昆山历代医家录》,中医古籍出版社 1997 年版,第 92 页。

赵氏孝悌,长兄病故后,抚养寡嫂孤侄。晚年儿孙林立,于舍旁增拓三楹,额曰"高斋",购书万卷,延名师设教。赵青来品谊纯粹,专务实行,不求名誉,在当地颇具清誉。①

先后两代购书劝学的家学氛围,至祖父赵文彬,于嘉庆癸酉年(1813)中举人。赵文彬(1780—1837),原名安止,嘉庆甲戌会试时改为文彬,字汇珠,号兰溪,又号觉松。幼聪颖,读书数行俱下,从同里魏思陔、徐西亭两先生游,二人曾是昆新当地"星溪诗社"的后起之秀。②故"经史子集靡不毕览,于《选》理尤精熟"③。道光丙戌(1826),以举人身份获大挑二等,担任徐州丰县教谕。任职期间,于当地文教贡献甚多,其主张"黉舍之兴废,系文风之盛衰,转移文风,学官责也"④,提倡捐俸禄修缮学宫,而对"无力从师者,不取修贽,朝夕督课,谆谆以敦品立学为训,培植士类,造就良多"⑤。因病离职之时,当地数百人送归,泣哭惋惜不已。新阳当地,赵文彬与其师魏思陔并称有清以来品学最著之二人。去世后留下著作十数种,经兵燹散佚,仍留有《文集》二卷、《赋》一卷、《诗稿》三卷等。可见,赵文彬是新阳赵氏文名鹊起的关键人物。⑥

父赵之骧(1804—1847),文彬次子⑦,原名鸾书,字穆仲,号云卿。家传称,其资性过人,伟躯干,寡言笑,年十八中秀才,道光己丑(1829)补廪膳生,甲午(1834)中举人,第二年会试时本已选中,后因名额超出而被裁去,主考潘世恩(潘祖荫祖父)大为惋惜,命将其试卷抄录示众,以彰其名,同时延请其担任家塾教师。赵之骧会试失利后,仍被挑取担任誊录,留京供差,为来年会试准备,不幸母亲病故南归奔丧。到甲辰年(1844)会试,虽被推荐,惜未中进士,获大挑一等,担任东河河工即用知县,在任颇受上司器重。丙午(1846)冬回籍扫墓,第二年丁未正月到省城苏州准备再次参加会试,因湿阻气虚而止,至十月初三日竟以脚气冲心去世,年仅四十四岁。未展长才,时

---

① 参见赵诒翼:《高祖考胒庑公述略》,《新阳赵氏清芬录》卷一,第13—14页。
② 参见连德英等修、李传元等纂:《昆新两县续补合志》卷二十三《杂记》,民国十二年(1923年)刻本,第6页。
③ 赵诒翼:《曾大父觉松公述略》,《新阳赵氏清芬录》卷一,第16页。
④⑤ 同上书,第17页。
⑥ 参见赵诒翼:《曾大父觉松公述略》,第16—18页。
⑦ 到了这一辈,赵氏人才迭出,之骧兄弟四人有赵家"四马"之称,参见赵诒翼:《从叔祖均卿公述略》,《新阳赵氏清芬录》卷一,第36页。

论惜之。赵之骥先后娶过两位夫人，赵元益为继配夫人华氏所生。①

影响赵元益一生的发展轨迹，则不得不提到其外祖金匮荡口华氏家族的情况。华氏是无锡当地望族，人丁兴旺且家道富庶，尤重文教，"藏书甚富"②。赵之骥英年早逝，赵元益年方八岁。从赵之骥后期经历来看，可知父子相聚时间极为短暂。而赵元益的出生情况，在其表弟华世芳（1854—1905，字若溪）所撰的《表兄赵静涵小传》记载甚详："信义距余家荡口仅一日程，余姑时归宁而痁忽作，以是兄即娩于余家……时东河君方会试不第留京师，旋大挑一等以知县分发东河，故余姑恒依余王父母以居，而兄朝夕侍侧，得余王父母欢。"③可见，赵元益出生于华家，此后也成长在华家。父去世后，赵元益随母回到外祖父家，并跟从老师读书学习。据华世芳称："余王父母暨余父母以兄之早失怙也，爱之尤挚，故教之益勤。"④华世芳提到的祖父即赵元益的外祖华沛恩，父亲即赵氏舅父华翼纶。同时，母亲也谆谆教导赵元益以读书为业，到二十岁（应是 1859 年）便考中秀才，从此益发奋力学。赵元益成长过程中，家学熏陶极为关键。外祖父华沛恩，号味莼，又号琴樵，为贡生，精通医术，家藏"灵素以来医书百十种"，并亲手校录，赵氏自幼便习见外祖父疗治病人。鉴于母亲染病，辛酉年（1861）为庸医所误而卒，赵元益"乃发箧治医方，尤笃信张仲景之法，为人治疾有奇效，名噪一时，远近争求之"⑤。赵氏医术可以说得外祖父真传，且医德高尚，"能活人而不索贿"⑥。而舅父华翼纶（字赞卿，号篆秋）的影响，则更为直接。华翼纶生于嘉庆丙子年正月二十七日（1816 年 2 月 24 日），道光甲辰（1844）恩科顺天乡试举人。⑦担任过江西永新知县，当太平军进攻苏南时，组织乡里团练有效保卫荡口镇，而获朝廷奖赏。华氏文学书画造诣颇深，"私淑归有光、方苞、刘大櫆、姚鼐诸人，独好其文，复与侯桢、秦缃业等以古文相切摩，其为文原本诸子，折衷宋儒，理奥以精，文闳以肆"，留下《荔雨轩文集》等著作；其"为文及

---

① 参见赵诒翼：《先伯祖云卿公述略》，《新阳赵氏清芬录》卷一，第 24—25 页。

② 叶昌炽著，王立民校点：《缘督庐日记》第一册，丙戌正月三日（1886 年 2 月 6 日），江标（字建霞）之语，江标与赵元益同是华氏外甥，吉林文史出版社 2011 年版，第 468 页。

③④⑤ 〔清〕华世芳：《表兄赵静涵小传》，《新阳赵氏清芬录》卷二，第 12 页。

⑥ 〔清〕王德森：《赵静涵先生别传》，《新阳赵氏清芬录》卷二，第 19 页。

⑦ 参见顾廷龙主编：《清代硃卷集成》99《华翼纶》，成文出版社 1992 年版，第 199—208 页。

诗画皆磊落有奇气,尤工画山水,气韵雄放,直入元人之室"。① 赵元益成家后搬离华府,舅父华翼纶有诗送之,依依难舍、情真意挚,足显同居四十载甥舅之情②,亦见华氏对于赵元益人格、学术的造就。

前面提及华翼纶曾参与清军与太平军在苏南的战事,值得注意者,战乱对于江南及其上海,对于荡口华氏和赵元益本人都产生了巨大影响。太平天国运动使得传统时代江南的中心城市(苏杭)衰落,而上海因缘际会快速崛起,大踏步走向近代化国际性的大都市。长达十多年的太平天国运动中,大量难民避入上海租界,江浙两省绅商士庶丛集沪城,人才和资本向上海集聚,也带来了深刻的社会变迁。③ 这一过程中,华翼纶虽一度率领团练使荡口镇未被攻破,但战乱爆发不久,赵元益实际已随华氏移居上海,只不时往来上海荡口之间。此间,苏南旧家的藏书大量散出市上,赵氏不惜典当财物购置大量珍籍,留心校读整理,为其后来父子两代(与长子赵诒琛)成为藏书名家奠定基础。④ 太平天国被平定后,与此前遭遇的庚申之变,对当时中国社会的冲击、震撼,可谓前所未有。当时几乎"无人不为自强之言",其直接目的便如曾国藩所言"师夷智以造船制炮"。同治四年(1865)成立的江南制造局,即意在学习洋人"机巧之器","以成中国之长技"⑤。至同治七年,李鸿章会同曾国藩奏陈江南制造局情形时,特别提道:"另立学堂以习翻译,盖翻译一事,系制造之根本……本年局中委员于翻译甚为究心,先后订请英国伟烈亚力、美国傅兰雅⑥、玛高温三名,专择有裨制造之书,详细翻出,现已译成……"⑦不仅学习器物,还要懂得其中制造原理。随着洋务运动的开展,学习西方的内容步步深入,这也是赵元益进入江南制造局翻译馆的前史。

---

① 刘声木撰,徐天祥校点:《桐城文学渊源撰述考》,黄山书社1989年版,第87页。
② 参见〔清〕华翼纶:《寄怀赵静涵甥》,《新阳赵氏清芬录》卷二,第34页。
③ 参见周武:《边缘缔造中心——历史视域中的上海与江南》,上海人民出版社、上海书店出版社2019年版,第216—218页。
④ 参见〔清〕缪朝荃:《诰授奉政大夫同知衔候选知县光禄戊子举人赵君静涵暨配孙宜人合葬墓志铭》,《新阳赵氏清芬录》卷二,第21—22页。赵元益父子藏书详情可参见江庆柏:《昆山赵氏图书馆——一个家族图书馆的分析》,《中国典籍与文化》1997年第4期;朱琴:《赵诒琛藏书、刻书略述》,《山东图书馆学刊》2010年第5期;等等。
⑤ 〔清〕魏允恭编:《江南制造局记》卷二《建置表》,载沈云龙主编:《近代中国史料丛刊》第四十一辑,文海出版社1973年版,第197页。此丛刊本据清光绪三十一年(1905)刻本影印。
⑥ 傅兰雅实为英国人。
⑦ 〔清〕魏允恭编:《江南制造局记》卷二《建置表》,第207页。

由上述赵元益的家世及其遭遇的近代变局可以看出，新阳赵氏和金匮华氏均为江南一带素负名望、引领风气的书香门第，正如金武祥为《新阳赵氏清芬录》序言所提及："观其（新阳赵氏）孝友节义，足为人范，睦姻任卹，积厚流光，而乐志典坟，究心根柢之学，著书满家，尤好辑刊古籍及有用之书，即近时风气大开，静涵先生随使出洋，又久在沪译书，与西儒相讨论，而其宗旨又确守正学，不惑歧趋，不磷不缁，兀为中流砥柱。"①金氏对赵元益的推崇，不仅在其翻译新学，重点仍在其旧学与守正。而开新与守正并举，正与其家世密不可分。

译述新知

赵元益进入江南制造局是在"同治己巳年"（1869）②，也就是翻译馆成立的第二年，由其表兄华蘅芳引荐。赵氏平日兼治算学，因此华氏进入制造局翻译算学著作后，便邀请表弟到局从事校译工作。③

在江南制造局翻译馆的发展历史中④，无锡华蘅芳、华世芳昆仲，徐寿、徐建寅父子，是众所周知的中国翻译家代表。清末时，无锡杨模曾编纂《锡金四哲事实汇存》一书，表彰四人翻译西学的贡献。其中称华蘅芳"承名父之业，壹意掌精理数之学，淡于荣利，布衣翛然，平生受各大吏知遇，币聘争先，未尝一涉宦途，暮年归隐，惟以陶育后进为事，诗文古学，各有专长，而世独尊为畴人专家"⑤。所谓名父指的便是赵元益的舅父华翼纶。华蘅芳自幼长于家境学术悠长的家庭，十四岁时"见插架有程大位《算法统宗》残帙，读而好之，中列飞归等题，世俗所谓难能者，不数日而尽通其法。时故员（指华蘅芳）之父方家京师，因购求《数理精蕴》及《九章算术》等书，命之肄习，由是所学益进。嗣从无锡邹岁贡安邨游，得读秦九韶、李冶、朱世杰诸家之书，

---

① 〔清〕金武祥：《新阳赵氏清芬录》序，第 1 页。
② 〔清〕缪朝荃：《诰授奉政大夫同知衔候选知县光绪戊子举人赵君静涵暨配孙宜人合葬墓志铭》，第 22 页。
③ 参见〔清〕华世芳：《表兄赵静涵小传》，第 13 页。
④ 翻译馆的历史概况，可参见王扬宗：《江南制造局翻译馆史略》，《中国科技史料》1988 年第 3 期。
⑤ 〔清〕杨模：《锡金四哲事实汇存》序言，1910 年，第 1 页。

豁然通天元四元之术,校补术数书九章,凡数百字皆宋景昌校勘记所未详者。咸丰初,西人开墨海书馆于上海,代数、几何、微积、重学、博物之书次第译成。是时西学初入中国,钩辀诘屈,读而能解之者寥寥无几,故员独潜思冥索,洞烛扃钥,能推阐而发明之"①。此后又与徐寿一同讲求博物之学,于声光化电各学互相讨论研习。咸丰十一年(1861),因"研精器数,博涉多通",与徐寿同由曾国藩推荐,入其麾下效力,在安庆期间,与徐寿一起建造了中国第一艘近代轮船"黄鹄号"。太平天国战乱平定后,上海设立江南制造局,华蘅芳直接参与建造工厂、安置机器等事业。翻译馆开馆后,与徐寿分门担任翻译笔述,华氏担任算学、地质一类。在上海先后居住近四十年,译成西书十二种,一百六十卷。还先后在格致书院、两湖书院、竢实学堂等担任教职,承学之士,闻风兴起。其翻译的科学书籍,东南学子,几乎家有其书,于西学东渐可谓功不可没。② 当时,担任主要翻译的傅兰雅《江南制造局翻译西书事略》称:"溯江南制造总局设馆翻译西书之事,起于西历一千八百六十七年冬。成此一举,藉无锡徐、华二君之力为多;盖当时二君在局内为帮办之员,志尚通博,欲明西学。"③而华世芳也在兄长华蘅芳影响下,阅读其秘藏书籍,对算学兴趣浓厚,也加入江南制造局翻译馆,在算学翻译及教学上颇费心力。④ 赵元益则与之类似,由于算学方面的基础,加上表兄弟关系,被华氏引入江南制造局翻译馆,担任笔述工作。

赵元益进入江南制造局前后,该局已进入快速发展时期。上一节提到,同治七年(1868)时已设立翻译馆。⑤ 到光绪元年(1875)十月十九日,时任江苏巡抚李鸿章和两江总督沈葆桢联名所上《上海机器局报销折》,详细汇报了制造局的情形,其中称:"窃自同治初年,臣鸿章孤军入沪,进规苏浙,辄以湘淮纪律参用西洋火器,利赖颇多。念购器甚难,得其用而昧其体,终属

① 〔清〕杨模:《故运同衔升用府候选同知直隶州知州华蘅芳事略》,《锡金四哲事实汇存》,清宣统二年(1910)刻本,第12页。
② 同上书,第14页。
③ [英]傅兰雅(John Fryer):《江南制造局翻译西书事略》,载[美]戴吉礼(Ferdinand Dagenais)主编:《傅兰雅档案》第二卷《在上海江南制造局 1872—1896》,广西师范大学出版社2010年版,第531页。
④ 参见〔清〕杨模:《华若溪同年哀词》,《锡金四哲事实汇存》,第18—19页。
⑤ 傅兰雅回忆,设馆译书的最早构想起于1867年冬,而由傅兰雅专办翻译之事则要到1868年6月中开馆,见《江南制造局翻译西书事略》,第531、535页。

挟持无具。因就军需节省项下筹办机器,选雇员匠,仿造前膛兵枪、开花铜炮之属,上海之有制造局自此始。其地为各国官商荟萃之场,其人皆有炫奇斗巧之智。一名一艺,奔凑争先,孰楛孰良,见闻较捷,取彼之长益我之短,自强之基莫大于是。"这与曾国藩所言"师夷智以造船制炮"正是同一个意思。奏折中还列举了制造局五项大的事业,包括轮船、枪炮、火药子弹等军工事业,已经能够制造机器,也有很多近乎民用的事业,如镕铜、炼铁、印书、印图等业务,同时增建厂房,"经营近十年,而后规模粗具"。奏折特意提到"翻译课士"一事:

> 西法兼博大潜奥之理,苦于语言文字不同,将欲因端竟委、穷流溯源,舍翻书读书无善策,该局陆续访购西书数十种,厚聘西士,选派局员,相与口述笔译,最要为算学、化学、汽机、火药、炮法等编,固属关系制造,即如行船、防海、练军、采煤、开矿之类,亦皆有裨实用。现译出四十余种,刊印二十四种,借是稍窥要领,牗启高明;又挑选生徒数十人,住居广方言馆,资以膏火,中西并课,一抉其秘,一学其学,制造本原殆不出此。[1]

可见短短数年,翻译馆成果显著。翻译馆译书的方式正如《上海机器局报销折》中所言"厚聘西士,选派局员,相与口述笔译",其中担任口述的"西士"开始主要有伟烈亚力、傅兰雅、玛高温三人。据傅兰雅回忆,后来又加入金楷理、林乐知和中国人舒凤等,而担任笔译的中国人屡有更迭。[2] 最主要者,有自建馆始一直在馆的徐寿,同时的赵元益也不同凡响。这种中外合译的模式,是近代早期翻译的常用方式,据傅兰雅记载:

> 馆内译书之法,必将所欲译者,西人先熟览胸中而书理已明,则与华士同译,乃以西书之义,逐句读成华语,华士以笔述之,若有难言处,则与华士斟酌何法可明;若华士有不明处,则讲明之。译后,华士将初稿改正润色,令合于中国文法。有数要书,临刊时华士与西人核对;而平常书多

---

① 顾廷龙、戴逸主编:《李鸿章全集》6《奏议(六)》,安徽教育出版社2008年版,第413页。

② 可参见元青、齐君:《过渡时代的译才:江南制造局翻译馆的中国译员群体探析》,《安徽史学》2016年第2期;齐君:《近代"笔受"译员群体探析——以江南制造局翻译馆为中心的考察》,《历史教学》(下半月刊)2017年第11期;等。

不必对,皆赖华士改正。因华士详慎郢斫,其讹甚少,而文法甚精。①

由此可见,担任中文笔述的译者在翻译中承担了极为重要的职责,尤其是早期这些西方译者,一般均非该学科的专家。②

至于赵元益,傅兰雅称其"原通晓中国方书,因欲探索西医与格致,即改故业而来译书,开馆后三年即进馆,至今译成之医书格致等书不少"③。赵元益入翻译馆后(在馆时间1869—1890、1894—1902年两个阶段),参与笔述、校对的翻译著作达二十余种之多(列举仅是已出刊本),主要参考宣统二年(1910)《江南制造局译书汇刻》丛书④,按照时间顺序如下:

表1　赵元益参与笔述校对的翻译著作表

书　名	撰著/编纂	口　译	笔述	校对	出版年份
化学鉴原	〔英〕韦而司	〔英〕傅兰雅	徐寿	赵元益	1872
汽机必以	〔英〕蒲而捺	〔英〕傅兰雅	徐建寅	赵元益	1872
海塘辑要	〔英〕韦更斯	〔英〕傅兰雅	赵元益	沈善蒸	1873
冶金录	〔美〕阿发满	〔英〕傅兰雅	赵元益	江衡	1873
临阵管见	〔布〕斯拉弗司	〔美〕金楷理	赵元益	孙鸣凤	1873
行军测绘	〔英〕连提	〔英〕傅兰雅	赵元益	沈善蒸	1874
化学鉴原续编	〔英〕蒲陆山	〔英〕傅兰雅	徐寿	赵元益	1875
儒门医学	〔英〕海得兰	〔英〕傅兰雅	赵元益	徐华封	1876
爆药记要	美国水雷局	舒高第	赵元益		1879

---

① 〔英〕傅兰雅:《江南制造局翻译西书事略》,第546页。
② 参见孙青:《晚清之"西政"东渐及本土回应》,第313页。
③ 〔英〕傅兰雅:《江南制造局翻译西书事略》,第536页。傅氏此文写于1880年1月,对于赵元益的进馆时间,与缪朝荃《诰授奉政大夫同知衔候选知县光绪戊子举人赵君静涵暨配孺宜人合葬墓志铭》所记之1869年略有差异。而赵璞珊《赵元益和他的笔述医书》提出,赵元益自1865年起在江南制造局附设译馆翻译西书,时间应有误(实则江南制造局1865年创办,而附设之翻译馆创立于1868年),该文刊登于《中国科技史料》1991年第1期。
④ 该表绘制,同时综合〔清〕魏允恭:《江南制造局记》,上海图书馆编:《江南制造局翻译馆图志》,上海科学技术文献出版社2011年版;王扬宗:《江南制造局翻译书目新考》,《中国科技史料》1995年第2期等相关材料。外国学者已标注国籍。

书 名	撰著/编纂	口 译	笔述	校对	出版年份
光学（附视学诸器图说）	［英］田大里	［美］金楷理	赵元益	沈善蒸	1879
井矿工程	［英］白尔捺	［英］傅兰雅	赵元益		1879
数学理	［英］棣么甘	［英］傅兰雅	赵元益	江衡	1879
西药大成	［英］来拉、海得兰	［英］傅兰雅	赵元益	孙鸣凤	1887
西药大成药品中西名目表	未署撰著者		赵元益		1887
内科理法	［英］虎伯	舒高第	赵元益	孙鸣凤、程仲昌	1889
水师保身法	［法］勒罗阿	［英］伯克雷译，程銮、赵元益重译			1896 前
意大利蚕书	［意］丹吐鲁	［英］傅兰雅、傅绍兰	汪振声	赵元益	1898
物体遇热改易记	［英］瓦特斯	［英］傅兰雅	徐寿	赵元益	1899
法律医学	［英］该惠连、弗里爱	［英］傅兰雅	徐寿、赵元益	赵诒琛	1899
测绘海图全法	［英］华尔敦	［英］傅兰雅	赵元益		1900
保全生命论	［英］古兰肥勒	［英］秀耀春	赵元益	赵诒琛	1901
行军指要	［英］哈密	［美］金楷理	赵元益		1901
农务要书简明目录		［英］傅兰雅	王树善	赵元益	1901
西药大成补编	［英］哈来	［英］傅兰雅	赵元益	赵诒琛	1904
济急法	［英］舍白辣	［英］秀耀春	赵元益	赵诒琛	1905

由上表可知,赵元益直接参与笔述翻译的著作,涉及内容极为广泛,按后世学科分类,大体包括数学、物理、化学、光学、军事、测绘、井矿、农学和医学等,在当时多属自强之学。而综观赵元益的译著,涉及医学的共九种(见表中字体加粗部分)。

江南制造局翻译的这批书籍,对于"学问饥饿"的晚清士子来说,视为"枕中鸿秘"①。梁启超1896年撰写的《读西学书法》,评点当时所能看到的西学书籍时,给予赵元益在江南制造局参与翻译的著作十分正面的评价。对于《数学理》一书,梁氏认为:"说理由浅而深,每门必及代数,颇嫌躐等,于初学不甚相宜。惟天才绝特者,读之或有速效。"②而与医学相关者如《西药大成药名录》,梁氏认为"泰西专门之学,各有专门之字,条理繁多,非久于其业者,不能尽通而无谬误也。何况以中译西,方音淆舛,尤不可凭,毫厘千里,知难免矣。局译……《西药大成药名录》等书,西字、译音,二者并列,最便查检。所定名目,亦切当简易。后有续译者,可踵而行之。"③而另外几种重要的医学书籍,梁启超更是称赞有加:"西人医学,设为特科,选中学生之高才者学焉。中国医生,乃强半以学帖括不成者为之。其技之孰良,无待问矣……译出医书,以《内科理法》《西药大成》为最备,《儒门医学》上卷论养生之理,尤不可不读。"④故对赵元益等人的翻译工作甚为推崇,将之与明末西学东渐的杰出代表徐光启、李之藻相提并论,其在《清代学术概论》中讲"晚清西洋思想之运动"时称:"鸦片战役以后,渐怵于外患。洪杨之役,借外力平内难,益震于西人之船坚炮利。于是上海有制造局之设,附以广方言馆,京师亦设同文馆,又有派学生留美之举,而目的专在养成通译人才,其学生之志量,亦莫或逾此。故数十年中,思想界无丝毫变化。惟制造局中尚译有科学书二三十种,李善兰、华蘅芳、赵仲涵⑤等任笔受。其人皆学有根柢,对于所译之书,责任心与兴味皆极浓重,故其成绩略可比明之徐、李。"⑥赵氏的译著,同样受到医学界的极大关注与高度肯定。1910年,丁福保在其《西

①　梁启超:《清代学术概论》,上海古籍出版社1998年版,第97页。
②　梁启超著,夏晓虹辑:《〈饮冰室合集〉集外文》(下册),北京大学出版社2005年版,第1159页。
③　同上书,第1160页。
④　同上书,第1162页。
⑤　应作赵静涵,即赵元益。
⑥　梁启超:《清代学术概论》,97页。

药实验谈》中,开首便称:"海外药物学之输入中国也,始于道咸间,其说详合信氏之《西药五种》,嗣后有《西药略释》《西药大成》《泰西新本草》《外国药方》等书,相继而出,然数十年来,为中医者大抵不知西药之功用,可以补本草之不足者。"①1916 年 8 月《申报》连载医学博士俞凤宾的文章《医学名词意见书》,评价近代以来国人翻译西方医学的情况,对于赵元益和傅兰雅合译的医书赞赏有加:"吾国人吸收西洋医学智识,自美儒傅兰雅来华始,而首先翻译医学书者,为博通国学兼长医理之赵君元益也。其时,二子译成《儒门医学》《西药大成》等书,风行一世,至今传诵。今之译者,果有赵君元益其人乎?否则必须得旧学、中医具有门径之流,方可事半而功倍。"②像俞凤宾等西医大家看来,赵元益的译书成就得益于旧学和中医的深厚根基,此正可为后世所沿袭。

良医明师

前文提及,赵元益在翻译馆任职时间是 1869—1890、1894—1902 年两个阶段,中断的近四年时间是跟随薛福成远涉重洋出使欧洲。赵元益自幼跟从外祖父学医,又鉴于母亲为庸医所误,故习医为人诊治,声名鹊起。1888 年,赵元益中江南乡试第二十六名举人,其试卷被阅卷官评为"笔力清刚,气息浑厚""入理精深、出笔俊爽"③。次年会试失利后,便应同乡薛福成(赵氏自幼成长于无锡,薛氏为无锡宾雁里人)之招,加入使团,担任医官。

光绪十五年(1889)四月,薛福成奉命出使英国、法国、意大利、比利时四国,但期间兄长薛福辰病故,加之自己身患疟疾等病,推迟了出洋时间。直到十一月中旬到上海后,经良医诊治得愈,故买票定于十二月十四日(1890 年 1 月 4 日)乘坐法国公司"扬子"号轮船出行。然又得其前任使臣来电,当时德国、法国时疫正盛,无奈延缓一月,重新购买船票,乘坐法国"伊拉瓦第"号轮船正式出发,时间已是光绪十六年初。随行人员中,包括薛氏眷属、属官和仆从,多名随员,作为举人身份的赵元益也在其中。该使团中,后来成

---

① 丁福保:《西药实验谈》,《中西医学报》1910 年第 2 期。
② 俞凤宾:《医学名词意见书》(二),《申报》1916 年 8 月 8 日。
③ 《光绪戊子科乡试赵元益朱卷》。

名的外交家甚多,如作为参赞的许珏、黄遵宪,随员还有钱恂、王咏霓,翻译学生有胡惟德等。① 光绪十六年正月十六日(1890 年 2 月 5 日),薛福成在日记中还记录了傅兰雅纂《格致汇编》曾托赵元益向其请序之事,薛氏则直接嘱咐赵氏代拟一稿,再加以修订而转交傅氏。从日记可知,薛氏对赵氏的拟稿十分满意,故全文录入该天日记。从这篇序言可以看出,赵元益与傅兰雅颇为熟悉,在文中对其沟通中西之功特为推崇,称"西士傅兰雅先生,英国之通人也,航海东来二十馀年矣,通晓中华语言文字,于翻译西书之暇,取格致之学之切近而易知者,汇为一编,按季问世。不惮采辑之烦、译述之苦,傅君之用心,可谓勤且挚矣……傅君《汇编》出,而人知格致之实用,庶几探索底蕴,深求其理法之所以然"②。

出使西欧四国期间,通过薛福成日记,可以找到一些赵元益思想或活动的轨迹。首先,光绪十六年十月二十五日(1891 年 2 月 3 日)的日记中,薛福成与赵元益讨论墨子之学。薛氏认为"泰西耶稣之教,其原盖出于墨子,虽体用不无异同,而大旨实最相近",这一观点其实是晚清"西学中源"思想的一个表现。薛氏在于赵元益的讨论中,认为《墨子》一书导西学之先者甚多,且令其摘出数条,如"如第九卷《经说下》篇,光学、重学之所自出也。第十三卷《鲁问》《公输》数篇,机器、船械之学之所自出也。第十五卷《旗帜》一篇,西人举旗灯以达言语之法之所自出也"③。可见二人在诸子学与西学的对应上,所持观点非常接近。一则是晚清以来诸子学兴起的体现;再则近代中西会通的初期,以中学回应西学,诸子学的确占据了重要位置,而在科学领域墨子更是子学中的典型代表。

第二,游历欧洲期间,薛福成观察"西洋各国经理学堂、医院、监狱、街道,无不法良意美,绰有三代以前遗风"④,对医院在内的事务颇为关注,并给予好评。光绪十六年十二月二十日(1891 年 1 月 29 日),薛福成记载德国"柏林医生寇赫,新得疗治痨症之法,系用金锈制成药浆,可杀痨虫,且能不

---

① 参见〔清〕薛福成撰,张玄浩、张英宇标点:《出使英法义比四国日记》,岳麓书社 1985 年版,第 67—68 页。使团参赞随员的详细名单,可参见《英法义比参赞随员翻译名单》,《申报》1889 年 6 月 25 日第 2 版。

② 同上书,第 72 页。

③ 同上书,第 252 页。

④ 同上书,第 272 页。

使此虫复生,各国皆遣医官往习其法"。薛氏还接到同为公使的洪钧来信,称"英德两馆宜各派一医官往学,并当派一德文翻译为之传话,若果得其秘要,行之中国,从此华人患痨症者,均有起死回生之望"。因此认为"其意甚美","派医官赵元益静涵,驰往柏林;派翻译学生王丰镐省三,伴之往。并令详纪路程及所见闻,以资考证"①。寇赫即罗伯特·科赫(1843—1910),德国医生、细菌学家,世界病原细菌学的奠基人和开拓者。② 因为出身医生,科赫的细菌学研究不同于巴斯德始于化学的微生物学研究,而是专注于解决医学上的实际问题,其细致观察事物的才华,使得现代微生物学成为可能,与其同时代的人称之为"天才的工艺学家和细菌学家"。19 世纪 70 年代,科赫开始研究炭疽杆菌,解开炭疽病之谜,在此基础上,很有信心地预言细菌学的研究可以控制传染性疾病。至 1882 年,科赫首次发现结核杆菌,进而研究结核病的诊断和治疗。③ 1910 年去世时,后来成为史学大家的陈垣先生曾撰写传记《古弗先生》(即科赫)表示纪念。文中称科赫于 1890 年"又发明所谓'土培尔克林'者,举世信之若狂,歌颂欢呼之声满市,反对者亦嘻笑而怒骂之。然'土培尔克林'者,乃结核初期诊断所必需之法,不可磨灭"④。这里所说者,应该即是薛福成日记载录之史事,即所谓"柏林医生寇赫,新得疗治痨症之法,系用金锈制成药浆,可杀痨虫,且能不使此虫复生"。据玛格纳《医学史》称,正是在这一年,科赫于第十届柏林医学大会上,"声称找到了一种物质可阻止试管和活体中结核细菌的生长"⑤,暗示已经找到了治疗结核病的办法。但实际上这里的活体是豚鼠而非人体,又因为豚鼠自然状态下并不感染结核细菌,只有用适当的方法接种才可致病。根据在豚鼠上试验的初步结果,大规模的人群试验尚未成熟。然而科赫不留神称其试剂为药物,若对科赫所言的仔细推敲本可避免媒体对科赫所作的治疗前景的一时性评价,但急迫的患者已等不及比照试验,歪曲的报道导致过高的

---

① 参见〔清〕薛福成撰,张玄浩、张英宇标点:《出使英法义比四国日记》,岳麓书社 1985 年版,第 276 页。使团参赞随员的详细名单,可参见《英法义比参赞随员翻译名单》,《申报》1889 年 6 月 25 日第 2 版。

② 参见赵璞珊:《赵元益和他的笔述医书》,《中国科技史料》1991 年第 1 期。

③ 参见[美]洛伊斯·N. 玛格纳著,刘学礼主译:《医学史》(第二版),上海人民出版社 2017 年版,第 446—452 页。

④ 陈垣:《古弗先生(近人或译为阁氏)》,《中西医学报》1912 年第 3 卷第 5 期。

⑤ [美]洛伊斯·N. 玛格纳著,刘学礼主译:《医学史》(第二版),第 454 页。

期望。媒体立即称这种试剂"科赫液""科赫素""科赫水",科赫称其制备液为"结核菌素"。[1] 结核菌素,英文称作 tuberculin,正是陈垣翻译的"土培尔克林"。而洪钧所谓"用金锈制成药浆",则显然是对科赫试剂的误会。同时科赫发明的这种不成熟试剂,当时被用来治疗结核病,初期虽有些效果,但进一步试验中,有肺结核患者因结核菌素无效甚至有害,恰如陈垣文中所讲,褒贬之声不绝于时。可惜者,薛福成"令(赵元益)详纪路程及所见闻,以资考证",目前仍未找到相应记载。

此外,赵元益出洋途中依然笔耕不辍,暇时译成西方地理书籍若干种。而在医学方面,目前据笔者所见,赵氏尚有三篇介绍时人新译西方医学著作的文章,较少得到学界的关注。1891 年在傅兰雅主编的《格致汇编》第六卷秋季号上,刊登了赵氏的《万国药方后序》《割证全书外序》《易筋西经》三篇文章,其中《万国药方后序》文末自署"光绪十七年夏四月新阳赵元益识于英国伦敦中华使馆",可知三文的创作时间和地点。其中以《万国药方》(*A Manual of Therapeutics and Pharmacy*)一书为例,该书是美国医士洪士提反(S. A. Hunter)所译,原为英国思快尔(Peter Wyatt Squire)所作的《英国药典手册》(*Companion to the British Pharmacopoeia*),1890 年由美华书馆出版印行。[2]《英国药典手册》在当时颇具盛名,据笔者所见,1894 年和1909 年《英国医学杂志》上曾刊有该书书评,称其已连印 18 次之多,在当时医药从业者中是家喻户晓并乐于遵守的。[3] 而《万国药方》曾于《格致汇编》第六卷春季号上刊登书讯,值得一说的是该书由李鸿章作序,成为当时一大卖点。[4] 赵元益在《后序》一文中提到是洪氏亲自将译稿邮寄相示,故为其撰文推介。赵氏自己翻译过《西药大成》等著作,故对于西药东渐颇有发言权,其在文中称:"溯自中外通商以来,西药之贸迁来华者,其类至繁,西医之行道于中华者,又屡译其书,或阐明全体,或详述医法,或备载方药,由是华人始知有西医之法,可补中医之不足。"故文中盛赞洪氏译作对于中西药物交流的贡献,他认为药物乃是"历数千百年以来,人各出其心思材力,旁搜博

---

① [美]洛伊斯·N. 玛格纳著,刘学礼主译:《医学史》(第二版),第 454 页。
② [美]洪士提反译:《万国药方》,美华书馆 1929 年重印本。
③ *The British Medical Journal*,Vol.1,No.1746 (Jun.16, 1894),pp.1307;Vol.1, No.2510 (Feb.6, 1909),pp.342—343.
④ 《披阅新书·万国药方》,《格致汇编》1891 年第 6 卷春季号。

取,舍短用长,不以其功力相等而弃之,亦不以其来自远方而屏之",这也正是该书所作的因缘。当然从中可知,赵氏固然盛赞其价值,但归旨则仍着眼于以西医补中医这一层面。因此其对于该书的褒扬,还有一点便是着眼于书中不仅仅是英国最新药物学的介绍,还增加了美国、印度和中国的药典内容,尤其是中国药物这一方面。赵氏称"此书所载药品,较之前此译述之书,详略互有不同,又特收中华之药至数十种之多,意者洪士提反君生长联邦,久居中土,习用本国之药,而我华植物又从采访得之,故所取独多耳",其寄希望于中华本草自身的"重加删订""去其薄劣,录其精纯",如此方能有裨于医道,而非仅停留于西方药物之传入。① 不过赵元益在英伦三年,终因水土不服而身患"腹疾"。② 因此在薛氏任期结束回国后,赵元益返回江南制造局翻译馆继续任职。

赵元益自幼学习医理,加之翻译出大量西方医学著作,精通中西医学理论,留下了诸多其为人诊治的事迹。③ 出国之前,当 1881、1882 年间,慈禧太后曾因病"诏令督抚保举知医之士",李鸿章打算推荐赵元益,然到天津后,得知太后已经痊愈而报罢。④ 虽未能进宫施展医技,但这样的推荐机会,一方面得益于赵元益属李鸿章一系的人物,另一方面足见赵氏医术之高明。1897 年,翻译馆同僚陈洙因病求医于赵元益,得以很快痊愈。1900 年 12 月 14、15、16 日《申报》,名陈祥生的患者刊登广告"上池功深",频频为赵元益的高超医术做宣传。其文称:

> 余五月间患气虚肿胀,诸医棘手,几叹草木能活人,则神农可以不死矣。迨后请赵静涵夫子,甫投剂则病根切中,再施治而厥疾便瘳,始知前此之药石罔灵者,特未遇有真医国手也。窃以世上劳攘气虚原不乏人,沪江湿地肿胀必有其类,余今复原,特登申新二报,匪特为先生添种杏,实则为同病指津筏,先生壶悬法大马路得善里二十六号门牌德源行。陈祥生谨告。⑤

由此可知,赵元益当时在上海法大马路(今黄浦区金陵东路)设有诊所,医术

---

① 〔清〕赵静涵:《〈万国药方〉后序》,《格致汇编》1891 年第 6 卷秋季号。
②④ 参见〔清〕华世芳:《表兄赵静涵小传》,第 13 页。
③ 齐君《赵元益与近代中西医学交流》等文均已提及,可参见《史学月刊》2016 年第 2 期。
⑤ 〔清〕陈祥生:《上池功深》,《申报》1900 年 12 月 14 日、15 日、16 日。

令人信服。而在同一年,丁福保正式拜师赵元益,成为其受业弟子。日后,丁氏自述其与乃师的交往,1897年他任"竢实学堂算学教习,时著《算学书目提要》,谓先生所译之数学,理其深处,已寓微分之理。先生颇以余为知言,遂引福保为文字交"①。1899年春,又因《烈妇丁安人事略》而始有文字往来。1900年,丁福保到上海后,因"性喜习医,著《卫生学问答》,是时已刊行数年,而苦于无良师,屡见先生为人治病辄奏奇效,于是造先生之庐而受业焉"②。赵元益会通中西,曾与丁氏回忆翻译馆期间和洋人的学术交往:"同治初年,西士傅兰雅等相继来游吾国,傅君工于算,旁通医籍,余见彼等之长于医也,恒与之作竟夕谈,始知西国之医固秩然有序。"③因此在赵元益这等明师的引导下,丁福保也逐渐成为中西医交流的关键人物。

译书、坐诊之外,与之相关的,赵元益还参与慈善事业、翻译社团及格致书院等事务。如1895年,赵元益联合唐廷桂、郑官应、朱佩珍、经元善、钟天纬等二十五位上海缙绅,创设善堂组织"同仁公济堂",《申报》刊登了禀告当局的文告:

> 敬禀者,窃绅等见高昌庙一乡,坐落上海县十二图,昔固荒烟蔓草之区,虽有村落,亦仅寥寥数家。自机器制造局由虹口迁移于此,工匠麕集,市廛鳞次,侨寓既久,莫不挈眷以来,至今生聚日繁,寄籍日众,地势亦日辟,稽核户口,已不下三四千家,居然有成聚成邑之象,实较边省州县有过之无不及。但地窄人稠,即不免疾疫时作,五方杂处,更不免风俗浇漓。凡养生送死之具,救灾弭患之方,以及化民成俗之规,均阙焉未讲。纵城中租界善堂林立,但相距既远,乞邻为难,阻隔城闉,鞭长莫及,其势不可无一善堂,道德齐礼而噢咻之。况工匠夫役,类多外来贫苦之人,弃婴需收养,嫠妇需保全,童蒙需设塾教诲之,老疾需抚恤留养之,伤病则需医药,死亡则需棺衾,暂则寄厝殡房,久则掩埋义冢,种种善举,迄未举办。虽蒙历任局宪置备水龙,设立医局、保甲、路灯、清扫等事,但善缘未广,缺陷尚多,必须就地筹捐,俾款项有着,挹注于不竭之源,庶善政能垂诸久远。拟创设善堂一区,名曰同仁公济堂,先行

---

① ② 丁福保:《赵静涵先生家传》,《新阳赵氏清芬录》卷二,第15页。
③ 同上书,第16页。

举办惜字义塾乡约、接婴恤嫠、施医给药、施赈棺木等事，俟捐款稍裕，其余逐渐扩充。此事全赖当代长吏巨公、地方贤良官宰作登高之呼，为众擎之倡，庶几乡曲共沐仁风，穷黎咸登衽席，是则馨香祷祀以求之者耳。绅等拟邀志同道合之侣，劝募集腋，诚恐无知匪徒借端生事，阻挠善举，为特联名公禀，并拟呈开办总章六条，环求宪台批准施行，给谕开办。除公呈上海外，伏乞大人俯鉴舆情，维持善举。倘蒙惠分廉泉，为众善之倡，尤深感泂。专肃寸禀，恭请钧安。绅董唐廷桂等谨禀。①

由文告可知，公济堂主要针对因江南制造局而聚集的社群，故名称中有同仁二字。所办之事大体均是当时上海善堂、善会的主要功能，即"弃婴需收养，嫠妇需保全，童蒙需设塾教诲之，老疾需抚恤留养之，伤病则需医药，死亡则需棺衾，暂则寄厝殡房，久则掩埋义冢"，从中也可见赵元益的仁者仁心。

戊戌维新前后，赵元益还作为"协理"参与译书公会的发起，后来更成为该会的总理之一，呼吁启发民智。该会办有《译书公会报》，其中章太炎和杨模为主笔，意在"挽回风气、富国保民"，"以采译泰西东切用书籍为宗旨"。②同时，赵元益还一度担任上海格致书院的监理，主持院务，所撰《〈格致书院甲午课艺〉弁言》一文中表达了他在中西交冲大势下的学术和教育观点：首先，主张"学无论新旧，必以有益于世者为宗"；其次，对于人才培养，认为"新学日出而不穷，世变迭乘而愈亟"，因此与时俱进，"培植士林""优加策勉""乐育人才"方为要着。③

综观赵元益一生，译书介绍西方新知，始终是其最重要的志业。出洋期间，虽身患腹疾，仍笔耕不辍。回国之后，国势日趋恶化，参与维新社团、办报办学培养新式人才，也成为其重要的责任。扼腕痛惜的是，1902年冬，清末新政开展，京师亟需有经验之翻译人才，赵元益力疾赴京，但最终于十一月二十五日（12月24日）因腹疾旧症复发，病逝于前孙公园锡金会馆。所幸赵氏子孙成才者甚多，长子赵诒琛（字学南），随父加入江南制造局翻译

---

① 唐廷桂等：《照录善堂绅董禀道宪暨制造局宪稿》，《申报》1895年12月16日第3版。
② 《译书公会章程》，《译书公会报》1897年第2期。
③ 〔清〕赵元益：《〈格致书院甲午课艺〉弁言》，载王扬宗编校：《近代科学在中国的传播》（下），山东教育出版社2009年版，第517页。

馆,参与笔述、校对多部译著,更是与父齐名的近代藏书大家。次子赵诒璹(字颂南),则游学法国,后来随出使大臣许珏出国,担任意大利、荷兰使署翻译官等,均继家风、承父志。① 而作为清末西医药传入我国的关键人物,赵元益及其家族尤其在江南制造局翻译馆开展的译书活动,对于近代中西文化交流、医学会通,均留下了丰实成果和诸多思考。

---

① 参见〔清〕华世芳:《表兄赵静涵小传》,第13页;缪朝荃:《诰授奉政大夫同知衔候选知县光绪戊子举人赵君静涵暨配孙宜人合葬墓志铭》,第23页。

作者简介（按姓氏拼音排序）

陈渝生　抗战时红十字会救护总队队员孙怀典之子，退休后旅居新加坡，近年开始写作发表自述性文字。

成高雅　中医学、人间环境学硕士，现为京都大学人文学连携研究者、非常勤讲师。主要从事日本的传统医学古籍文献、江户时代的医学考证学派等研究。

李铁华　哲学博士，上海中医药大学科技人文研究院副研究员，主要从事医药文化史、医疗社会史研究。

陆　明　上海市医学会医史专科分会顾问，上海市第四人民医院原图书馆与档案室工作人员。

潘大为　中山大学哲学系副教授，博士生导师，中山大学医学哲学与人文实践协同创新重点实验室（广东省哲学社会科学重点实验室）副主任。研究领域：医学哲学、科学哲学、STS、比较哲学。

钱益民　复旦大学校史研究室副研究馆员、望道研究院特约研究员。主要从事复旦大学和原上海医科大学校史研究。著有《李登辉传》《颜福庆传》等。

裘陈江　历史学博士，现为华东师范大学历史学系讲师，主要研究方向为中国近现代史、近代历史文献的整理与研究。

任　轶　法国高等社会科学研究院社会经济学博士。上海交通大学历史系副教授、硕士生导师，上海市"浦江人才"、中国翻译协会"傅雷青年翻译人才"，主要研究领域为医疗社会史、教育史、上海城市史。主持国家社会科学基金项目二项及省部级项目五项，以独立作者或第一作者在 SSCI、A&HCI、CSSCI 等国内外期刊发表论文二十余篇。

唐一飞　复旦大学上海医学院 2020 级临床医学（八年制）学生。

王大伟　哲学博士（2012）、医学博士（2021），现为四川大学道教与宗教文化研究所、四川大学佛教与社会研究所研究员，博士生导师。

王启元　复旦大学中华古籍保护研究院副研究员，毕业于复旦大学护理本科,复旦大学古籍所博士,研究领域涉及近世宗教史、地方史与医学史。

徐　双　上海中医药大学中医药文化研究与传播中心助理研究员,主要研究方向为中国医学史、中医医史文献研究。

杨东方　北京中医药大学国学院教授,博士生导师,研究方向：中医古籍研究。

叶思钰　复旦大学中华古籍保护研究院/文献信息中心硕士生

尹　洁　纽约州立大学奥尔巴尼分校哲学博士。复旦大学哲学学院副院长、教授、博士生导师,应用伦理专业硕士项目主任。主要研究领域为生命伦理学和医学哲学,代表作《医学哲学》(复旦大学出版社2020年版)。

于业礼　上海中医药大学科技人文研究院副研究员,硕士生导师,主要研究方向为中医古籍图籍、明清医药文化研究。

张如青　上海中医药大学科技人文研究院教授,博士生导师,主要研究方向为出土医学文献、中医古籍文献研究。

张苇航　上海中医药大学科技人文研究院副教授,硕士生导师,主要研究方向为中医药文化学。

图书在版编目(CIP)数据

近世中国的医学与士人/王启元,于业礼主编. —上海：复旦大学出版社,2024.6
(复旦中华文明研究专刊)
ISBN 978-7-309-17399-4

Ⅰ.①近… Ⅱ.①王… ②于… Ⅲ.①医学史-研究-中国-近代 Ⅳ.①R-092

中国国家版本馆 CIP 数据核字(2024)第 087759 号

近世中国的医学与士人
王启元　于业礼　主编
责任编辑/顾　雷

复旦大学出版社有限公司出版发行
上海市国权路 579 号　邮编：200433
网址：fupnet@ fudanpress. com　http://www. fudanpress. com
门市零售：86-21-65102580　团体订购：86-21-65104505
出版部电话：86-21-65642845
上海盛通时代印刷有限公司

开本 787 毫米×960 毫米　1/16　印张 18.25　字数 280 千字
2024 年 6 月第 1 版
2024 年 6 月第 1 版第 1 次印刷

ISBN 978-7-309-17399-4/R · 2096
定价：85.00 元